## 编写指导委员会

主　任　成家树　蔡建华　唐祖玉　梅　建
副主任　夏琦怡　张　坚　郭建国　徐素珍　陈　芸　洪叙峰
　　　　邹东生　余婉玲

## 本教材编写人员

主　编　王书荃　苏德中
参　编　胡天云　韦莉萍　邱慧敏　温传艳　韩　杨　丁元乔
　　　　鄢　丽　张　华　何佩仪　白丹艳　周　静　董　宁
　　　　陈品宇　詹雅晴

# 托育照护技能晋级指导

人力资源社会保障部教材办公室 组织编写

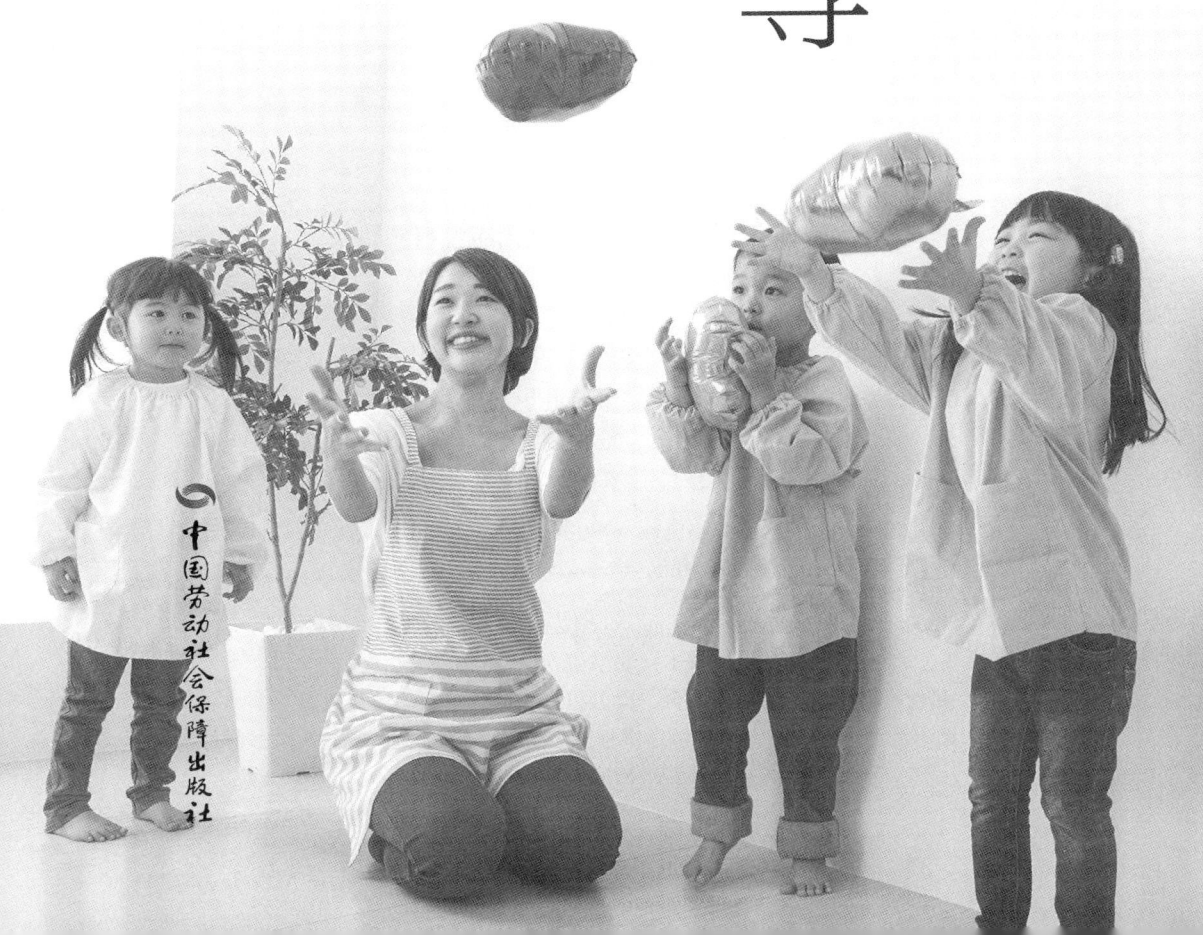

中国劳动社会保障出版社

图书在版编目（CIP）数据

**托育照护技能晋级指导**/人力资源社会保障部教材办公室组织编写. -- 北京：中国劳动社会保障出版社，2023
　　ISBN 978-7-5167-5681-2

Ⅰ.①托⋯　Ⅱ.①人⋯　Ⅲ.①婴幼儿-哺育-职业培训-教材　Ⅳ.①R174

中国国家版本馆 CIP 数据核字（2023）第 011404 号

## 中国劳动社会保障出版社出版发行

（北京市惠新东街 1 号　邮政编码：100029）

\*

北京宏伟双华印刷有限公司印刷装订　　新华书店经销
787 毫米×1092 毫米　16 开本　20.75 印张　285 千字
2023 年 2 月第 1 版　2023 年 2 月第 1 次印刷
定价：68.00 元

营销中心电话：400-606-6496
出版社网址：http://www.class.com.cn

**版权专有　　侵权必究**

如有印装差错，请与本社联系调换：(010) 81211666
我社将与版权执法机关配合，大力打击盗印、销售和使用盗版图书活动，敬请广大读者协助举报，经查实将给予举报者奖励。
举报电话：(010) 64954652

# 序言

研究表明，婴幼儿大脑的80%是在0~3岁阶段发育形成的，做好这一关键时期的养育照护工作，对于孩子健康成长具有重要意义。

党中央、国务院高度重视人口生育问题，非常关注母婴健康和婴幼儿成长。《关于促进3岁以下婴幼儿照护服务发展的指导意见》《托育机构设置标准（试行）》《托育机构管理规范（试行）》等政策、规定出台，使我国养育照护事业焕发生机活力。为促进党和国家一系列重大决策特别是人口新政贯彻落实，助力构建生育友好社会，提升民族人口素质，中国优生优育协会正在实施"生育未来行动"和旨在从"根"抓起促进乡村振兴的"160工程"，推行"母婴照护规范行动"和"普惠托育助力行动"等。

人的社会化进程始于家庭、继于园所、盛于学校。父母对婴幼儿的监护抚养是其法定责任和义务，托育照护服务人才和机构也扮演着重要的角色。随着社会发展，为家庭提供科学养育指导是发展婴幼儿照护事业的重点已成为共识，适应婴幼儿发育成长需求，就要为其创造一个良好的条件，包括健康的空间、充足的营养、回应性照护、主动学习的机会和高度安全、充满关爱的环境等。目前，我国正在推行以家庭照护为主，乡村街道社区、早教幼教机构、企业事业单位照护等相结合的多形式、多层次婴幼儿托育照护服务。中国优生优育协会愿与广大同仁一道，积极探索"政府公办普惠式托育""企业自办福利式托育""家庭联办互助式托育""写字楼协办白领式托育""社会商办自愿式托育"等托育有效路径，努力构建普惠育幼新格局，竭诚服务广大托育照护机构和亿万生育家庭，为中华民族伟大复兴"强基固本"做出贡献。

人力资源社会保障部教材办公室组织编写的这本《托育照护技能晋级指导》培训教材，从托育照护的认知与从业守则，婴幼儿的生活照护、卫生保健、早期发展、安全防护，托育照护培训师的教学技能、机构的运营管理等方面，全面阐述了相关专业知识和实用技能，是一本专业性、指导性、适用性很强的好教材，为0~3岁婴幼儿、生育家庭和托育机构带来了福音，必将促进我国优生优育优教人才队伍建设向制度化、规范化、专业化方向发展，助力我国人口生育新政，特别是关于促进3岁以下婴幼儿照护服务发展等决策部署的推进实施。

中国优生优育协会会长

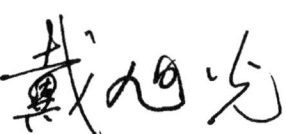

# 前言

为推进落实《关于促进3岁以下婴幼儿照护服务发展的指导意见》，满足社会对托育照护服务人才队伍建设的需要，推动婴幼儿托育照护服务从业人员培训工作的开展，人力资源社会保障部教材办公室组织有关专家编写了《托育照护技能晋级指导》培训教材。

本教材结合岗位工作实际编写，内容上体现"以职业活动为导向、以职业能力为核心"的指导思想，涵盖托育照护服务技能、托育照护培训教学技能和托育照护机构运营管理三大部分。

本教材在编写过程中得到了中国留学人才发展基金会、中国优生优育协会、中国生命关怀协会、北京曼萨国际教育文化传播中心、北京优儿金童教育科技有限公司等单位的大力支持与协助，在此一并表示感谢。

# 内容简介

本书主要内容包括：托育照护的认知与从业守则、婴幼儿生活照护、婴幼儿卫生保健、婴幼儿早期发展指导、婴幼儿安全防护、托育照护培训教学技能指导、托育照护机构运营管理等功能模块。

《托育照护技能晋级指导》培训教材是托育照护从业人员技能晋级培训用书，也可适用于职业院校、婴幼儿服务机构和职业培训机构开展的订单式培训、定向培训、定岗培训、劳动预备制培训等，还可供希望获得婴幼儿托育照护知识和技能提高的育婴师、保育师、婴幼引导员等参考使用。

# 目录

**上篇 专业服务指导篇 /1**

### 第一章 托育照护的认知与从业守则 /3
第一节 托育照护的认知 /3
第二节 托育照护职业素养与从业守则 /8

### 第二章 婴幼儿生活照护 /13
第一节 婴幼儿饮食照护 /13
第二节 婴幼儿睡眠照护 /34
第三节 婴幼儿生活与卫生清洁 /42
第四节 婴幼儿一日生活作息安排与习惯培养 /51
第五节 婴幼儿出行照护 /59

### 第三章 婴幼儿卫生保健 /68
第一节 生长发育监测 /68
第二节 婴幼儿常见疾病护理 /82
第三节 常见传染病护理与预防 /93
第四节 婴幼儿营养性疾病护理 /98

### 第四章 婴幼儿早期发展指导 /105
第一节 婴幼儿早期发展基础知识 /105
第二节 婴幼儿认知训练指导 /115
第三节 婴幼儿语言训练指导 /118
第四节 婴幼儿动作指导 /120
第五节 婴幼儿情绪和社会性指导 /123

第六节 婴幼儿发展水平观察与评价 /131

第五章 婴幼儿安全防护 /147
第一节 婴幼儿食品、环境与设施物品安全 /147
第二节 婴幼儿常见伤害预防与急救 /154
第三节 突发事件应急预案与处理 /165

下篇 机构运营管理篇 /179

第六章 托育照护培训教学技能指导 /181
第一节 托育照护职业讲师专业素质 /181
第二节 托育照护培训教学指导 /188
第三节 托育照护培训组织指导 /201
第四节 托育照护实操培训指导 /210

第七章 托育照护机构运营管理 /220
第一节 托育照护机构设置 /220
第二节 托育照护机构发展策略与服务模式 /240
第三节 托育照护机构人力资源管理 /252
第四节 托育照护机构日常管理 /264
第五节 托育照护班级管理 /281
第六节 托育照护机构营销管理 /290
第七节 家园沟通与机构危机管理 /307

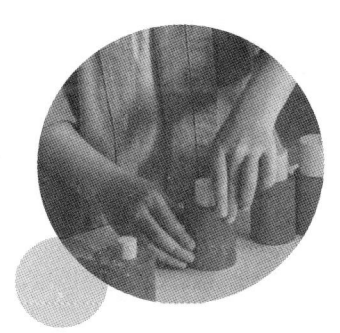

# 上篇
# 专业服务指导篇

本篇从托育照护的认知与从业守则、婴幼儿生活照护、婴幼儿卫生保健、婴幼儿早期发展指导、婴幼儿安全防护等方面,详细阐述了托育照护从业人员应熟悉和掌握的从业守则、专业知识和职业技能。通过本篇内容的学习,可提升托育照护人员相应的专业技能,推动托育照护行业服务水平的提升。

# 第一章
# 托育照护的认知与从业守则

## 第一节 托育照护的认知

### 一、托育照护的简介

**1. 托育照护的定义**

托育照护是指在托育照护机构及其他场所,从事0~3岁婴幼儿生活照护、卫生保健、安全防护、喂养与营养、早期学习指导服务的行为活动。

根据从事主要工作内容和重点的不同,可以细分为托育照护指导、托育照护管理、托育照护培训讲师等工作岗位。

**2. 我国托育照护服务的发展**

我国0~3岁婴幼儿托育照护服务,最早可以追溯到古代先秦设立的庠和北宋开立的社会慈幼机构等。

中华人民共和国成立后,城镇、机关单位、厂矿企业自办托幼机构,基层街道兴办托儿站,政府明确规定托儿所归卫生部领导,幼儿园归教育部领导。改革开放后,国家再次强调托幼是社会性事业,将托幼照护服务提升到全党全社会的高度,目的是进一步解放妇女的劳动生产力,不断推进大规模经济建设。之后,随着国家经济体制改革,托儿所开始从国企与集体制企业中剥离。到2010年,国家集体办托儿所的情况基本消失。

2017年，党的十九大提出了幼有所育、学有所教、劳有所得、病有所医、老有所养、住有所居、弱有所扶，努力让每个孩子都能享有公平而有质量的教育，这为进一步发展托幼公共服务指明了方向。

随着《国务院办公厅关于促进3岁以下婴幼儿照护服务发展的指导意见》的出台，托育照护服务机构在全国范围内如雨后春笋般涌现。

### 3. 部分海外托育照护服务简介

（1）瑞典

瑞典是发达国家中拥有健全社会福利体系的楷模，素有"福利国家"之称。针对1~5岁的托育服务由市政部门提供以及国家教育署统一管理，幼儿从1岁起可以进入学前学校，3岁以上可享受每年525 h的免费教育。幼儿照看与教育机构以公立学前机构为主，兼有家庭日托所等其他形式。机构全年开放，每天开放时间灵活并可根据家长工作时间进行调整，体现出托育为家长服务、为妇女就业和发展服务的定位。

瑞典托育公共服务的最大特色在于学前教育立法、托育一体化管理及管理监督体制的健全完善。基于不断健全的政策法律保障及明确的管理监督机构，经过长期发展，0~6岁托育公共服务体系形成了一个完整而有效的运行体系。

（2）法国

法国0~3岁婴幼儿照看形式类型多样，其中以集体照看机构最为常见。这种机构包括托儿所、微小托儿所、街区临时照看处、多重照看机构及婴幼儿花园等。

法国托育公共服务的主要特色为：有一些2~3岁幼儿可以在免费幼儿学校上学；托育园所形式非常灵活多样；每种照看形式都能得到相应育儿补贴；政府在扩大托儿所容量的前提下鼓励企业办托儿所，以满足职工婴幼儿就近入托的需求。

（3）美国

美国的托育市场发展比较成熟，每个州都会对各类日托班的标准有立法要求。美国政府对于婴幼儿早期教育先后出台了一些法律法规，以保证婴幼儿从出生起即可接受正规的教育，特别是来自低收入家庭的学龄前婴幼儿。对于3岁以下的婴幼儿，美国的托育机构主要是托儿所，包括日托中心和家庭式托儿所两种。

（4）日本

日本的保育园与幼儿园为各自独立的学龄前儿童机构。日本的保育园大部分为公立，也有少量私立的保育园，是属于非营利性质机构。保育园内可设置适合各年龄与发展阶段的婴幼儿生活教室，并按不同需求配置人事与设备规范。保育园的主要类型有：认可保育所、认定婴幼儿园、小规模保育事业、家庭保育事业、事业所内保育事业、居宅访问型保育事业、地方单独事业的保育室等。2015年增加了兼具幼儿园和保育园优点的"认定婴幼儿园"，面向0~5岁婴幼儿。

## 二、托育照护内容框架

在2018年亚太区域婴幼儿早期发展大会上，联合国儿童基金会、世界银行和世界卫生组织联合发布了"助力儿童生存发展、改善儿童健康、发掘儿童潜能"的指引框架。其将婴幼儿早期发展照护定义为"一个由照护者创造的环境，旨在确保婴幼儿身体健康、饮食营养，保护他们免受威胁，并通过互动给予情感上的支持和回应，为他们提供早期学习的机会"，明确了为0~3岁婴幼儿提供照护服务的五个方面内容，即以良好的健康、充足的营养、回应性照护、早期学习机会、安全和保障为核心的照护策略。这五个方面互相联系、密不可分、缺一不可，如图1-1所示。

**1. 良好健康**

（1）照护者身心健康。

（2）产前、分娩和产后护理质量良好。指导孕期夫妇了解孕期营养需求，依孕期生理、心理及角色变化，营造适宜的胎儿激励环境。

（3）母亲和婴幼儿都接受免疫接种。

（4）及时为婴幼儿疾病寻求护理。

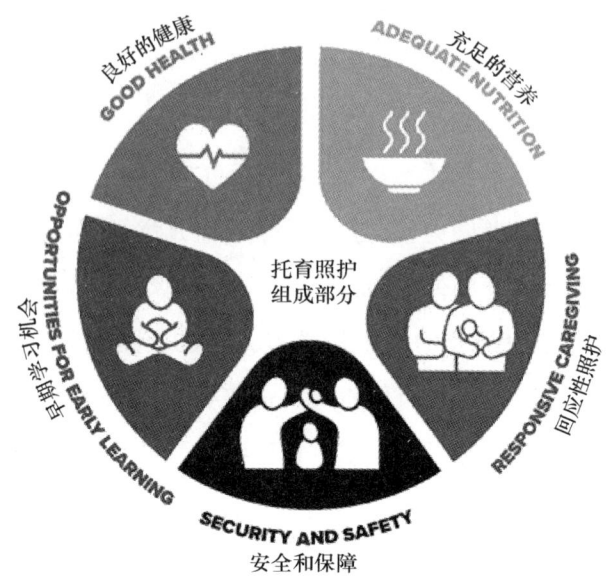

图1-1 托育照护内容框架

（5）婴幼儿疾病获得妥当处理。

**2. 充足的营养**

（1）照护者营养状况良好。

（2）从最开始婴儿出生就进行母乳喂养，争取只采用母乳喂养。

（3）喂养和婴幼儿营养补充是适当的。

（4）微量营养素根据需要得到补充。

（5）婴幼儿营养不良得到控制。

**3. 回应性照护**

（1）婴幼儿和照护者形成稳固的情感关系。

（2）照护者对婴幼儿的行为敏感，并能进行积极回应。

（3）照护者和婴幼儿的互动是愉快的，并能激发婴幼儿的发展。

（4）沟通是双向的。

**4. 早期学习机会**

（1）交流过程中可使用丰富的语言。

（2）家里和社区都有适合婴幼儿年龄的玩耍和早期学习机会。

**5. 安全和保障**

（1）家人和婴幼儿生活在清洁、安全的环境中。

（2）家人和婴幼儿保持良好的卫生习惯。

（3）婴幼儿在做出不当行为时能够得到提醒。

（4）保护婴幼儿不会经历忽视、暴力、流离失所或冲突。

### 三、托育照护运行模式

托育照护服务机构主要可以分为在市场监管部门注册登记的营利性机构和在民政部门注册登记的非营利性机构两大类，为社会提供全日制、半日制、计时制等形式的托育照护服务，主要有以下几类运行模式。

**1. 家庭照护模式**

婴幼儿的大部分时间都是在父母或家庭其他成员的照料中度过的，家庭环境和养育关系对婴幼儿的健康成长至关重要。通过家庭照护模式，加强对婴幼儿照护者开展科学育儿知识传播、宣传教育，完善和指导婴幼儿家庭教育服务工作。

**2. 社区照护模式**

社区的安全性、规范性、社会服务设施的可获得性，是影响婴幼儿健康发展的重要因素。由婴幼儿所在社区提供的托育照护服务，通过社区以优惠或免费的方式提供公共服务场地与设施设备，发挥社区综合效益和网格化服务管理作用，为居民提供便利的婴幼儿托育照护服务。社区照护模式为婴幼儿及其父母和照护者提供各种形式的支持，如婴幼儿健康管理、免费筛查或体检、科学育儿专业知识学习、科学育儿入户指导、育儿活动开展等。

**3. 托幼一体化模式**

在有条件的早教机构、幼儿园开设托班，通过托幼一体化或早幼教一体化的模式开展托育照护服务。通过扩大托育照护服务规模、加大政策扶持力度，鼓励早教、幼教机构针对不同类型需求举办符合标准的托育照护服务，满足社会多层次、多样化的托育服务需求。

#### 4. 用人单位内部服务模式

在具有一定规模和条件的用人单位或企业园区，以单独自建或联合相关单位共同举办的方式，在工作场所、企业园区内为职工提供符合标准的、福利性婴幼儿照护服务，满足用人单位或企业园区内部职工的婴幼儿托育照护服务需求。这解决了部分职工的后顾之忧。

#### 5. 医育结合模式

针对生长发育异常的婴幼儿干预和康复活动，由医疗保健机构单独或联合相关机构在独立的环境中举办，采用干预和教育相结合的模式开展托育照护工作，有利于发挥医疗机构的优势，可以及时发现和干预发育偏离的婴幼儿，提高照护者或父母的科学育儿知识，是保障生长发育异常婴幼儿健康的一个有效方法。

## 第二节　托育照护职业素养与从业守则

### 一、托育照护职业素养

职业素养是托育照护从业人员对其从事工作的理解、认识程度与适应、应对能力，其主要体现在信念、道德、守则、知识、技能、能力、个性等方面。

托育照护是一个处理人与人之间关系、人与集体关系以及人与社会关系的工作，是一个需要依靠从业人员高度关注、顾及和平衡各方利益的工作。这个工作的特点，要求托育从业人员必须具备包括道德素养、文化素养、业务素养、身心素养等各个方面的职业素养，要求从业人员具有爱心、耐心和责任心等，这是从业人员能否顺利求职就业，并在职业生涯中获得更多发展机会并取得成就的重要基础。

#### 1. 身心健康

托育照护人员从事婴幼儿身心健康照护工作，首先要求本人身心健康，具有健全的人格特征,拥有心理健康的三个良好特征,即良好的个性心理、良好的处事能力和良好的人际关系。

良好的心智成长对于托育照护人员也很重要,良好的心智成长可以帮助托育照护人员拥有积极的情绪、平和的心态,可以更好地投入每天的工作中,将自身的幸福状态带给婴幼儿,从而有助于婴幼儿的心智发展。

关于身心健康标准,可以参照世界卫生组织提出的身心健康新标准内容。

(1) 快语

说话流利,头脑清楚,思维敏捷,没有词不达意现象,且中气充足,心肺功能正常。

(2) 快行

行动自如、协调,迈步轻松、有力,转体敏捷,反应快速,动作流畅,躯体和四肢状况良好,精力充沛旺盛。

(3) 快食

吃饭不挑食、不偏食,吃主餐时感觉津津有味。

(4) 快眠

能较快入睡,睡眠舒畅,醒后头脑清醒,精神饱满,睡眠质量好。

(5) 快便

能快速、畅快地排泄大小便,且感觉轻松自如,在精神上有一种良好的感觉。

**2. 良好的沟通技能**

托育照护人员要具有与婴幼儿、婴幼儿家长、托育照护工作同事的良好沟通技能。

(1) 与婴幼儿的言语沟通通常是围绕一个话题开展的,说话态度温和,使婴幼儿有一种安全感。观察发现婴幼儿感兴趣的话题,将婴幼儿引入交谈主题之中,保持对婴幼儿交谈的兴趣。婴幼儿发言时,托育照护人员要表现出极大的热情和耐心,注意倾听并给予鼓励。

(2) 与家长交流的语言技术是客观地向家长告知婴幼儿的情况,不掺杂主观色彩和情绪。以平和的语气、委婉的态度、一分为二的观点与家长交流，以换位思维的方式与家长沟通，耐心辅导家长运用科学的育儿方式。在遇到问题时应通过各种方式启发、引导家长，让他们了解婴幼儿的身心特点，更新育儿观念，掌握正确的育儿方法。

（3）与托育照护工作团队和同事沟通时需要真诚。学会在相互尊重、文明相处、礼貌待人的基础上进行倾听，学会换位思考和平等相处，这既是为人处世的基本要求，也是托育照护人员最基本的职业素养。

### 3. 良好的法规意识

托育照护人员在从事托育照护工作中，应保障、保护婴幼儿的健康和安全。要树立法律观念、风险防范和安全健康意识，熟悉婴幼托育照护法律法规和政策文件，如《中华人民共和国未成年人保护法》《中华人民共和国母婴保健法》《中华人民共和国母婴保健法实施办法》《中华人民共和国食品安全法》等相关法律法规；《国务院办公厅关于促进3岁以下婴幼儿照护服务发展的指导意见》《托育机构设置标准（试行）》《托育机构管理规范（试行）》《托儿所、幼儿园建筑设计规范》《托育机构登记和备案办法（试行）》《托育机构负责人培训大纲（试行）》《托育机构保育指导大纲（试行）》《托育机构婴幼儿伤害预防指南（试行）》《婴幼儿喂养健康教育核心信息》《托育综合服务中心建设指南（试行）》等相关政策文件，熟悉并了解违反法律将造成的后果，学会自我保护，减少潜在法律风险。

### 4. 熟知不同场合的礼仪

（1）入园环节礼仪

托育照护人员需要以热情、亲切和友好的态度迎接婴幼儿和家长（见图1-2），并主动问好。托育照护人员应引导婴幼儿向老师、小伙伴和家长使用礼貌用语，让婴幼儿按照规定进行晨检。

（2）进餐环节礼仪

帮助婴幼儿养成良好的进餐习惯直接关系到婴幼儿的生长发育和身体健康。托育照护人员应指导他们自取食物，逐步掌握坐姿、用筷、咀嚼食物等进餐的正确方法；在分发食物、点心和水果时，使他们懂得要在限定时间内用餐完毕。及时发现并纠正进餐问题，引导婴幼儿独立进食，做到不挑食、不抢食、不浪费粮食；保持碗内、桌面、地面、衣服的整洁。要教育婴幼儿吃东西时细嚼慢咽，不发出声音，进餐不讲话等，咽完最后一口饭菜后再离开座位；打喷嚏、咳嗽时，应背向餐桌，并用手帕或餐巾纸遮住口鼻；要养成饭前洗手，饭后擦嘴、漱口等良好的生活习惯。

（3）离园环节礼仪

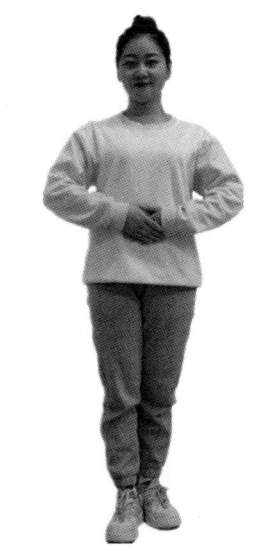

图1-2 热情迎接婴幼儿和家长

离园不仅是托育照护一日活动的结束，而且也是对婴幼儿进行礼貌教育的好时机。离园前，托育照护人员与婴幼儿一起进行离园准备工作，表扬和鼓励他们在一天中良好的表现。托育照护人员需要亲手把婴幼儿交给家长，视情况可以与家长进行简单交流，亲切、友好地和婴幼儿及家长道别，让婴幼儿愉快离园。

## 二、托育照护从业守则

### 1. 品德高尚，遵纪守法

托育照护人员只有具备高尚的道德品质，才能有好的精神面貌，与人交往中才能给人留下良好的印象，得到别人的信赖和支持。托育照护人员的服务对象是婴幼儿，因此要富有爱心，要发自内心地喜欢和热爱婴幼儿，不得在性别、年龄、身体状况、民族、宗教、家庭背景、经济状况、文化习俗等方面对婴幼儿进行歧视。遵纪守法是每一位托育照护人员必须具备的最基本的道德要求，托育照护人员在提供服务的过程中，不得以任何形式伤害婴幼儿，而应始终做到促进婴幼儿的身心健康，同时要树立法律观念、风险防范和安全健康意识，学会自我保护，避免不必要的法律纠纷。

### 2. 尊重婴幼儿，尊重差异

托育照护人员要坚持婴幼儿优先的原则，保障婴幼儿发展的权利。保护婴幼儿个人隐私，在服务过程中获取的婴幼儿有关信息，包括婴幼儿成长的档案记录、照片、录音、录像和其他资料，要严格保密、妥善保存，不得随意泄露。尊重婴幼儿成长特点和规律，关注个体差异，促进每个婴幼儿全面发展。世界上没有完全相同的两片叶子，世界上同样没有完全相同的两个人。每个婴幼儿都有自己独特的发展水平，托育照护人员要承认个体生命的差异，尊重每个婴幼儿的个性，用欣赏的眼光看待每一个婴幼儿，使他们得到最大限度的发展。

### 3. 爱岗敬业，文明守信

托育照护人员要热爱婴幼托育照护事业，并对促进婴幼托育照护事业怀有极大的热情，崇敬所从事的工作。热爱和追求所从事岗位的社会价值，是敬业精神的基础，只有"爱岗"才能"敬业"。文明守信是职业道德的基本要求，也是职业发展的客观需要。托育照护人员需要不断提高个人修养，信守承诺，文明礼貌地对待婴幼儿，通过礼貌的语言和行动对婴幼儿及其家长表示尊重。

### 4. 安全健康，积极回应

托育照护人员要最大限度地保护婴幼儿的身心健康和安全，在托育服务场所从安全防护、营养膳食、疾病防控等多方面做好安全健康保障工作；在托育照护过程中，提供支持性环境，敏锐地观察婴幼儿，理解其生理和心理需求，并及时给予积极、适宜的回应。

### 5. 科学规范，精益求精

托育照护人员应遵循婴幼儿成长特点和规律，促进婴幼儿在身体发育、动作、语言、认知、情感与社会性等方面的全面发展。按照儿童优先的原则，最大限度地保护婴幼儿，确保婴幼儿的安全和健康。

要按照国家和地方相关标准和规范，科学合理地安排婴幼儿在托育场所的生活和活动，满足婴幼儿生长发育的需要；更新婴幼儿托育照护理念，通过多种方式，不断地完善、提高自身的专业知识储备，积累实践操作经验，日益提升自身素质和服务水平。

# 第二章
# 婴幼儿生活照护

## 第一节　婴幼儿饮食照护

### 一、各月龄婴幼儿的喂养指导

0~3岁是婴幼儿学习和接受健康食物的高度敏感时期。托育照护人员要提供与婴幼儿年龄发育特点相适应的食物，并选择正确的喂养方式来培养婴幼儿健康的饮食习惯，在这段时期担当起重要的照护者角色。

**1. 6~12个月婴儿的喂养指导**

（1）继续母乳喂养

根据世界卫生组织的建议，继续母乳喂养婴儿，直到2岁或2岁以上。这是因为：

1）婴儿6个月以后，母乳还继续提供着大部分的营养和能量。

2）母乳增强了婴儿的免疫力，促进了他们的健康发育。

3）从托育机构回到家后，母乳喂养能增进母婴间的亲情互动，加强了婴儿心理上的安全感。

托育机构应为实现母乳喂养提供便利条件，按照要求设立喂奶室或喂奶区域，配备相关设施、设备，鼓励母亲进入托育园区进行母乳喂养。

如果经过专业的指导，母亲的奶量仍然满足不了婴儿的需求，或因特殊情况完全无法进行母乳喂养，可在科学指导下给婴儿添加适量配方奶甚至是完全配方奶喂养，以保证婴儿足够的营养需求。

（2）及时添加辅食

婴儿随着月龄的增长，到6个月时，除母乳或配方奶外，需要补充辅食来满足其生长发育的营养所需，否则，可能会造成营养不良。

添加辅食可以锻炼婴儿的咀嚼、吞咽和消化能力。使他们感受到各种不同食物的味道和质感，也为今后均衡饮食、养成良好的进食习惯奠定基础，更能促进婴儿语言能力的发展。

添加辅食的原则与注意事项主要有：

1）从6月龄开始添加辅食，首选富含铁的米粉，然后添加含铁的泥糊状食物。

2）鼓励尝试新的食物，每次只引入1种。留意观察婴儿是否出现呕吐、腹泻、皮疹等不良反应，适应1种食物后再添加其他新的食物。若婴儿出现不适或严重不良反应，要及时通知家长并送医。

3）逐渐调整辅食质地，与婴儿的咀嚼吞咽能力相适应，从稠粥、肉泥等泥糊状食物逐渐过渡到半固体或固体食物等。1岁以后可吃软烂食物，2岁之后可食用家庭膳食。

4）逐渐增加食物种类，保证食物多样化，包括谷薯类、豆类和坚果类、动物性食物（鱼、禽、肉及内脏）、蛋、含维生素A丰富的蔬果、其他蔬果、奶类及奶制品等7类。

5）辅食应选择安全、营养丰富、新鲜的食材，并符合婴儿喜好。婴儿辅食应单独制作，1岁以内婴儿辅食应当保持原味，不加盐、糖和调味品。制作过程注意卫生，进食过程注意安全。

（3）顺应喂养

托育照护人员应根据不同年龄婴儿的营养需要、进食能力和行为发育需要，提倡顺应喂养。喂养过程中，应及时感知婴儿发出的饥饿和饱足反应（动作、表情、声音等），及时做出恰当的回应，鼓励但不强迫进食。

(4) 鼓励婴儿尝试自主进食

从辅食添加开始，即引导婴儿学习咀嚼和吞咽食物，逐步尝试自主进食。培养他的进餐兴趣，逐渐养成自主进食的良好习惯。

**2. 13~24 个月幼儿的喂养指导**

(1) 继续母乳或配方奶喂养，引入奶制品作为辅食，每日提供多种食物。

这一月龄段的幼儿饮用的母乳/乳类要占膳食总量的 1/3~1/2。托育机构要鼓励幼儿的母亲继续坚持母乳喂养到 2 岁或 2 岁以上，因为母乳仍然是幼儿 1 岁后获得优质蛋白、钙、维生素以及各种免疫物质等的主要来源。如果幼儿是配方奶粉喂养，白天需要在托育机构喂 2~3 次。这一月龄段的幼儿可以补充其他奶制品，如鲜奶、酸奶、奶酪等。

母亲每天可将挤出的母乳，带到托育机构让托育照护人员加热后喂给幼儿喝。这样不仅有利于幼儿顺利从家庭饮食逐步过渡到托育机构的集体饮食，也将熟悉的母亲味道带到了母亲不在的环境中。更重要的是，母亲的乳汁继续为幼儿的身体抵抗力保驾护航，能让幼儿健康快乐地融入托育生活中。

幼儿从托育机构回到家后，母亲给他们继续母乳喂养，不仅增进了母亲与幼儿之间的情感连结，更建立起幼儿足够的安全感。

经过专业的指导，如果母亲的奶量仍然满足不了幼儿的需求，或因特殊情况完全无法进行母乳喂养，可在科学指导下给幼儿添加适量配方奶甚至是完全配方奶喂养，如图 2-1 所示，以保证幼儿足够的营养需求。

托育照护人员要根据此月龄段幼儿的膳食原则来安排日常饮食。首先，幼儿此时的牙齿和肠胃道发育虽日渐成熟，但还不够完善，所以食物的选择要清淡、易消化，并且进行科学合理的搭配。其次，膳食要避免成人化，不给幼儿食用辛辣刺激性食物，不用含鸡精、味精、色素的调味品，也不提供含糖饮料。

(2) 鼓励和协助幼儿自己进食，关注他们用语言、肢体动作等发出的进食需求，采取顺应式喂养方式。

(3) 培养幼儿用水杯喝饮用水的习惯，不提供含糖饮料。

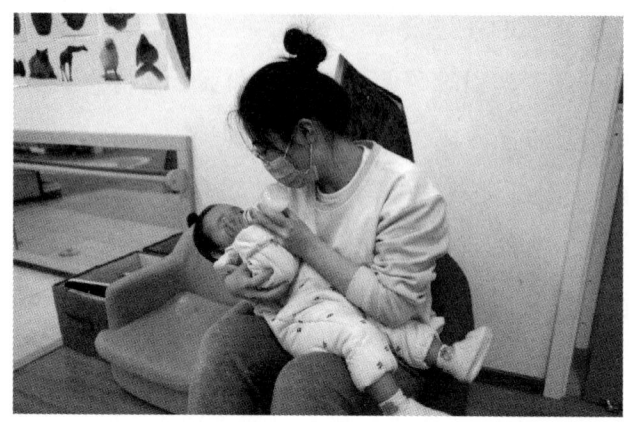

图 2-1 配方奶喂养

**3. 25~36 个月幼儿的喂养指导**

与婴儿期相比，2~3 岁幼儿的生长发育速度减慢，但仍处于迅速生长发育的过程中。这一时期幼儿的活动能力增强并且活动范围变广，因此，需要更多的营养和能量。

（1）每日提供多种食物，培养幼儿对食物自然味道的感知。托育机构提供的食物要保持天然的味道，烹调过程中遵循少盐、少油、少糖、少调料的原则，这样有助于幼儿形成终生的健康饮食习惯。

（2）引导幼儿认识和喜爱食物，培养幼儿专注进食习惯和选择多种食物的能力。

（3）鼓励幼儿参与协助分餐、摆放餐具等活动。

## 二、婴幼儿辅食添加与饮水

从 6 月龄开始，为了满足婴幼儿生长发育不断增加的营养需求，应逐步给婴幼儿添加辅食。这时，婴幼儿体内开始分泌淀粉酶，做好了准备消化吸收淀粉为主的食物。

**1. 添加辅食的意义**

（1）及时添加辅食，如图 2-2 所示，可以让婴幼儿感受到各种食物不同的味道，为均衡膳食打下了基础，并能预防日后挑食、偏食等不良饮食习惯。

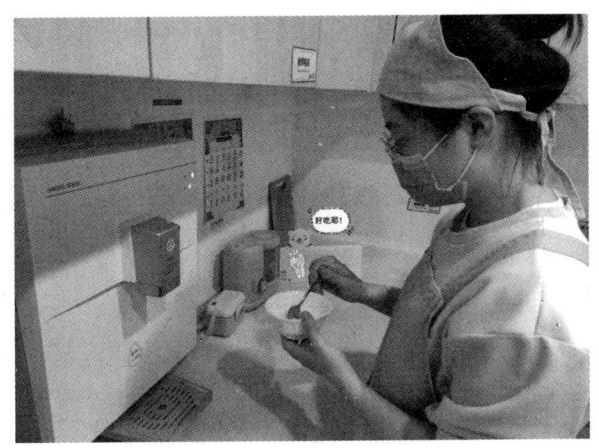

图2-2 辅食添加

（2）及时添加辅食，还可锻炼婴幼儿的咀嚼能力，增强口腔、面部肌肉的协调性和灵活性。否则，婴幼儿的咀嚼技巧不够纯熟，往往囫囵吞咽或嚼后含在嘴里不愿下咽，甚至会造成噎食。咀嚼功能的发育对语言的清晰度、语速、准确度等能力的发展也有直接影响，过晚添加辅食可能会导致婴幼儿后期语言能力发育迟缓。

**2. 添加辅食的时机**

若托育照护人员观察到以下表现，就说明可以添加辅食了：

（1）婴儿满6个月。这一月龄，往往大多数婴儿的胃肠道等消化器官发育相对完善，能耐受更多的食物，从而减少了过敏的概率。

（2）挺舌反射消失。这是一种非条件反射，属于先天性行为。健康婴儿不到6个月时，舌头会将送入口中的固体食物推出，这一生理上的本能反应可以防止外来异物的误食而导致窒息。此反射消失了，就说明婴儿可以吞咽食物，已做好添加辅食的准备。

（3）独立坐住，无需大人扶：婴儿的颈椎、脊椎已经可以支撑自己的身体和头部。对添加的辅食，婴儿可以通过摇头等方式表达自己是否愿意吃，以及何时停止添加。婴儿手可以抓握物品。

出牙和对大人食物产生兴趣不代表可以给婴儿添加辅食。婴儿出牙的时间有早有晚，不一定都在6个月。多数婴儿在3~4个月时就表现出对成人进食的兴趣，但他们的胃肠道尚未做好进食固体食物的准备。

**3. 添加辅食的原则**

这个月龄段的婴儿，刚开始接触辅食，因其肠胃道还比较稚嫩，托育照护人员要把握好辅食添加的一些原则：

（1）从一种到多种：每次添加一种新食物，尝试3~5日后再换另一种。这样既可以培养婴幼儿习惯新食物的口味，又能密切观察婴幼儿对新引入的食物是否有皮疹、呕吐、腹泻等过敏反应。

（2）由少到多：由1勺、2勺到数勺，直至1餐。

（3）由稀到稠：从富含铁的泥糊状食物开始，到半固体食物，再逐渐过渡到固体食物。

（4）粗细搭配：细粮和粗粮的比例大约为7∶3。

（5）清淡饮食：辅食不添加糖、盐等调味品。让婴幼儿感受食物的天然味道，可以减少偏食、挑食的不良习惯，降低婴幼儿期及其成年期患肥胖、糖尿病、高血压、心血管等疾病的风险。

婴幼儿除日常膳食外，每天还需足量饮水，少喝含糖高的饮料。最好饮用凉白开水，每天约1 300 mL（含奶类和汤类的水分），可以少量多次饮用。不能喝或少喝饮料，尤其是高糖类、碳酸类饮品，少喝果汁（包括自制的）。因为饮用含糖饮料和碳酸饮料会影响婴幼儿的食欲，引起龋齿，还会摄入过多能量，导致婴幼儿肥胖或营养不良。托育照护人员要让大月龄婴幼儿练习用水杯饮水或喝奶，使用不锈钢或塑料水杯，每次倒入少量水，让他们逐渐掌控每次喝水的量。

## 三、婴幼儿膳食搭配和食谱编制

**1. 膳食搭配原则**

婴幼儿正处于快速生长发育的时期，对各种营养素的需求相对较高，营养搭配合理是婴幼儿健康成长的关键,对他们一生的体格和智力发育都起着重要作用。多项研究表明,婴幼儿的营养对其早期发育产生重要影响,会影响大脑发育,语言、认知和社会情绪等能力的发展。

因此,要根据婴幼儿的生长发育规律和消化吸收等生理特点,选择与之发育相适应的食物及制作方法。在安排婴幼儿的每日膳食时,要遵循品种多样、比例适当、营养均衡、烹调合理的膳食搭配标准。

(1) 品种多样

婴幼儿6个月以后,奶制品摄入量逐渐减少,但营养素种类和量的需求还在持续增加。每种食物都有其营养属性,任何单一的食物都不能提供婴幼儿所需要的全部营养素。所以他们日常膳食的品种应当多样化,一天三餐两点的主副食种类最好有25~30种,涵盖奶制品、粮谷类、薯类、鱼、肉、禽、蛋、蔬菜类、水果类、豆类、坚果类等几大类食物。

1) 奶制品:营养成分较为完全。小月龄婴幼儿喝母乳,大月龄婴幼儿喝鲜牛奶、酸奶等,都是很好的奶类选择。

2) 粮谷类:提供碳水化合物、蛋白质、B族维生素,如米、面、杂粮等。

3) 薯类:富含膳食纤维,如马铃薯、红薯、山药。

4) 鱼、肉、禽、蛋类:提供蛋白质、脂肪、钙、铁、B族维生素,维生素A等。

5) 蔬菜类:提供矿物质、维生素A、维生素C、胡萝卜素、膳食纤维等,如菠菜、油菜、芹菜、胡萝卜、南瓜、卷心菜、白萝卜等。

6) 水果类:富含维生素A、维生素C、葡萄糖、钾、膳食纤维等。

7) 豆类:含脂肪、维生素E、叶酸、钙、铁、磷等,如绿豆、黄豆、红豆等。

8) 坚果类:含不饱和脂肪酸,如核桃、花生、腰果等。

(2) 比例适当

只有将多种食物合理地搭配起来进食,才能达到营养均衡的目的。为建立平衡的膳食,结合我国国情,婴幼儿膳食可以按以下原则搭配:

1）荤素搭配：动物性食物与植物性食物搭配。

2）粗细搭配：细粮、粗粮比例大约7∶3，米面调配。

3）蔬果调配。

4）干稀搭配。

5）少盐低糖。

（3）营养均衡

食物应搭配均衡，每日膳食由粮谷类、薯类、肉类、蛋类、豆类、乳及乳制品、蔬菜、水果等组成。同类食物可轮流选用，做到膳食多样化。摄入人体内的各种营养素之间存在着相互配合与相互制约的关系，如果不能保持营养素间的协调平衡，机体的正常机能就会受到不利影响。婴幼儿的膳食中，只有营养物质供给充足并且比例平衡才能保证婴幼儿的正常生长发育。无论哪种食品，所食用的量均必须在安全范围内，这样才不会发生营养素缺乏或超量中毒现象。

托育照护人员为婴幼儿制定营养均衡的膳食时，要考虑不同托育班婴幼儿的年龄、性别、身高、体重和健康状况。在此基础上，首先计算出各月龄段婴幼儿所需的总能量，再将总能量分配到一日三餐及加餐中；结合婴幼儿营养状况、原有膳食模式、习惯及爱好，做出主食及副食的选择和膳食安排。

蛋白质、脂肪、碳水化合物是三大能量营养素，膳食搭配要满足相应的能量比例，即一日总热量中，蛋白质占12%~14%、脂肪占25%~30%、碳水化合物占55%~63%。1~3岁幼儿每日所需能量，男童为1 100~1 350 kcal，女童为1 050~1 300 kcal。将此总能量分为早餐占25%、午餐占40%、两次加餐各占5%及晚餐占25%。

1）蛋白质

婴幼儿年龄越小生长发育越快，所需的蛋白质越多。1岁以内母乳喂养婴儿每日每千克体重约需蛋白质2.5 g，其他方式喂养的婴幼儿需3~4 g。1~2岁幼儿的日需量约35 g，2~3岁幼儿的日需量约40 g。

托育照护人员要提供富含优质蛋白的食物，来确保婴幼儿的健康生长发育。如果蛋白质缺乏，可能会导致生长发育迟缓、免疫力低下。富含优质蛋白的食物有鱼、肉、蛋、奶制品、豆制品等。

2）脂肪

脂肪是婴幼儿所需能量的主要来源。脂肪能够促进婴幼儿生长发育，维持生殖功能和皮肤健康，促进大脑发育，维持视觉功能。中国营养学会推荐，6月龄至2岁期间，脂肪提供的能量占此阶段婴幼儿一日所需总能量的35%~40%，2岁以上为30%~35%。

3）碳水化合物

托育照护人员要适当给婴幼儿添加粗粮，如玉米渣、小米等，来补充B族维生素、膳食纤维、矿物质；另外，可给适龄婴幼儿提供质地稍硬的食物，如馒头片、面包干等，来训练婴幼儿的牙齿咀嚼能力，促进颌骨的发育，以便于向成人的饮食方式过渡。

4）主要矿物质

托育照护人员要适当给婴幼儿多补充含钙、含铁、含锌、含碘的食物。

①钙不仅是婴幼儿骨骼和牙齿生长发育不可缺少的，还是维持神经、肌肉兴奋性的重要物质。中国营养学会推荐钙的摄入量是6~12个月龄每日400 mg，1~3岁每日600 mg。奶制品是钙的优质来源。

②铁在婴幼儿出生时体内就有一定的储备量，从6月龄开始，婴幼儿就需要依赖外源性铁供给来维持体内充足的铁储存量，预防缺铁性贫血。中国营养学会推荐铁的摄入量是6~12个月龄每日10 mg，1~3岁每日12 mg。强化铁的米粉，猪、牛、羊的瘦肉，动物肝脏等富含铁。

③锌是生长发育所必需的微量元素，可以预防生长发育迟缓、厌食等。中国营养学会推荐锌的摄入量是6~12个月龄每日8 mg，1~3岁每日9 mg。鱼类、肉类和动物肝肾等富含锌。

④碘主要用于合成人体甲状腺素。甲状腺素的作用是维持人体基本生命活动、促进体内物质分解代谢、增加耗氧代谢、支持脑下垂体的正常功能、维护脑和神经系统的正常发育，从而促进婴幼儿生长发育及智力发展。中国营养学

会推荐的碘摄入量是4岁以下婴幼儿每日50 μg。蛋黄、海带、紫菜等提供了丰富的碘。

5）主要维生素

适量的维生素A对婴幼儿机体的生长、骨骼发育、生殖、视觉及免疫功能非常重要。维生素A广泛存在于奶制品、肉类和胡萝卜等蔬菜里。

蔬菜、水果提供了丰富的B族维生素、维生素C以及叶酸等。可让婴幼儿晒太阳促进维生素D的合成，对婴幼儿骨骼和牙齿的正常发育非常重要。也可以摄入其他外源性维生素D饮食，必要时直接给予补充剂。

（4）烹调合理

2岁以下婴幼儿的消化器官尚未完善，托育照护人员要用适合的烹调加工方法单独制作婴幼儿膳食。还要结合婴幼儿的牙齿发育情况，适时增加细、软、碎、烂的食物，以便于咀嚼、吞咽和消化。烹调方式宜采用蒸、煮、炖、煨、炒等，尽量少用油炸、煎、烤、烙等方式。

婴幼儿的食物应口味清淡，不应过咸，更不宜让婴幼儿食辛辣刺激性食物；尽可能少用或不用含味精或鸡精、色素、糖精的调味品。吃过咸的汤和菜，容易使钠元素超过安全量。婴幼儿每日钠的摄入量应是：半岁后500 mg、1岁以上650 mg、4岁以上900 mg。婴幼儿也不宜吃过甜的糖果、点心等，建议每日摄入糖（包括红糖、白糖、糖果及饮料中的糖分）不超过15 g。

托育照护人员应特别注意：婴幼儿的食物要去除皮、骨、刺、核等，像大豆、花生米等硬果类食物，应磨碎或制成泥糊浆等再进食。

## 2. 科学编制食谱

托育照护人员编制并调整婴幼儿食谱时，需要了解婴幼儿的身体健康状况，熟知各种食物的营养成分和功效，掌握不同月龄段的婴幼儿营养摄入标准。在此基础上，每周编制食谱，经常和婴幼儿的家长沟通并及时做出调整。

（1）6~9月龄婴儿每日膳食标准建议（见表2-1）

白天由托育照护人员喂母亲挤出的母乳或喝配方奶3~4次。母乳或配方奶量占一天总进食量的2/3。

表2-1　　　　　　　　6~9月龄婴儿每日膳食标准建议

| 种类 | 进食量 |
|---|---|
| 母乳或配方奶 | 大于600 mL |
| 强化铁米粉、稠粥、软面条 | 30~50 g |
| 碎菜、菜泥 | 25~50 g |
| 水果、果泥 | 20~30 g |
| 蛋黄 | 1/4~1个 |
| 肉泥、肝泥、动物血 | 适量 |

1）从富含铁的泥糊状食物开始添加，能适应婴儿的吞咽特点，不易发生噎食危险；再逐渐过渡到可咀嚼的半固体食物。

泥糊状食物，可以选择以下几类。果泥：通常用香蕉、苹果等便于刮成泥的水果制成果泥。菜泥：将蔬菜用搅拌机等工具制成泥状。肉泥：将肉类煮熟后压制成泥状。如图2-3所示。

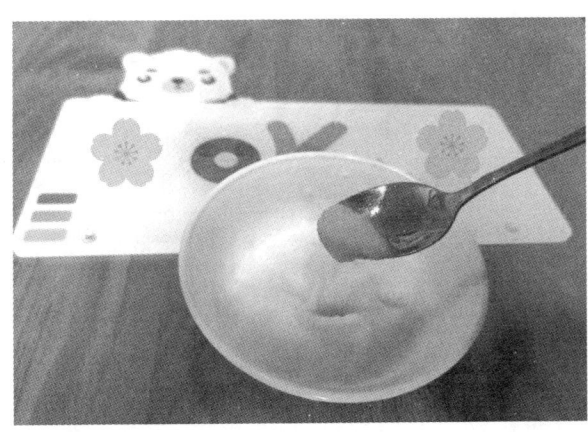

图2-3　泥糊状食物

2）辅食的量和种类逐步增加。

3）每日在两顿奶之间安排1~2餐辅食。

4）托育照护人员要和家长沟通，婴儿每日入园前后，如何与家庭饮食顺利衔接。

（2）10~12月龄婴儿每日膳食标准建议（见表2-2）

表2-2　　　　10~12月龄婴儿每日膳食标准建议

| 种类 | 进食量 |
|---|---|
| 母乳或配方奶 | 大于600 mL |
| 粮谷类食物 | 50~75 g |
| 碎菜和水果 | 50~100 g |
| 鸡蛋 | 1个 |
| 禽、肉类 | 25~50 g |
| 豆制品 | 15~20 g |
| 植物油 | 5~10 g |

1）白天在托育机构由托育照护人员喂母亲挤出的母乳或配方奶2~3次。此月龄母乳或配方奶量占一天总进食量的1/2。

2）每天喂辅食2~3次，逐渐以进食固体食物为主，可制成碎状、丝状、片状。

（3）13~24个月龄幼儿每日膳食标准建议（见表2-3）。

表2-3　　　　13~24个月龄幼儿每日膳食标准建议

| 种类 | 进食量 |
|---|---|
| 母乳或配方奶 | 300~500 mL |
| 粮谷类食物 | 75~125 g |
| 新鲜蔬菜 | 100~150 g |
| 水果 | 100~150 g |
| 蛋、鱼虾、畜禽类 | 50~100 g |
| 植物油 | 10~20 g |
| 糖、盐等调味品 | 少量 |

此月龄段的幼儿可以逐渐形成每日三餐两点的进餐模式，见表2-4。

1）早餐

早餐可包含牛奶等奶制品，含丰富蛋白质的肉、蛋、豆类，含丰富维生素的蔬菜，营养粥及面食。早餐占全天所需能量的25%。

表2-4　　　　　　　　　每日三餐两点进餐模式

| 餐食 | 时间 | 所占能量百分比 |
|---|---|---|
| 早餐 | 8：00 | 30% |
| 上午加餐 | 10：00 | |
| 午餐 | 12：00 | 45% |
| 下午加餐 | 15：00 | |
| 晚餐 | 18：00 | 25% |

2）上午加餐

上午加餐可提供水果、干果、小点心、奶类、豆浆、营养丰富的羹。上午加餐要适量，应占全天所需能量的5%。

3）午餐

午餐通常提供一荤一素一汤，米饭或面食。应占全天所需能量的40%。

4）下午加餐

下午加餐可提供水果、干果、奶类、粥、糊、小点心。下午加餐也要适量，应占全天所需能量的5%。

5）晚餐

晚餐通常提供一个荤素搭配的菜，面食或米饭，一个多种配料的营养汤或粥。晚餐应占全天所需能量的25%。

托育照护人员可参照表2-5来制定适宜的食谱。

表2-5　　　　　　　　　13~24个月龄幼儿食谱示例

| 餐食 | 食谱示例 |
|---|---|
| 早餐 | 红枣核桃粥：大米10 g，红枣、核桃、芝麻碎少许<br>小白菜蛋饼：面粉15 g、鹌鹑蛋2个、小白菜15 g、油3 g |
| 上午加餐 | 水果50 g、小点心1块 |
| 午餐 | 香软米饭：香米30 g<br>鸡胸肉丸汤：鸡胸肉25 g、南瓜、胡萝卜、香菇少许<br>素炒菜心：菜心40 g、油4 g |
| 下午加餐 | 母乳或配方奶120 mL、水果或坚果50 g、小点心1块 |

续表

| 餐食 | 食谱示例 |
|---|---|
| 晚餐 | 小米粥：小米 10 g<br>猪肉香芹包：面粉 20 g、猪肉末 25 g、香芹 30 g、油 4 g |

（4）25~36个月龄幼儿每日膳食标准建议（见表2-6）

托育照护人员可给这一年龄段的幼儿适量增加粗纤维食品，有助于消化吸收以及微量元素的摄入。

表2-6　　　25~36个月龄幼儿每日膳食标准建议

| 种类 | 进食量 |
|---|---|
| 配方奶 | 约 350 mL |
| 粮谷类食物 | 125~150 g |
| 新鲜蔬菜 | 150~200 g |
| 水果 | 150~200 g |
| 蛋、鱼虾、畜禽类 | 100 g |
| 植物油 | 20~25 g |
| 糖、盐等调味品 | 少量 |

托育照护人员可参照表2-7制定适宜的食谱。

表2-7　　　25~36个月龄幼儿食谱示例

| 餐食 | 食谱示例 |
|---|---|
| 早餐 | 西蓝花蔬菜粥 20 g<br>肉饼 1 块 |
| 上午加餐 | 水果 50 g、小点心 1 块 |
| 午餐 | 软米饭：大米 45 g<br>牛肉炖土豆：牛肉 30 g、土豆 30 g、胡萝卜 20 g、油 4 g<br>肉丝银芽：肉 10 g、豆芽 30 g、蒜苗 10 g、油 4 g |
| 下午加餐 | 配方奶 150 mL、水果或坚果 50 g、小点心 1 块 |
| 晚餐 | 米粥：大米 20 g<br>蒸肉笼：面粉 25 g、肉末 40 g、葱 5 g、油 4 g<br>番茄卷心菜：番茄 50 g、卷心菜 40 g、油 4 g |

也可以参照表 2-8 编制每日食谱,根据婴幼儿的实际能量消耗适时调整膳食供给量,不盲从于食谱的限定,以避免摄食过量或不足而影响身体发育。如婴幼儿有腹泻、消化不良、贫血等症状,托育照护人员就要编制相应的"病号餐";而肥胖婴幼儿的食谱,要遵循少油、少糖、蛋白质摄入足够、多补充蔬菜的原则,从而满足不同婴幼儿的营养需求。

表 2-8    建议每日食物量参照

| 年龄 | 7~8月龄 | 9~12月龄 | 13~24月龄 | 25~36月龄 |
| --- | --- | --- | --- | --- |
| 餐次安排 | 母乳喂养 4~6 次,辅食喂养 2~3 次 | 母乳喂养 3~4 次,辅食 2~3 次 | 学习自主进食,逐渐适应家庭的日常饮食。幼儿在满 12 月龄后应与家人一起进餐,在继续提供辅食的同时,鼓励尝试家庭食物,类似家庭的饮食 | 三餐两点 |
| 母乳喂养 | 先母乳喂养,婴儿半饱时再喂辅食,然后根据需要哺乳。随着婴儿辅食量的增加,满 7 月龄时,多数婴儿的辅食喂养可以成为单独一餐,随后过渡到辅食喂养与哺乳间隔的模式 | 600 mL | 1~2 岁幼儿在母乳喂养的同时,可以逐步引入鲜奶、酸奶、奶酪等乳制品。不能母乳喂养或母乳不足时,仍然建议以合适的幼儿配方奶作为补充 | — |
| 奶及奶制品 | >600 mL | 600 mL | 500 mL | 300~500 mL |
| 鱼畜禽蛋类 | 开始逐渐每天添加 1 个蛋黄或全蛋和 50 g 肉禽鱼,如果对蛋黄/鸡蛋过敏,需要额外增加肉类 30 g | 鸡蛋 50 g、肉禽鱼 50 g | 鸡蛋 25~50 g、肉禽鱼 50~75 g | 鸡蛋 50 g、肉禽鱼 50~75 g |
| 谷物类 | 20~50 g | 50~75 g | 50~100 g | 75~125 g |

续表

| 年龄 | 7~8月龄 | 9~12月龄 | 13~24月龄 | 25~36月龄 |
|---|---|---|---|---|
| 蔬菜、水果类 | 根据婴儿需要适量增减 | 碎菜50~100 g，水果50 g，水果可以是片块状或手指可以拿起的指状 | 蔬菜50~50 g，水果50~150 g | 蔬菜100~200 g，水果100~200 g |
| 豆类 | — | — | — | 5~15 g |
| 烹调油 | 0~5 g | 5~10 g | 5~15 g | 10~20 g |
| 精盐 | — | — | 0~1.5 g | <2 g |
| 水 | — | — | — | 600~700 mL |

**3. 婴幼儿食物的选择**

（1）易于吸收，满足婴幼儿生长需求

婴幼儿的消化吸收能力与他们的月龄、体重、健康状况等有关。为满足婴幼儿对能量及营养素的需要，托育机构要结合婴幼儿的生理特点合理为他们选择适合的食物种类和数量。

（2）选择当季、本地的食物

春季新鲜蔬菜较多，托育机构可为婴幼儿选择菠菜、油菜等，并搭配豆制品、肉类等含蛋白质丰富的食品。

夏季气温高、出汗多，应以清淡食物为主，多选择能够补充体内水溶性维生素B和维生素C的食物，特别要注意保持水盐平衡，多吃西瓜、西红柿、黄瓜等蔬果，起到清热降暑的作用。

秋季天气渐渐转凉，多选择肉、蛋、奶等高蛋白、高热能的食物，多食用薯类和根茎类的蔬菜，如白薯、胡萝卜等，以补充维生素A和碳水化合物。

冬季可增加一些含脂肪的食物，以促进维生素A、维生素D、维生素E和维生素K的吸收和利用。

托育机构可首选当地的食物，这类食物更适合本地婴幼儿的体质和消化系统；由于缩短了运输、储存的时间，从而尽可能保证了食材的新鲜度，也为托育机构节省了一部分开支。

（3）时常变换食物的花样

托育机构可用食物花样、品种来调动婴幼儿的食欲。为避免偏食、厌食、挑食等不良习惯，可结合他们的进食心理，采用婴幼儿感兴趣的食物烹调方式，制作色、香、味、形俱全的饭菜。例如，可将面点制作成可爱的小刺猬或五颜六色的蝴蝶卷等，如图2-4所示。

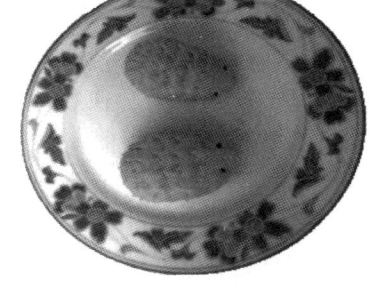

图2-4　面点食物

（4）不宜使婴幼儿产生过敏反应

有些食物，例如芒果、花生甚至是面粉等，都会引起一些婴幼儿的过敏反应。托育机构要和他们的家庭密切沟通配合，避免婴幼儿食用易过敏食物，预防或减轻过敏症状。

**4. 不同婴幼儿食物的制作要点**

食物应合理烹调，油脂适量，少盐、少糖、少调味品，宜采用蒸、煮、炖、煨等方法，少用油炸、熏制、卤制等方法。

（1）粥品

粥品有助于让婴幼儿从奶类逐步过渡到成人食物的质地和膳食结构，有利于婴幼儿学习咀嚼和吞咽，从而促进语言的发展。

制作粥品（如图2-5所示）时，可以按以下原则操作：

1）由细到粗，粗细搭配：先选大米熬制，再逐步添加小米、玉米等。

2）食材丰富，有荤有素：在粥类中逐步添加配菜。配菜最好是应季食材，且是婴幼儿已单一尝试过的菜，无过敏反应。配菜要有荤有素，如蔬菜肉末粥等。菜粥要先把粥煮好，再把加工好的菜撒在粥上。

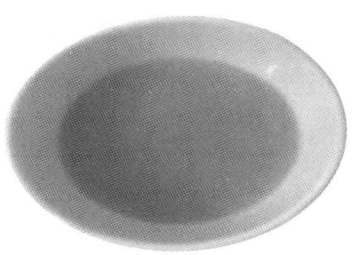

图2-5　粥品

3）稠度与量，因人而异：根据婴幼儿个体的消化能力及发育水平进行调整。

### （2）面食

面食主要含碳水化合物，如图2-6所示，可提供婴幼儿活动与生长所需的热量，还含有丰富的蛋白质，为婴幼儿的成长构造身体组织细胞。

一些西点类的面食在制作过程中，会用较多糖及奶油，热量及含油量较高，且往往用烤、油炸等方式烹制，托育机构要酌量提供。开始让婴幼儿吃面食时，因其月龄小，咀嚼及吞咽能力尚未发育完全，托育机构一定要确保面食熟透。

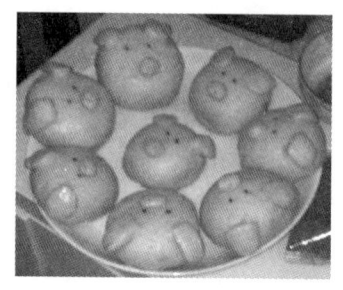

图2-6 婴幼儿面食

### （3）肉类

肉类是蛋白质和脂肪的重要来源，并且含有丰富的脂溶性维生素A、维生素E、维生素K等。肉类的铁、锌等矿物质和微量元素在人体中的吸收和利用率很高。

婴儿在7个月左右就可以添加动物肝脏了。托育机构根据婴幼儿不同的月龄将肉类加工成茸泥状、碎末状、丝状、片状，要烹煮至软烂，以便于婴幼儿咀嚼。开始添加肉类时，要让婴幼儿体验食物的原有味道，不需要增加其他调料。

### （4）蔬菜

绿色蔬菜等富含膳食纤维，如图2-7所示，可预防婴幼儿便秘；蔬菜还富含多种矿物质，可以防止佝偻病和缺铁性贫血，如芹菜、蘑菇、木耳等。

一些蔬菜中富含维生素C，能促进婴幼儿机体新陈代谢，有效促进食物中铁和钙的吸收，从而增强免疫力。但蔬菜中的维生素C极易受热、光和氧的破坏，托育机构可使用减少维生素C氧化的加工方法，如现吃现切、现切现烧、加适量水等。

### （5）点心

婴幼儿胃容量小，消化能力差，每餐进食的种类和量少，所以平时需要少量多餐，除了三顿正餐外，还需添加点心，如图2-8所示，以补充热量和多种营养素。

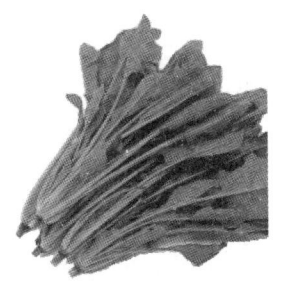
图2-7 蔬菜

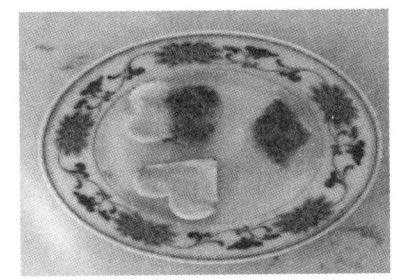
图2-8 婴幼儿点心

托育机构要以自制点心为主,保证原料天然、新鲜,减少购买工业制成食品。托育照护人员还要控制婴幼儿每餐点心的进食量和进食次数,以防影响正餐的进食。

**5. 婴幼儿食物过敏**

有些人吃完某种食物后会出现过敏现象,这是一种身体免疫系统受到刺激所产生的反应,这种现象往往是暂时性的,某种食物吃一次会过敏,下次再吃不一定也会过敏。

(1)引起食物过敏的常见原因

1)父母单方或双方是过敏体质,就容易遗传给婴幼儿。

2)婴幼儿过早添加配方奶,容易对蛋白质过敏。

3)婴幼儿生理发育尚未完全成熟,容易对某些食物产生过敏反应(可能会随着年龄的增长而消失)。

(2)食物过敏的症状表现

婴幼儿表现出的食物过敏症状也各不相同,主要表现在:

1)呼吸道症状:流鼻涕、打喷嚏、持续咳嗽、呼吸困难、气喘、鼻塞、流泪、结膜充血等。若出现呼吸道有杂音、呼吸困难、哮喘症状,一定要尽快就医。

2)皮肤症状:荨麻疹、砂纸状皮疹、皮肤干燥、眼皮肿、嘴唇肿、手脚肿等。

3)消化道症状:腹泻、便秘、胀气、呕吐、腹痛、肠内出血、肛周皮疹等。

一旦出现以上症状，托育照护人员要立即停止添加该种食物和其他新食物，确定过敏原，及时处理婴幼儿的过敏症状，严重时要尽快安排就医。

（3）容易引起过敏的食物

饮食中经常会引起婴幼儿过敏的食物有以下几类：牛奶等奶制品；鸡蛋，如图2-9所示；玉米、大豆；核桃、花生等坚果；小麦；鱼虾等海鲜；草莓、柑橘、猕猴桃、芒果、西红柿等。

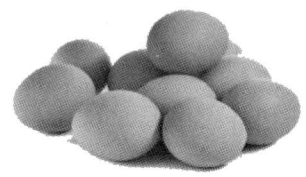

图2-9 鸡蛋

（4）降低婴幼儿食物过敏风险的原则

要遵循辅食添加从单一到多样的原则，以便观察婴幼儿是否过敏。对于有过敏风险的婴幼儿，要和家长充分沟通，避免过早添加含有高过敏原的食物；如果婴幼儿已有明确的易过敏食物，不要反复尝试添加，应过一段时间后再尝试，因为大月龄婴幼儿过敏要比小月龄婴幼儿过敏更容易进行医疗救治。

总之，托育照护人员应认真观察婴幼儿的行为，了解婴幼儿的喂养情况、饮食行为、食物偏好、食物过敏情况，结合平衡膳食的各项要求，全面、合理评估每名婴幼儿的具体营养状况和需要。

## 四、婴幼儿用餐环境创设

托育照护人员要为婴幼儿安排安静、轻松、愉悦的用餐环境，如图2-10所示。

1. 在餐前半小时让婴幼儿安静下来。托育照护人员可引导大月龄的婴幼儿吃饭前主动洗手，还可鼓励婴幼儿参与分餐、摆放餐具、清洗餐具等活动。

2. 区分进食区和玩耍区。安排婴幼儿在固定的场所进食，避开电视、玩具等，不在平时玩耍的地方进食。

3. 和婴幼儿共同进餐。托育照护人员可以让10个月以上的婴幼儿坐在专用餐椅上，和照护者一同进餐。这不仅能逐步将用餐时间跟大人的进餐时间同步起来，还能以身作则，引导婴幼儿养成不挑食、不偏食的良好饮食习惯。

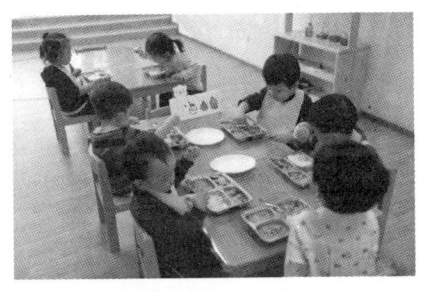
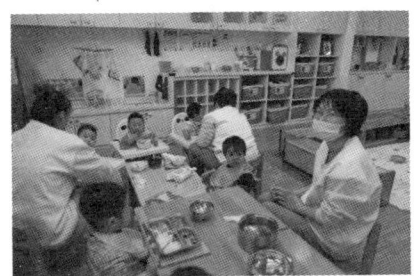
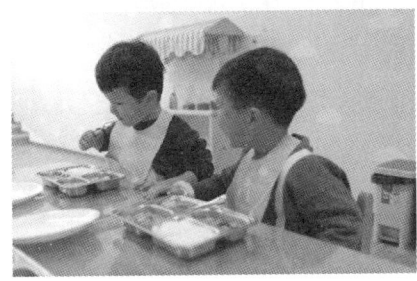
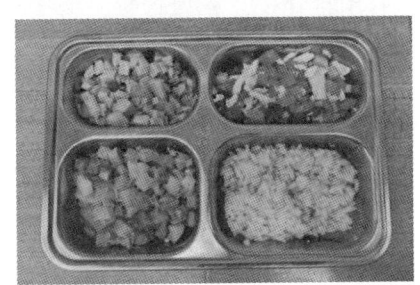

图 2-10　婴幼儿用餐环境

4. 每天安排适度的活动和游戏。户外活动一方面有利于维持婴幼儿能量平衡，保持合理体重增长，增进婴幼儿的食欲，避免婴幼儿瘦弱、超重和肥胖；另一方面通过适宜的日光照射可促进婴幼儿皮肤中维生素 D 的合成，对膳食钙的吸收和骨骼发育有重要意义。

## 五、婴幼儿食育

食育有益于婴幼儿身心健康，增进亲子关系。托育机构与家庭配合开展食育，可以让婴幼儿感受、认识和享受食物，培养良好的进食行为和饮食习惯，启蒙中华饮食文化。

### 1. 感受和认识食物

适时引导婴幼儿感受食物，通过视觉、触觉、嗅觉、味觉、听觉等感知食物的色、香、味、质地，激发对食物的兴趣，促进认识食物，接受新食物。可以让婴幼儿观察或参与简单的植物播种、照料、采摘等过程，也可让婴幼儿参与食物的制作。

### 2. 培养饮食行为

营造安静温馨、轻松愉悦的就餐环境，引导婴幼儿享受食物，逐步养成规律就餐、专注就餐、自主进食的良好饮食习惯。正确选择零食，避免高糖、高盐和油炸食品。

### 3. 体验饮食文化

培养用餐礼仪、感恩食物、珍惜食物。结合春节、元宵节、端午节和中秋节等传统节日活动，让婴幼儿体验中华饮食文化。

## 第二节 婴幼儿睡眠照护

### 一、婴幼儿良好睡眠的意义

托育照护人员照料婴幼儿形成规律、良好的睡眠，对他们的生理发育和心理健康都会产生积极的作用。

#### 1. 睡眠促进婴幼儿的智力发育

睡眠有助于婴幼儿的脑发育，使他们的神经系统得到有效的休息，对婴幼儿的智商发育、记忆力、创造力、想象力都有促进作用。

#### 2. 睡眠促进婴幼儿生长激素的分泌

婴幼儿的生长速度在睡眠状态下是清醒状态时的 3 倍，这是因为生长激素在睡眠时分泌得多，能促进机体骨骼、肌肉结缔组织及内脏等的生长。

#### 3. 睡眠促进整个机体的生长发育

良好的睡眠使婴幼儿整个机体得到了充分的休息，呼吸、泌尿、新陈代谢等多种生理活动均处于较低水平，全身的骨骼、肌肉也处于放松状态。这就为机体的生长发育储备了足够多的能量和原料，以供身体完成白天的活动。如果婴幼儿睡眠质量差，且持续时间超过 3 个月，就会对身高增长、食欲、体重、运动能力和抵抗力产生不良影响。

#### 4. 睡眠影响婴幼儿的情绪状态

良好的睡眠可以让婴幼儿注意力更集中、性情更平和，能精力充沛地投入到日常活动中。如果缺乏睡眠或睡眠质量不高，婴幼儿就会易怒、烦躁、不爱活动、记忆力不好，还容易发生意外伤害。

托育照护人员如果帮助婴幼儿缓解压力和紧张情绪，使其变得更活泼、更愉快，也有助于将新信息转换为婴幼儿的永久记忆。

## 二、婴幼儿睡眠特点

托育照护人员需要了解婴幼儿的各项特质，如睡眠规律、吃奶信号等。与成人相比，婴幼儿的浅睡眠期较长，而深睡眠较短，睡眠周期更替的时间也更快，所以托育照护人员要看护好婴幼儿的整个睡眠过程，根据他们的睡眠特点来安抚婴幼儿的入睡和早醒。

按照婴幼儿的警觉性水平可以把婴幼儿的睡眠状态分为 6 种，即深睡眠、浅睡眠、快速眼动睡眠、安静清醒期、活动清醒期、哭闹期（见表 2-9）。新生儿浅睡眠比较多，浅睡期大脑的血流量增加且神经细胞受到刺激，有利于促进大脑发育。浅睡易叫醒的能力，被认为是对婴幼儿健康和安全非常重要的一种能力，能够预防婴幼儿猝死综合征。

表 2-9　　　　　　　　　婴幼儿睡眠周期和表现

| 睡眠周期 | 婴幼儿表现 |
| --- | --- |
| 深睡眠 | 睡着且呼吸规律，肢体松软、放松、无力。会因为外界突然的声音有惊吓动作。很难被吵醒，若吵醒，很快再度入睡 |
| 浅睡眠 | 睡着但肢体会出现很多动作。呼吸可能不规律，有脸部动作和表情，甚至可以看到眼皮下眼球在转动。比较容易被吵醒 |
| 快速眼动睡眠 | 婴幼儿时而睁眼时而闭眼，反应比较慢，眼皮看起来比较沉重。容易唤醒 |
| 安静清醒期 | 肢体动作很少，呼吸规律。婴幼儿的眼睛睁大而明亮。很容易受到外界的刺激 |

续表

| 睡眠周期 | 婴幼儿表现 |
|---|---|
| 活动清醒期 | 肢体动作多，吸吮手指。脸部表情丰富，眼睛可以睁大，也可因为烦躁而哭起来，对外界刺激敏感 |
| 哭闹期 | 呼吸不规则，哭闹，肤色改变。婴幼儿通常会紧握拳头并贴着脸 |

## 三、睡眠环境创设与睡眠安全

**1. 婴幼儿的睡眠环境**

托育照护人员为婴幼儿提供良好的睡眠环境和设施，有利于他们白天获得充足的睡眠。

（1）睡眠习惯的过渡和衔接

托育照护人员要和家长深入沟通，尤其要了解新入托婴幼儿的睡眠习惯。尽可能创造与家庭类似的睡眠环境以逐步过渡到常规睡眠作息。

（2）睡眠室的布置

婴幼儿的睡眠室要定期通风以保持空气新鲜。可使用加湿器或多放无毒绿植保持室内60%~70%的相对湿度，否则，会造成婴幼儿的口鼻干燥、皮肤瘙痒、睡眠时翻来覆去、睡不安稳。室温也要根据季节调整到适宜温度：夏季25~26 ℃，冬季16~24 ℃，如图2-11所示。这样有助于提高婴幼儿的睡眠质量，对婴幼儿的大脑和呼吸系统也有益处。

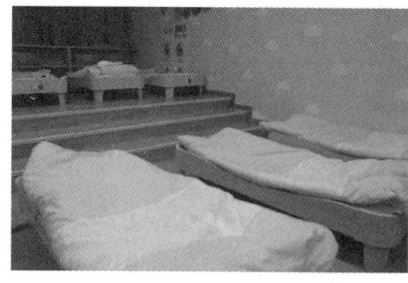 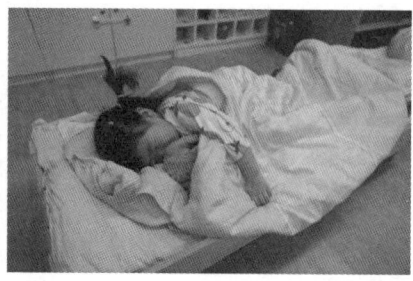

图 2-11 婴幼儿睡眠环境

睡眠室里白天使用透气性好的窗帘，不需要用遮光窗帘，因为白天过度遮蔽光线会让婴幼儿睡眠时间过长，从而影响夜间在家的入睡。

**2. 婴幼儿的睡眠安全**

（1）婴幼儿床的布置要安全、卫生

1）每名婴幼儿都要睡独立的婴幼儿床，不能和其他婴幼儿同床。

2）婴幼儿床的原材料优选实木的，床的边角应圆而光滑。对于较小月龄的婴幼儿，可以提供仿生床或床中床供其睡眠，使其更有温馨感。

3）婴幼儿床的安放应离地面较近，婴幼儿床周围要设有安全护栏。托育照护人员可以在床边、四周铺上爬行垫或软毯，以防婴幼儿蹬腿或来回翻身时跌落到床下。

4）托育照护人员不要在婴幼儿床的护栏上挂衣物、尿布，也不能在枕头边上放置毛巾、手帕等，以防掉落或被婴幼儿抓到，盖住口鼻可能引起窒息。

5）婴幼儿床的床垫不宜过软，以防发生婴幼儿窒息的风险；同时，若床垫过软也不利于骨骼的发育。

6）托育照护人员要定期清洁、消毒婴幼儿床；枕套、被套、床单、隔尿垫等要定期清洗、日光暴晒 6 h 以上；床垫、被子也要定期日光暴晒 6 h 以上。

（2）确保婴幼儿睡眠过程安全

托育照护人员要加强睡眠过程的巡视和照护，如图 2-12 所示，注意观察婴幼儿睡眠时的睡姿、呼吸、脸色，避免发生窒息等意外。通常，婴幼儿保持仰卧位或侧卧位睡姿，可以确保口鼻不被遮盖。托育照护人员要防止不会翻身的婴幼儿趴睡；睡着的婴幼儿喝奶时需侧躺，以防止呛奶。

另外，睡觉前若让婴幼儿喝点水，可把食道咽喉部残余的食物冲到胃中，避免呛食甚至窒息的情况发生。

## 四、睡眠习惯培养

托育照护人员要引导婴幼儿在托育照护期间逐渐养成规律就寝、独立入睡的睡眠习惯。以便让婴幼儿白天获得充足的睡眠，从而促进他们的健康成长。

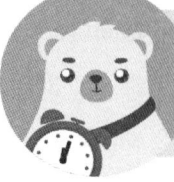

## 午/休/巡/检

**巡视时间**
每隔15min巡视一次

**巡视内容**
婴幼儿睡姿、温度把控、空气流通、特殊情况处理

**睡姿** 发现婴幼儿俯卧或长时间保持侧卧时应及时帮助婴幼儿调整睡姿，头埋在被子或枕头下时应及时移开枕头或被子，纠正其不良睡姿，帮助其养成良好的睡眠习惯

**冷气** 检查空调出风口方向，不要让冷空气直吹到婴幼儿身上，及时调整室内温度，避免过冷或过热，并督促值班教师及时帮助踢被子的婴幼儿盖好被子

**体温** 对于被特别安排在隔离室或家庭嘱咐身体有不适的婴幼儿应给予更多的关注，及时留意身体状况并进行体温监测

图2-12 婴幼儿睡眠巡视内容

1. **固定睡眠时间，识别困倦信号**

托育照护人员引导婴幼儿固定白天的睡觉和唤醒时间，让婴幼儿形成条件反射，往往会很快入睡，而且睡得好。如果婴幼儿午睡不规律，睡得过晚或睡眠时间过长都会造成婴幼儿晚上在家就寝时不疲劳、难入睡。

托育照护人员还要识别每名婴幼儿的困倦信号以适当微调睡眠时间。他们不一定会出现动作迟缓并打哈欠的现象，有时可能表现出注意力涣散、过度活跃、情绪烦躁等。

2. **睡前的仪式感**

每天午睡前安排固定的入睡程序，例如，睡前更换尿布、穿脱衣服、拉上窗帘、播放催眠曲等，使这个仪式与婴幼儿的睡眠形成联系和条件反射，有助于他们按时入睡。在重复有秩序的环节中，婴幼儿会参与自我照料的环节，如反复尝试脱掉鞋袜，穿上尿布，更换轻、柔、薄的睡衣、睡裤，达到穿着舒服、自由活动的目的，并对自我能力加以肯定。

3. **合理照顾婴幼儿的入睡**

有些婴幼儿有吸安抚奶嘴入睡的习惯。为避免颌面发育不良，托育照护人员可循序渐进地让他们减少使用，并选择替代品，比如，抱着喜欢的玩具或小被子入睡，以此来消除他们的不安全感。

在引导入睡的过程中，托育照护人员可通过怀抱、拍睡、语言安抚等多种方式与婴幼儿互动。通过温柔舒缓的语音语调，婴幼儿可以感受到照护者的爱，培养他们稳定平和的情绪。

4. **婴幼儿熟睡后**

如果婴幼儿的手脚完全松弛垂下，脸部肌肉也平静放松，就说明他已经睡熟了。婴幼儿睡觉过程中，托育照护人员不需要刻意保持安静，一些声音（如成人讲话声、流水声、开门声等）更能让他们学会专注睡眠，以后也不容易惊醒。

5. **让婴幼儿再次入睡**

如果婴幼儿有早醒的迹象，托育照护人员可以轻拍他的背部或臀部，然后轻轻移开一只手、两只手，婴幼儿往往会再次回到梦乡，也可以播放自然的声音（雨声、溪流、鸟鸣、滴答的钟表声），或柔和的轻音乐摇篮曲。

## 五、不同月龄婴幼儿睡眠的个性化照护

在培养婴幼儿良好睡眠习惯的同时，托育照护人员也要关注婴幼儿的个体差异，识别与应对个别婴幼儿的睡眠问题，重视婴幼儿睡眠的差异性，以便采取适宜的照护方式，满足婴幼儿的个性化需求，让婴幼儿感受被爱、被帮助的感觉。

不同婴幼儿的睡眠情况各有差异，不能强求一致。婴幼儿长牙、猛长期、身体不适、假期归来以及情绪波动等因素都会影响睡眠的规律性。只要婴幼儿白天精神状态良好，饮食、发育正常，他的睡眠模式就是适合他的。

托育照护人员尤其要密切观察容易惊哭、尿床和体弱的婴幼儿，及时给予照料。对于容易受惊的婴幼儿，可以把他的手拿出来，将其他部位裹起来，这样会令他们产生很强的安全感，睡的时间也会长一些。

托育照护人员要根据不同月龄婴幼儿的睡眠特点给予相应的个性化照料。

### 1. 6~12个月婴儿的睡眠照护

此月龄段的婴儿白天通常需要上午、下午各睡一觉，每次1~2 h。他们的大脑调节从浅睡眠进入深睡眠的过程缓慢，容易从睡梦中惊醒，出现哭闹、躁动甚至是微笑等行为。浅睡眠会使婴儿变得安全、聪明，在思维活跃的浅睡眠中，大脑不是处于完全休息的状态，而是部分清醒和活跃。此时婴儿体内会向大脑提供更多的血液，增加大脑发育所需的神经蛋白。浅睡眠会刺激婴儿大脑发育，出现的视觉想象（做梦）能促进智力的提高。

因月龄较小，婴儿睡前应由托育照护人员陪伴在身边，让他有足够的安全感，但不能同其他婴幼儿同床睡眠。睡前可用奶瓶给婴儿喂母乳或配方奶。必要时可适当抱着婴儿来回走动、轻拍背部或臀部、哼唱催眠曲等，但不要过度安抚。睡眠中，托育照护人员要确保婴儿采用仰卧位或侧卧位，脸和头不被遮盖。

**2. 13~24 个月幼儿的睡眠照护**

13~18 个月幼儿白天睡 2~3 h，一般是上午睡的时间较短，下午睡一个较长的觉；很多 18~24 个月的幼儿白天开始睡一觉，时间为 2~3 h。托育照护人员要根据每个幼儿的特点、个体差异性调整睡眠。如果睡一觉不能使幼儿恢复精力，就调整回一个白天睡两觉。

继续坚持就寝前的仪式，可让幼儿较快进入安静状态。托育照护人员可以培养此月龄段幼儿半独自入睡的习惯。比如，如果幼儿中间醒来，托育照护人员可以适当地与他保持距离，在旁边做自己的事情，轻轻地哼唱，很多幼儿可以在大人这样远距离的陪伴下再次入睡；或者让他抚摸喜欢的玩具慢慢入睡，以此来减少抱睡、摇睡等安抚行为。

**3. 25~36 个月幼儿的睡眠照护**

此月龄段的幼儿每日需要有一个充足的午睡，时间大约 2 h。他们已懂得每天按规定的时间上床睡觉，托育照护人员可逐步培养幼儿独自入睡的习惯。

托育照护人员要引导幼儿自主做好固定而宁静的睡前准备。例如，睡前整理玩具、穿脱衣服、拉上窗帘、读书、听故事或听轻柔音乐等，可以使精力旺盛的幼儿由连续不断的活动状态转为睡眠所需要的安静状态。

此月龄的幼儿总是依恋同一个故事或题材，托育照护人员可选择具有抚慰性的故事，避免过于活跃和兴奋、吓人或恼人的故事。有很多幼儿喜欢听抚慰性的音乐入睡，托育照护人员要选择简单、重复、舒缓的音乐，比如传统的摇篮曲等。

较大月龄的幼儿睡前经常会在床上蹦跳，这样的行为既危险又不利于入睡，托育照护人员要及时制止。托育照护人员还要定期检查幼儿的床是否出现松动现象，保证床的结实和稳固性，以免发生意外。

## 第三节 婴幼儿生活与卫生清洁

### 一、婴幼儿盥洗指导

**1. 手部清洁**

（1）手部清洁的重要性

都说病从口入，对婴幼儿来说，很多时候是病从手入。婴幼儿是用手探索世界的，一双小手到哪都闲不住，这里摸一下，那里碰一下。大人稍不注意，婴幼儿就用这双小脏手拿食物吃、揉眼睛、摸鼻子，常常还会直接吃手，病菌自然会趁机侵入体内，引起各种疾病。所以，洗手可以说是预防婴幼儿生病的第一道防线。研究显示，良好的洗手习惯是预防婴幼儿腹泻的有效手段之一。

（2）手部清洁的要求

1）可使用婴幼儿洗手乳或免洗消毒液（口欲期的婴幼儿不建议使用免洗消毒液）。

2）洗手时机：进园离园、餐前餐后、如厕后、午休前后、户外活动回园后、手部游戏活动后、手部弄脏后、手捂口鼻咳嗽、打喷嚏、擤鼻涕后等。

3）洗手的时候，除了手心还要兼顾到手背、手指间、指甲缝、手腕等部位，婴幼儿最好在流动的水下冲洗双手。整个洗手过程至少需要 30 s。不要用脸盆盛水洗手，否则，手上的细菌游离在脸盆中的水里，清洁效果必然会打折扣，特别是当一盆水多次清洗，或者多人清洗时，还容易造成交叉感染。

4）清洁手部的水温要根据季节调整。

5）婴幼儿手指揉搓干净之后再关水。可以选择"感应式"水龙头；如果必须用手关，可在洗手的同时用洗手液和水冲洗水龙头开关，或者在洗完手后用干净的纸巾包裹在开关上再关闭水龙头。

6）1 岁以下婴儿清洁手部由托育照护人员完成。

**2. 脸部清洁**

（1）脸部清洁范围

婴幼儿脸部清洁范围包括额头、眼睛、鼻子、耳朵、嘴巴。

（2）脸部清洁时机

吸奶、用餐后，流口水、打喷嚏、擤鼻涕后，睡觉醒来后，脸部弄脏后，清洗身体时。

（3）脸部清洁注意事项

1）水温要适合婴幼儿（37~41 ℃），不要太凉或太热。

2）清洁时，建议从婴幼儿的眼睛、耳朵、鼻子、嘴巴依次进行，眼睛的位置要从内向外清洗以免感染，注意不要将水滴到婴幼儿的耳朵里。

3）可以在温水中先放入一块小方巾将其浸湿，拧半干后给婴幼儿洗脸，洗脸的时候动作要轻柔，不要直接用水给婴幼儿洗脸。

4）洗完之后，还可以适当地给婴幼儿涂抹婴儿霜，防止皮肤干燥。

**3. 身体清洁**

（1）清洁范围及时机

婴幼儿身体清洁除面部、手部外，身体其他部位一般都不需要进行全身清洁，只是针对局部清洁。例如，大小便时清洁臀部、小腿，运动时出汗擦身体、垫汗巾或更换衣服。

（2）清洁地点

托育机构的婴幼儿年龄都偏小，不适合走太长的路。清洁时，一般选择对应教室的卫生间。标准托育机构要求每个班级都有对应的独立卫生间，每个卫生间都要根据婴幼儿年龄特点设置清洁工具。

（3）清洁人员

由托育照护人员进行清洁。

**4. 口腔清洁**

（1）口腔清洁的重要性

婴幼儿在吸奶或进餐后口腔里会留下存积物，这些存积物会给婴幼儿口腔提供细菌滋生环境，及时口腔清洁能有效减少婴幼儿发生口腔疾病的风险。

（2）口腔清洁的时机

吸奶后、饭后、水果餐后、下午午点后。

（3）口腔清洁的方法

喂养后清水漱口，用专用纱布清洁口腔，用婴幼儿专用牙刷清洁口腔。

（4）口腔清洁注意事项

1）漱口水需要用饮用水，水温符合婴幼儿接受程度。

2）婴幼儿口腔清洁工具需要放置在专门的消毒器皿中。

3）指导婴幼儿刷牙不要太用力，以免口腔受伤。

4）指导婴幼儿正确刷牙。

**5. 脚部清洁**

（1）脚部清洁范围

脚背、脚心、脚趾等。

（2）脚部清洁时机

户外运动活动回园、午休前、脚部弄脏时。

（3）脚部清洁注意事项

1）脚部清洁时，需要配置防滑垫，托育照护人员要看好婴幼儿，避免婴幼儿滑倒。

2）婴幼儿清洗脚部的水温要根据季节，选择适合婴幼儿的水温。

3）脚部清洁的时间最好控制在 5~10 min，同时配合按摩涌泉穴，以利于婴幼儿健康。帮助婴幼儿搓脚时不能太用力，以免使婴幼儿娇嫩的皮肤受伤。

4）当婴幼儿洗完脚后，要用专用的柔软毛巾给婴幼儿擦脚。尽量选择纯棉材质的，而且一定要和擦脸擦手用的毛巾分开。

**6. 婴幼儿清洁后的抚触**

（1）抚触的作用

1）促进婴幼儿神经系统的发育。

2）改善睡眠，促进婴幼儿体格发育。

3）促进婴幼儿智力潜能的开发。

4）增强婴幼儿情商的发展。

（2）托育照护人员抚触前准备工作

1）托育照护人员清洁双手。修剪指甲，不戴戒指，双手要干净、光滑。应洗净双手并涂抹润肤露，揉搓双手至温暖再进行抚触。托育照护人员抚触婴幼儿时，需要心情放松，充满爱意。

2）抚触时间。婴幼儿饥饿和进食之后 1 h 以内不适合抚触，建议最好安排在洗澡之后，每天进行 1~2 次。

3）背景音乐。在房间可以播放一些柔和的音乐。

4）物品准备。准备好毛巾、尿片、润肤露。

5）调节室温。室内温度在 24~28 ℃。根据抚触部位需要确定是否为婴幼儿脱掉衣服，要避免婴幼儿着凉。

（3）抚触的顺序

眉心→前额→下颚→头部（左右）→胸部→腹部→四肢→手和足→背部→臀部。

（4）抚触操作步骤

动作要求：每个部位的动作重复 2~3 次。

1）从头部、脸部开始

托育照护人员为婴幼儿洗好澡后，将婴幼儿轻放在床或垫子的大毛巾上，帮婴幼儿擦干水。托育照护人员双手均匀地擦好纯植物油或适合婴幼儿皮肤的润肤露。

用两拇指指腹从婴幼儿眉间向两侧太阳穴的方向推。两拇指从下颌部中央向两侧以上滑行，让上下嘴唇形成微笑状。左手掌托婴幼儿头，右手四指并拢，用指腹从额头左边发际抚向脑后。左右换手，同样方法抚触另一侧。

2）胸部抚触

托育照护人员两手分别从婴幼儿胸部外下方（两侧肋下缘）向对侧上方交叉推进，至两侧肩部，在胸部画一个大的交叉，呈一个"X"形，避开婴幼儿的双乳。

3）腹部抚触

托育照护人员两手依次从婴幼儿的右下腹至上腹向左下腹移动，再移动返回右下腹，呈顺时针方向画半圆状按摩。避开膀胱部位和肚脐位置。

4）四肢抚触

托育照护人员双手交替抓住婴幼儿的一侧上臂，从上臂至手腕轻轻滑行，然后在滑行过程中从近端向远端分段轻轻挤捏婴幼儿的手臂，往复操作。对侧及双下肢操作手法相同。

5）手和足抚触

托育照护人员用四个手指指腹，从婴幼儿的脚面开始向脚趾方向推进，再用拇指指腹，从婴幼儿的脚跟向每个脚趾方向推进，最后抚摸每个脚趾。手和足的操作相同。

6）背部抚触

以脊柱为中分线，双手分别放在脊柱两侧，由中央向两侧滑动，往相反方向重复移动双手。从背部上端开始逐步向下渐至臀部，最后由头顶沿脊柱至臀部。

7）臀部抚触

婴幼儿俯卧，托育照护人员用手掌从婴幼儿臀部中缝向臀部外围轻轻按揉臀部。

## 二、婴幼儿排便照料

### 1. 婴幼儿大小便用具选择

（1）乳儿班婴幼儿日常主要依靠尿不湿、尿布作为大小便工具，如图2-13所示。

（2）托小班幼儿大便工具是卡通坐式小马桶，小便工具是挂墙小尿斗，如图2-14和图2-15所示。

（3）托大班幼儿大便工具是蹲位，如图2-16所示，小便工具是挂墙小尿斗。

第二章 婴幼儿生活照护

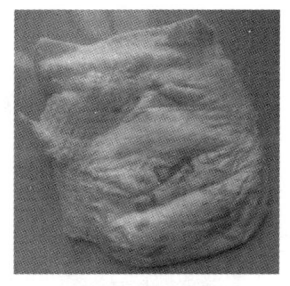

图 2-13 尿不湿

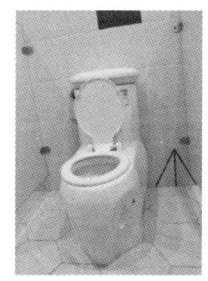

图 2-14 小马桶

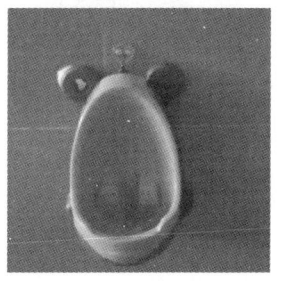

图 2-15 小尿斗

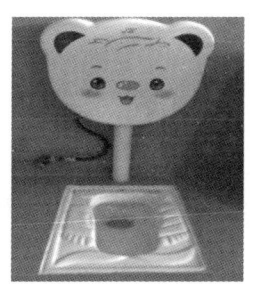

图 2-16 蹲位

### 2. 大小便用具清洁

（1）乳儿班婴幼儿及时更换尿不湿，更换下来的尿不湿要放进封闭式的垃圾桶，并及时清理，以免异味扩散。

（2）尿斗尿液在婴幼儿小便后及时倒掉，清洗尿斗。

（3）坐式和蹲位马桶在婴幼儿排便后及时清洗。

（4）每天中午和下午婴幼儿离园时，需要对大小便用具用清洁剂进行全面清洁。

### 3. 排便照护

托育照护人员要通过对婴幼儿的面部表情、肢体动作的观察，及时判断婴幼儿排便情况，了解婴幼儿的生理需求，及时给予回应："宝宝是不是大便了，我们去换一个干净的尿布，这样才会更舒服。"托育照护人员需要积极回应婴幼儿发出的信号，只有认同婴幼儿的感受，触摸婴幼儿，才能让他们感受到安全和信任。

（1）乳儿班

1）尿片的选择：根据婴幼儿月龄选择大小，根据婴幼儿体质选择材质。

2）托育照护人员要在卫生间的尿布台给婴幼儿更换尿不湿，如图 2-17 所示，保护婴幼儿隐私。

3）更换尿不湿时，托育照护人员要跟婴幼儿有语言和目光交流。

4）更换尿不湿时，托育照护人员要清洁双手，尿片不要包得太紧。

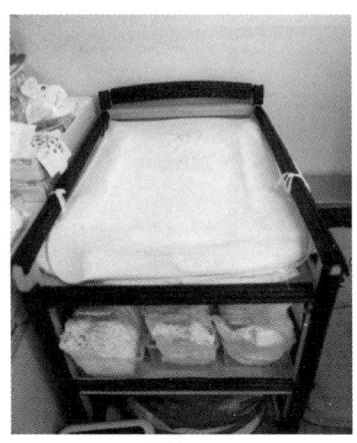

图 2-17　尿布台

5）更换尿不湿时，要观察婴幼儿的屁股，如果发现屁股红肿，要及时给予护理。

6）给婴幼儿更换尿不湿步骤，如图 2-18 所示。

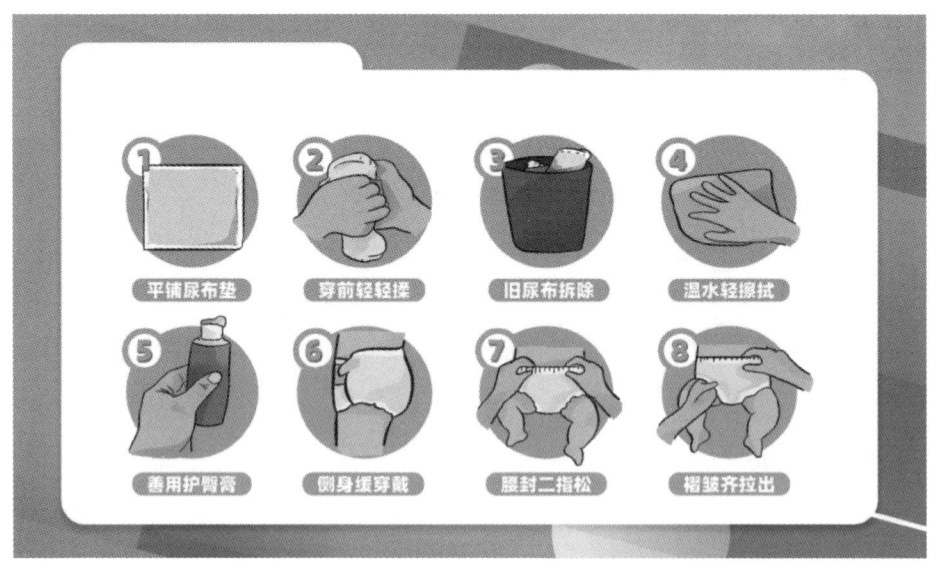

图 2-18　更换尿不湿步骤

①托育照护人员先清洁自己双手，检查湿纸巾、毛巾、护臀霜等物品是否齐全，检查水温是否适宜，准备新的尿不湿并将其放置在尿布台架子上。

②把婴幼儿背朝下托放在尿布台上，打开尿不湿放置一边。如果发现尿不湿上有排泄物，要把它卷起来用干净的一面擦拭婴幼儿臀部残留的排泄物，然后把尿不湿卷起来放置于密封垃圾桶中。

③扶住婴幼儿的腿，抬起臀部，用温毛巾或婴幼儿湿纸巾擦拭干净，要从前向后擦拭。（若婴幼儿排便，需要利用温水进行清洗，清洗后使用毛巾擦干水）。让婴幼儿的臀部自然晾干，涂抹护臀霜。如果婴幼儿患有尿布疹，需使用尿布疹乳霜或药膏涂抹患处。

④再次抬起婴幼儿臀部，把新的尿不湿垫放在婴幼儿臀部下面，将固定粘贴两边都粘牢固，腰封和腿侧保留二指间距，不要太紧，否则会让婴幼儿不舒服。直接穿的尿不湿只需要分清楚前后顺序就可以。

⑤托育照护人员清洁消毒场地。

⑥托育照护人员清洁双手。

（2）托小班和托大班

1）帮助幼儿选择适合的排便器。

2）观察幼儿大小便规律，及时引导至卫生间如厕。

3）引导男孩小便时对准小尿斗。女孩小便时需要把裤子拉到膝盖下。

4）引导幼儿大小便后擦臀部、冲洗厕所、清洁手部。

5）厕所环境布置温馨，如卡通图案的挡板、舒服的纸巾、泡泡洗手液。

6）如果幼儿大小便把臀部弄脏了，要及时给予清洗。

## 三、婴幼儿个人物品清洁

### 1. 衣服

（1）大小便弄脏了衣服，托育照护人员要及时清洗、晾干，然后用塑料袋包好单独搁置一边，离园时带回家，提醒家长再次清洗。

（2）脏了的衣服、围兜更换下来后，用塑料袋包好单独搁置一边，离园时带回家。

（3）汗巾及时更换、晾晒。

## 2. 鞋

（1）鞋的种类：室外鞋和室内鞋，如图 2-19 所示。

（2）鞋的清洗：室内鞋每周带回家清洗一次；室外鞋每天进园消毒，清洁鞋底。

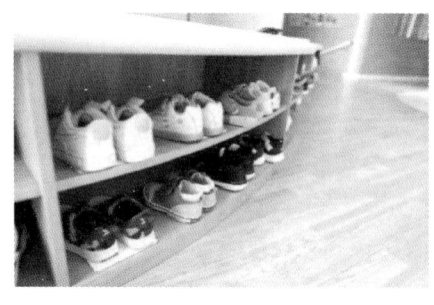

图 2-19　室内鞋摆放

## 3. 书包

（1）书包每 2 周清洗一次，平时弄脏及时清洗。

（2）书包物品需要归类单独放置，不用的物品及时清理。

## 4. 奶瓶

喂奶前，用开水清洗奶瓶，喂奶后，将奶瓶瓶身、瓶盖、瓶圈、奶嘴彻底清洗，使用蒸汽消毒柜或紫外线消毒柜进行消毒烘干，待下次喂奶前取出直接使用。奶瓶放置器如图 2-20 所示。

## 5. 水杯

乳儿班是自带吸管水杯。托小班、托大班可自备或由托育机构配备 304 不锈钢水杯，如图 2-21 所示，不锈钢水杯方便高温消毒。陶瓷、塑料水杯不耐高温消毒。

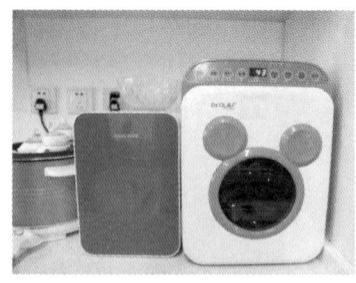

图 2-20　奶瓶放置器

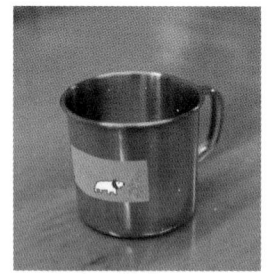

图 2-21　不锈钢水杯

## 第四节　婴幼儿一日生活作息安排与习惯培养

### 一、一日生活作息安排

1. 一日入托时间

（1）全天托托育机构幼儿入托时间一般为8：30—16：30。乳儿班婴幼儿年龄偏小，一般送托时间要比托小班和托大班延后一些。

（2）半天托、临时托、计时托等方式，家长可根据自己的情况灵活安排入托时间。

2. 一日体温检测

（1）晨检：婴幼儿早晨进园第一次时间，或婴幼儿一天中第一次进园时间进行体温检测。

（2）午检：婴幼儿午休前后2次体温检测。

（3）离园检测：婴幼儿离园前体温检测。

3. 一日饮食安排

（1）早餐：早晨进园的第一顿餐。

（2）水果餐：上午10：00—10：30，适宜婴幼儿的水果餐。

（3）午餐：中午11：30—12：00，符合婴幼儿的餐食。

（4）下午点心：3：00—3：30，适合婴幼儿的点心。

（5）晚餐：为需要晚托的婴幼儿准备适合的餐食。

（6）乳儿班婴幼儿可以根据需要适当增加用餐次数，少食多餐。

4. 一日饮水参考

（1）用餐后。用餐后饮水可以让婴幼儿口腔清洁，让口腔不留食物残留物。

（2）午休后补充水分。

(3) 进园后补充水分。

(4) 活动后补充水分。

(5) 离园前补充水分。

(6) 平时定时饮水。

**5. 一日如厕**

(1) 进园第一时间提醒婴幼儿大小便。

(2) 户外活动回园第一时间提醒婴幼儿大小便。

(3) 午休起床后第一时间提醒婴幼儿大小便。

(4) 离园前安排婴幼儿大小便一次。

(5) 平时定时提醒。

**6. 一日睡眠时间安排**

(1) 乳儿班根据婴幼儿需要安排睡眠时间，见表2-10。例如，乳儿班婴幼儿来园后需要不定时睡回笼觉。

表2-10　　　　　　　　乳儿班作息表（夏季）

| 具体时间 | 活动内容 |
| --- | --- |
| 8：30—9：00 | 迎接婴幼儿入托 |
| 9：00—9：15 | 早餐、小睡（视婴幼儿个别情况） |
| 9：15—9：30 | 生活托育照护 |
| 9：30—10：00 | 户外活动或体能活动 |
| 10：00—10：30 | 喝奶或吃辅食、水果时间 |
| 10：30—11：20 | （1）语言游戏活动<br>（2）抓握练习、爬行练习<br>（3）婴幼儿按摩、做触觉游戏 |
| 11：20—11：40 | 喝奶、午餐 |
| 12：00—14：00 | 午睡 |
| 14：00—14：30 | 起床、喝奶或吃辅食、生活托育照护 |
| 14：30—14：50 | 户外活动或体能活动 |
| 14：50—15：20 | 婴幼儿按摩、触觉游戏 |

续表

| 具体时间 | 活动内容 |
|---|---|
| 15：20—15：40 | 讲故事、读童谣 |
| 15：40—16：00 | 喝奶或吃辅食 |
| 16：00—16：30 | 生活托育照护、离园 |

（2）托小班、托大班睡眠时间一般是12：00—14：30，见表2-11。

表2-11　　　　　　　　托大班、托小班作息表

| 具体时间 | 活动内容 |
|---|---|
| 8：30—9：00 | 迎接幼儿入托、自主阅读、做自主游戏 |
| 9：00—9：30 | 做晨操、晒太阳、户外活动 |
| 9：30—9：45 | 我会动手做（喝水、洗手、如厕） |
| 9：45—10：10 | 主题活动（语言、情绪、社会、科学、健康等） |
| 10：10—10：30 | 体能活动 |
| 10：30—10：40 | 水果餐，我会动手做（喝水、洗手、如厕） |
| 10：40—11：00 | 自主阅读、游戏活动 |
| 11：00—12：00 | 生活自理、吃午餐、睡前准备 |
| 12：00—14：00 | 午睡、音乐欣赏 |
| 14：00—14：30 | 起床、生活自理 |
| 14：30—15：00 | 自主探索（语言、艺术、社会、科学、数理逻辑、健康等） |
| 15：00—15：20 | 体能活动 |
| 15：20—15：40 | 我会动手做（喝水、洗手、如厕等）、吃点心 |
| 15：40—16：00 | 分享时间 |
| 16：00—16：30 | 自主游戏或阅读，离园前准备 |

## 二、卫生习惯的培养

### 1. 手部清洁习惯养成

（1）餐前餐后洗手。

（2）如厕后洗手。

（3）游戏活动后洗手。

（4）进园离园消毒、免洗液洗手。

（5）吃饭时不用手抓取食物。

**2. 物品清洁习惯养成**

（1）定时清洁书包。

（2）衣服、鞋子脏了及时更换、清洗。

（3）玩具、教具不放嘴里咬。

### 三、良好饮食习惯的培养

婴幼儿进食时，托育照护人员要鼓励婴幼儿表达自己的需求，并及时给予回应。对婴幼儿进行顺应式喂养，不强迫进食。逐渐培养婴幼儿专心、自主进餐，不挑食的良好饮食习惯。

**1. 引导婴幼儿认识、选择并喜爱各种健康食物**

婴幼儿熟悉一种食物后，托育照护人员就可以保持这种食物的进食频率。托育照护人员可以经常改变同一类食物的烹调方式，以此来保持婴幼儿对同类食物的兴趣。对于较大年龄段的婴幼儿，托育照护人员可引导他们认识食品营养标签，或组织婴幼儿参与食物的选择与制作，以增进对食物的认知和喜爱。通常不用食物作为婴幼儿进食表现的奖励或惩罚。

**2. 让婴幼儿在平静的状态中进食**

婴幼儿哭闹时，托育照护人员要先安抚其情绪，待平稳后再进食。如果婴幼儿没有做好进食准备，托育照护人员就不要轻易将勺子放进婴幼儿嘴中，因为这会给婴幼儿带来进食恐惧，甚至会造成噎食或窒息。

**3. 鼓励婴幼儿自己使用餐具**

托育照护人员协助他们正确用手、筷子、勺等进餐，以保持婴幼儿进餐的兴趣，提高食欲。逐步引导幼儿进餐时，保持环境卫生。

**4. 培养婴幼儿规律就餐、细嚼慢咽的习惯**

每次正餐控制在 30 min 内，鼓励婴幼儿自主进食，托育照护人员同时有效控制进餐时间。托育照护人员将婴幼儿的进餐位置、桌椅及专用餐具和进餐时间固定，就能形成消化系统的条件反射。规律的进餐和良好的饮食习惯可为婴幼儿日后进入幼儿园做好充分的准备。

**5. 个性化喂养照护**

托育照护人员要考虑到不同月龄婴幼儿的特点，还要结合每位婴幼儿的习惯以及发育水平，选择不同的喂养形式。

例如，6~12个月的婴儿吃辅食是集体进食还是单个喂养，要多种形式结合起来。

6~9个月的婴儿采用单个喂养更合适，托育照护人员允许他们用握或抓条状、片状食物来学习咀嚼；10~12个月的婴儿可以集体喂养为主，让他们练习用杯子喝奶、喝水，并自己用婴儿专用勺进食。这样不仅鼓励了婴幼儿尝试自主进食，也锻炼了手眼协调功能，促进了精细动作的发展。

**6. 合理安排婴幼儿的加餐**

加餐是辅助正餐的，对婴幼儿来说是一种愉悦的享受，也是补充能量和某些营养素的一个途径。婴幼儿活动量大、热量消耗大，正餐之间补充一些健康的加餐，能更好地满足他们新陈代谢的需求。

托育照护人员选择的加餐要清淡、易消化、有营养、不损伤牙齿，如新鲜水果、磨碎的坚果、奶制品、全麦饼干、面包、红薯等。要避免给婴幼儿提供含油脂高或以碳水化合物为主的食物，如油炸、膨化食品及糖果等。

托育照护人员要控制婴幼儿吃加餐的量，全天进食加餐的量控制在25~40 g，一次或分次食用，过多会影响正餐的摄食量，扰乱消化系统的规律活动，从而导致婴幼儿营养失衡，见表2-12。

表2-12　　　　　　　　部分推荐和限制加餐参考表

| 推荐加餐 | 限制加餐 |
| --- | --- |
| 新鲜水果、蔬菜 | 果脯、果汁、果干、水果罐头 |
| 乳制品（液态奶、酸奶、奶酪等） | 乳饮料、冷冻甜品类食物（冰激凌、雪糕等）、奶油、含糖饮料（碳酸饮料、果味饮料等） |

续表

| 推荐加餐 | 限制加餐 |
|---|---|
| 馒头、面包 | 膨化食品（薯片、爆米花、虾条等）、油炸食品（油条、麻花、油炸土豆等）、含人造奶油的甜点 |
| 鲜肉禽制品 | 咸鱼、香肠、腊肉、肉罐头等 |
| 鸡蛋（煮鸡蛋、蒸蛋羹） | — |
| 豆制品 | 烧烤类食品 |
| 坚果类（磨碎食用） | 含盐坚果、焦糖坚果 |

## 四、营造睡眠氛围

### 1. 建立良好的睡眠环境

建立良好的入睡习惯，使婴幼儿想睡时能营造适宜的睡眠氛围，在熟悉的环境中安详入睡。

（1）床上入睡。避免婴幼儿奶睡或抱着入睡，婴幼儿于浅眠期时会确认所在环境是否为入睡时的环境以确认安全，因此，应注意入睡时的情境状态。

（2）提供安抚方式：给予奶嘴安抚、有节奏地轻拍婴幼儿或播放轻柔睡眠音乐，可安抚婴幼儿进入睡眠状态。

### 2. 注意婴幼儿睡眠信号

在婴幼儿发出睡眠信号时，带婴幼儿至睡眠环境中以培养睡眠气氛，勿等到疲累信号出现时才安抚睡觉，否则易造成难以入睡及激动情绪。

睡眠信号包括肢体活动变慢、吸吮变弱、反应变少、打哈欠、双眼无神等。疲累信号包括挥动肢体、抓脸、易怒、大哭、过度揉眼睛等。

### 3. 注意事项

（1）维持午休规则：躺在床上，按时睡眠。

（2）要有睡眠仪式，并帮助婴幼儿舒缓情绪，做好入睡的准备。

（3）睡觉时能安静入睡，不大声说话吵闹。

（4）能自己独立睡觉。

（5）睡觉时不在床上滚动，乱蹬被子。

## 五、自理能力的培养

婴幼儿自理能力的培养主要包括自己穿衣服、鞋袜，独立喝水、进食，独立大小便、擦臀部、洗手等。婴幼儿生活自理能力的形成，有助于培养婴幼儿的责任感、自信心以及自己处理问题的能力，对婴幼儿今后的生活也会产生深远的影响。

### 1. 自理能力培养的范围

（1）自己能穿衣服、脱衣服、脱袜子，能穿和脱开口鞋子，如图 2-22 和图 2-23 所示。

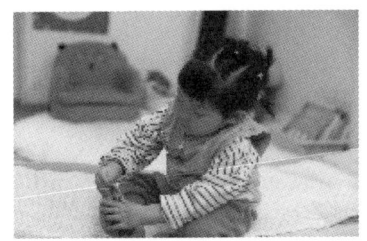

图 2-22　脱袜子

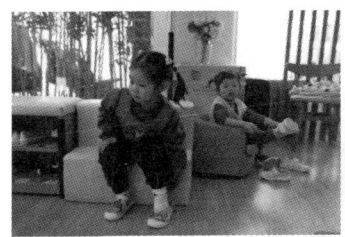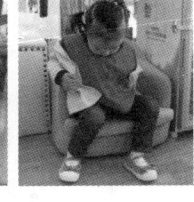

图 2-23　穿鞋、穿衣服

（2）能区别自己的物品，如自己的衣服。协助托育照护人员整理衣服，将衣服放进书包里，如图 2-24 所示。

（3）能自己洗手、独立用勺吃饭，如图 2-25 所示。

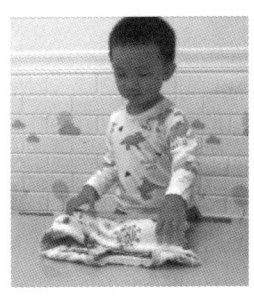

图 2-24　整理衣服

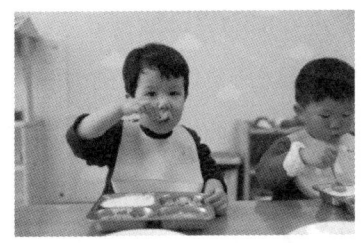

图 2-25　独立吃饭

（4）大小便时，自己能穿脱裤子。

（5）自己能搬小凳子吃饭，如图 2-26 所示。

（6）配合托育照护人员做手工。

（7）能自己用水杯接水喝，把水杯放入水杯架，如图2-27所示。

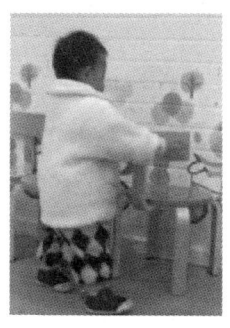

图2-26　自己搬凳子

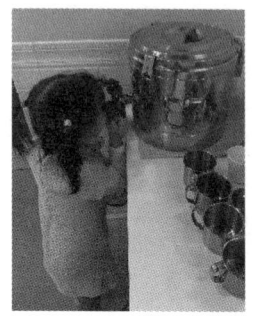

图2-27　接水

（8）能自己拿玩具玩，并把玩具归位，如图2-28所示。

（9）能自己丢小垃圾，如剩饭、小纸屑，如图2-29所示。

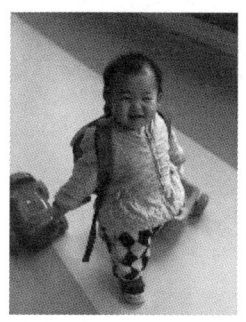

图2-28　玩具归位

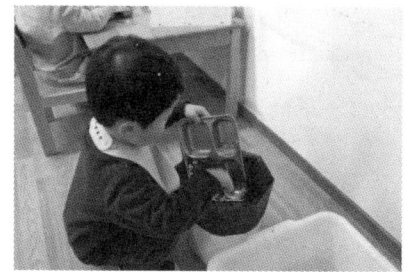

图2-29　自己丢垃圾

（10）户外活动自己能独立走路，游戏。

**2. 培养婴幼儿自理能力的时机**

托育照护人员可以在以下时机培养婴幼儿的自理能力。

（1）早晨入园时，鼓励婴幼儿自己脱鞋，放置书包，清洁手部；离园时自己换鞋，背书包、清洁手部。

（2）餐前餐后，让婴幼儿自己洗手、搬椅子，独立吃饭。

（3）大小便时，尽量自己脱穿裤子、清洁双手。

（4）午休前后，协助托育照护人员整理床铺和衣服。

（5）游戏活动时，在托育照护人员指导下，独立或合作完成游戏活动。

（6）鼓励婴幼儿在自己家做力所能及的家务事。

**3. 自理能力培养注意事项**

（1）婴幼儿自理能力的培养要根据婴幼儿的年龄和发育发展情况因人而异，还要跟婴幼儿家庭成员密切配合；不要比较和评价结果好坏，重要的是先培养婴幼儿自理意识，养成爱动手的良好习惯。

（2）托育照护人员给婴幼儿创造自己动手的机会，适当时候给予协助，如穿衣脱鞋、擦臀部等。

（3）托育照护人员要温和、耐心地等待婴幼儿做事情，不催促、不批评并给予鼓励。

（4）多鼓励婴幼儿做自己力所能及的事情。

（5）做好家园共育工作，建议家长在家也提供让婴幼儿动手的机会。

# 第五节　婴幼儿出行照护

## 一、婴幼儿衣服的选择和更换

**1. 婴幼儿衣服和鞋的选择**

（1）婴幼儿出行服装应宽松、舒适、透气、吸汗，以棉质的衣物为主，如图 2-30 所示。

（2）衣服的样式要简洁、合体，无多余饰物，如绳、链、金属物等。不要选择有大面积胶印的衣服。

（3）鞋子最好选择粘扣鞋，以便婴幼儿自己穿脱，如图 2-31 所示。

（4）根据天气情况及婴幼儿出行地点、户外活动量的大小，及时增减衣物，着装要适当，冬季带厚的大衣、棉袄、手套。夏季要穿薄的短衣短裤、带雨衣雨伞等。

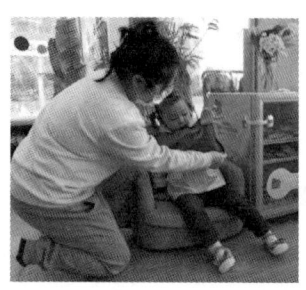 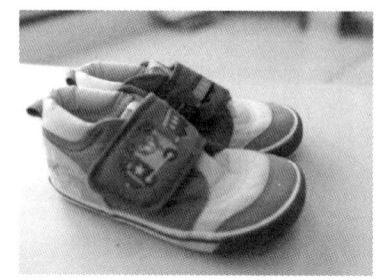

图 2-30 托育照护人员协助穿衣服　　　图 2-31 鞋子

（5）活动中，关注婴幼儿衣着是否穿戴整齐，并提示、协助婴幼儿及时解决问题。

（6）关注南北方出行穿衣的区别。

**2. 帽子的选择**

（1）1岁以内婴儿原则上可以不用戴帽子，夏天出行可以使用太阳伞或其他遮阳措施。冬天适合戴大小和松紧舒适的帽子，因为婴儿头骨和颈部正在发育中，帽子不能紧，否则会影响婴儿头部发育。

（2）托小班、托大班幼儿夏季出行可以准备宽松型、不遮视线的小太阳帽。春秋出行准备遮风帽，冬季出行准备保暖帽。不管哪个季节的帽子都要简单，不要有过多装饰，以免幼儿戴着不舒服，甚至存在安全隐患。

**3. 更换衣服**

（1）更换衣服环境的选择

1）室内更换。婴幼儿在室内活动需要更换衣服时，应在每个班级独立的卫生间更换。

2）户外更换。婴幼儿在户外活动时，需要寻找适合保护婴幼儿隐私的地方更换衣服。

3）交通工具上更换。外出游玩时可在汽车、飞机、轮船等交通工具上更换衣服。

（2）更换衣服注意事项

1）室内更换衣服时，注意保持温度适宜，避开室内其他人群，不要让婴幼儿在众人面前裸露身体。

2）室外更换衣服时，要寻找隐蔽地方，或用衣服、雨伞围成隔离屏障。更换衣服时，注意避免户外环境污染。

3）更换衣服时，要提前提醒婴幼儿，让婴幼儿做好心理准备，不哭闹，乖乖配合。

4）更换下来的脏衣服要及时用塑料袋装取。有条件的要及时清洗。

5）更换婴幼儿内衣时，如果靠近婴幼儿皮肤，托育照护人员需要用水或湿纸巾清洁双手再帮助婴幼儿更换衣服。

## 二、包裹婴幼儿

### 1. 包裹工具

婴幼儿出行时，需要准备的包裹工具有：纯棉的小被子或者小褥子，如图 2-32 所示，睡袋，如图 2-33 所示。

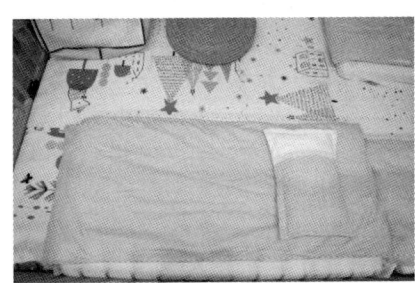
图 2-32 小被子

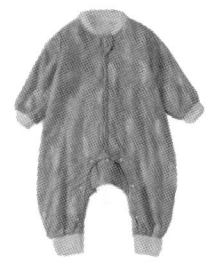
图 2-33 睡袋

### 2. 包裹方法

正确包裹的方法是将一个纯棉的小被子或者小褥子平铺在床上，婴幼儿的四肢处于自然放松的状态，再进行包裹。

（1）先将小被子或者小褥子对折成三角形，顶端朝上平铺在床中间。

（2）将婴幼儿放在小被子或者小褥子中间，脖子要对着小被子或者小褥子顶端，并包好尿不湿。

（3）将小被子或者小褥子一侧对折包住婴幼儿身体，将多余的部分平塞在婴幼儿身体下面。

（4）再将另一侧以相反的方向对折并塞好。

（5）最后将脚端的一侧宽松地折在婴幼儿臀部下方。

### 3. 包裹注意事项

（1）要根据不同季节、不同年龄选择包裹的小毯子。

（2）不要将睡袋包裹进毯子，婴幼儿出门可以戴帽子。

（3）包裹的毯子不宜太大、太厚。

（4）可以裹得紧一点，但不能用绳子捆扎。

（5）包裹时，不要强制改变婴幼儿的自然体位，否则，婴幼儿会动不了，即使裹紧也要给予自然活动的空间。

（6）安抚哭闹的婴幼儿，也可以在大人的膝盖上包裹他，但一定要注意安全，过程中要用手支撑婴幼儿的头。

（7）包裹的毯子要经常换洗，保持清洁、干燥和松软，以免给婴幼儿的皮肤带来不良刺激。

（8）托小班、托大班幼儿可以使用睡袋，宽松的睡袋不会阻碍身体发育。

### 4. 包裹的作用

（1）将婴幼儿包裹起来能缓解其对外来刺激的反应。

（2）保障睡眠质量。婴幼儿一个人睡觉，即使盖上被子也会感觉冷，将婴幼儿包裹起来，可以使他在一个暖和的环境中沉睡。

（3）能给婴幼儿带来安全感。

## 三、婴幼儿的背和抱

当婴幼儿一天天长大，体重也增加了，大人抱起来会感觉费力，故需要借助一些工具来代替背、抱，尤其是出行或户外活动的时候，这些工具就显得特别重要。

### 1. 背巾的种类

背巾的种类分为婴儿背巾、婴儿背带、抱婴腰带3种，如图2-34、图2-35、

图 2-36 所示。

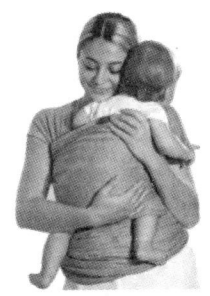 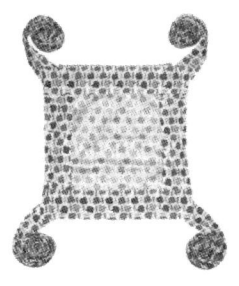 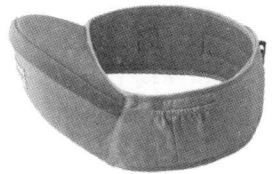

图 2-34 背巾　　　　图 2-35 背带　　　　图 2-36 抱婴腰带

## 2. 背、抱的方法

（1）侧抱法

由于婴幼儿比较小，颈部的力量不足，所以无法将自己的头控制好。这时候携带婴幼儿，可以将背带布侧背，将婴幼儿放在背带布里面，这样侧躺就像是在摇篮里一样，婴幼儿会觉得很舒适，大人也会很方便，如图 2-37 所示。

（2）前抱式

当婴幼儿的颈部力量发育得比较好的时候，可以选择前抱式的背法，让婴幼儿面对托育照护人员坐下。将婴幼儿轻松抱在胸前，让其能够与托育照护人员进行很好的交流，非常方便。前抱式是建立托育照护人员跟婴幼儿关系的一种有效方法，如图 2-38 所示。

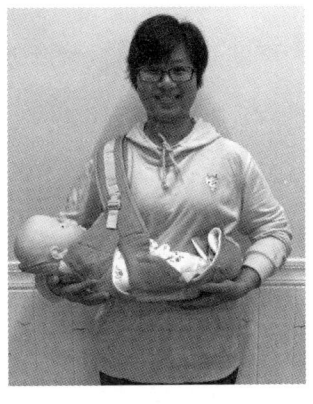 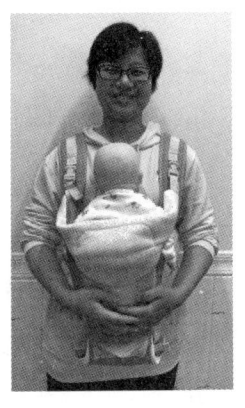

图 2-37 侧抱法　　　　　　图 2-38 前抱式

(3) 袋鼠式

可以将婴幼儿背在胸前,让婴幼儿面向外。这样,婴幼儿的视野就会非常开阔,能够看到很多东西,特别适合带着婴幼儿户外活动或出行,如图2-39所示。

(4) 后背式

将婴幼儿背在背上,这样可以将自己的双手都解放出来,做很多其他事情。当出行需要带很多东西的时候可以选择这样的背法,如图2-40所示。

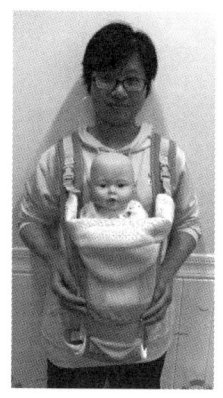

图 2-39 袋鼠式

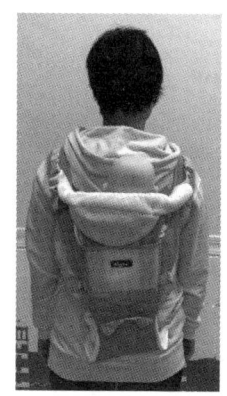

图 2-40 后背式

3. 背、抱婴幼儿的注意事项

(1) 背巾或背带的选择要符合婴幼儿年龄特点。

(2) 背、抱时紧松要适宜。

(3) 月龄太小或腰椎、颈椎发育不好的婴幼儿不要采取背的姿势。

(4) 婴幼儿有情绪时,应先安抚情绪再背、抱。

## 四、婴幼儿出行用品用具准备

婴幼儿每次出行所需物品都应准备充足,以保障出行畅顺。出行工具、食物、服装、药物、用品都需要按照每次出行要求提前准备好。

1. 出行工具

各类婴幼儿推车、手环、背带、安全座椅、睡篮、婴儿安抚摇椅等。

## 2. 食物

奶粉、水果、点心、水等。

## 3. 服装

标志性衣服、汗巾、帽子、手套、鞋、书包等。

## 4. 药物

防蚊液、凡士林、创可贴等。

## 5. 用品

水杯、防晒霜、洗手液、纸巾、湿纸巾、雨伞、雨衣、口罩、奶瓶、塑料袋、玩具、故事书、封口袋、小扇子、小勺、小碗、毛巾携带筒、保温杯等。

## 五、婴幼儿车的选择和使用

### 1. 婴幼儿车的种类

（1）全功能婴儿车：避震、360°旋转、折叠轻便、使用方便，如图2-41所示。

（2）学步车：是辅助婴幼儿学会走路的一种辅助工具，使用不当会影响婴幼儿发育速度或造成安全事故，如图2-42所示。

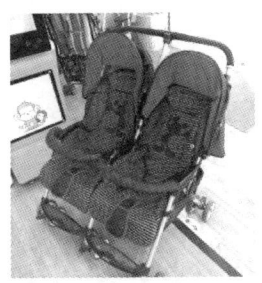
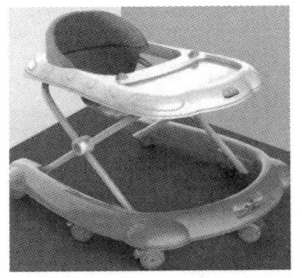

图2-41　全功能婴儿车　　　　图2-42　学步车

（3）摇摆车：结构简单、重量轻、便于携带，如图2-43所示。

（4）滑板车：轻便、灵活性、比较大，适合年龄大的婴幼儿，如图2-44所示。

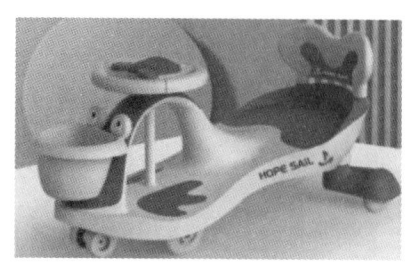
图2-43 摇摆车

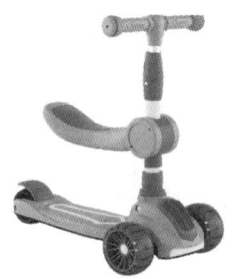
图2-44 滑板车

（5）小型自行车：绿色环保、轻便、维修方便，适合年龄大的婴幼儿，如图2-45所示。

（6）蚊帐车：轻盈透气、易洗易干、耐洗耐用，如图2-46所示。

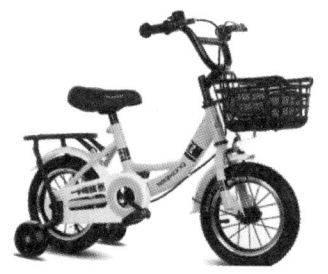
图2-45 小型自行车

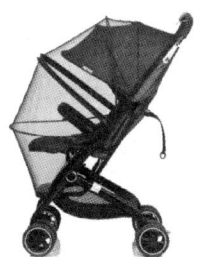
图2-46 蚊帐车

（7）平衡车：电力驱动、噪声小、体积小、重量轻，如图2-47所示。

（8）推车：轻便、折叠方便，如图2-48所示。

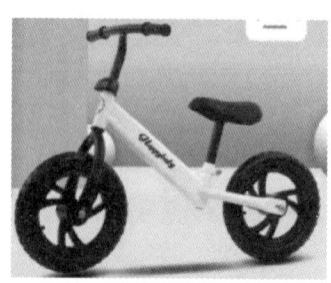
图2-47 平衡车

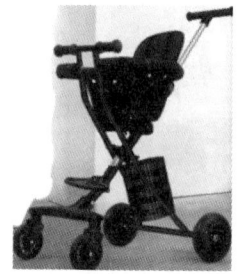
图2-48 推车

**2. 选择婴幼儿车注意事项**

（1）根据婴幼儿年龄阶段选择适合的婴幼儿车

1）婴儿期：全功能婴儿车、轻便折叠婴儿车、欧美式婴儿车、座椅可360°旋转的婴儿车、安装蚊帐的推车。

2）托小班、托大班幼儿：1~2岁托小班幼儿一般用婴儿车、滑板车；2~3岁托大班幼儿可以选用平衡车、三轮车自行车。

（2）购买、使用婴幼儿车注意事项

1）检查保险、安全带装置。

2）检查座兜与扶手间的深度和宽度。

3）检查锁紧、保险装置。

4）参照说明书使用方法操作。

## 六、婴幼儿汽车安全座椅选择

**1. 婴幼儿汽车安全座椅选择注意事项**

（1）要有认证标志：婴幼儿安全座椅选择列入国家强制性产品目录的产品。

（2）安装方式：安全带捆绑和卡扣接口。

（3）适用范围：婴幼儿的体重应作为主要参考依据。

（4）材质工艺：检查接口、安全扣带是否牢固，塑料件是否光滑，布料是否透气。

（5）使用年限不能超过6年。

**2. 婴幼儿汽车安全座椅安装方法**

随着人们对婴幼儿乘车安全意识的加强，越来越多的家长购买并使用婴幼儿汽车安全座椅，其安装方法如下。

（1）将婴幼儿座椅放在汽车座椅上，找到下固定点，并将婴幼儿安全座椅下的安装导槽插入座椅缝隙内的下固定点上，直到听到啮合声为止。

（2）将头枕升至最高，而后将紧固带穿过头枕立柱，并将其勾住座椅背面上的固定点，最后确保紧固带未扭曲。

（3）绷紧紧固带，前后左右摇晃婴幼儿安全座椅，确保其安装牢固。

# 第三章
# 婴幼儿卫生保健

## 第一节 生长发育监测

婴幼儿生长发育包括身体发育和心理发育两个方面，广义的身体发育包括体格、生理和运动能力等多个方面。体格发育是指外部形态发育，可用人体测量指标来反映。测量主要是了解婴幼儿生长发育及喂养的情况。婴幼儿最明显的表现就是不断地生长发育。生长是表现在形体上的增加，如不断地长高、长大；发育表现在组织器官功能的完善，如新生儿只能听到声音，以后逐渐开始学习发音直到学会说话等。婴幼儿体格发育常用的指标包括：体重、身长（高）、坐高、头围、胸围、上臂围、皮下脂肪等。

### 一、体格测量指标

**1. 体重**

（1）测量的意义

体重是指身体各器官、组织、体液的总重量。它不仅反映人体骨骼、肌肉、皮下脂肪及内脏器官的发育状况，而且可以间接反映人体的营养状况。连续观测和记录体重的变化能有效地反映机体能量代谢和储存状况。体重是人体测量指标中较便捷的指标。

（2）测量器材

测量体重应使用符合国家标准的电子或机械的体重秤，体重秤在使用前要求检验其准确度和灵敏度，准确度要求误差不超过50 g。

（3）测量方法

测量体重时应将电子或机械的体重秤置于平坦的桌面或者地面上，将读数调至零。秤的指针或数字显示稳定后读数和记录。读数以千克为单位，精确至50 g，记录至小数点后两位。若与前次体重数值相差较大时，应重新测量。

（4）测量注意事项

每次测量体重前要对秤进行校正。受试者站在秤台中央，上、下动作要轻。测量体重的标准要统一，如穿着尽量轻薄，测量前不能饮水、进餐，测量时间固定等。

（5）评价标准

年龄越小体重增长越快。婴儿期是体重增长最快的时期，为第一个生长高峰。新生儿出生体重与胎次、胎龄、性别及宫内营养状况有关。新生儿出生时平均体重为3.3 kg。生后1周内由于营养摄入不足，加之水分丢失和胎粪排出，可出现暂时性体重下降或生理性体重下降，生后3~4天达最低点（下降3%~9%），如体重下降超过10%或10天后未恢复到出生时体重，则为病理状态。

6个月以前的婴儿，体重平均每月增长0.6 kg，在4~6个月时体重增至出生时的2倍。7个月以后平均每月增长0.5 kg，1岁时达到或超过出生时的3倍。婴儿体重可按下面公式估计：

前6个月体重（kg）＝出生体重（kg）＋月龄×0.6 kg；后6个月体重（kg）＝出生体重（kg）＋3.6 kg＋（月龄−6）×0.5 kg。1岁后幼儿体重增长速度减慢，全年增加2.5~3.0 kg，平均每月增长约0.25 kg，至2岁时体重约12 kg，为出生时的4倍。

图3-1所示的中位数是均值，表示人群的平均水平。SD是标准差，表示距离均值有多远。−1SD~+1SD表示在均值上下一个标准差范围内，68.26%的儿童都在这个区间，属于正常范围。−2SD~−1SD或+1SD~+2SD表示距离均值

一个标准差以上,但在两个标准差之内,代表13.59%的体重较轻婴幼儿和13.59%体重较大婴幼儿。-2SD以下或+2SD以上表示距离均值两个标准差之上,代表2.3%的体重较小婴幼儿和2.3%体重较大婴幼儿。

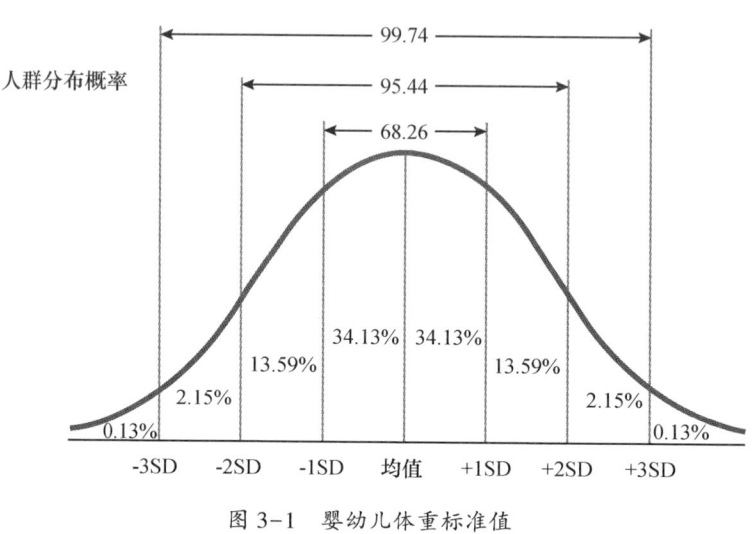

图3-1 婴幼儿体重标准值

中国男童和中国女童体重与月龄的关系见表3-1和表3-2。

表3-1　　　　　　　中国3岁以下男童体重标准值　　　　　　　　kg

| 年龄 | 月龄 | -3SD | -2SD | -1SD | 中位数 | +1SD | +2SD | +3SD |
| --- | --- | --- | --- | --- | --- | --- | --- | --- |
| 出生 | 0 | 2.26 | 2.58 | 2.93 | 3.32 | 3.73 | 4.18 | 4.66 |
|  | 1 | 3.09 | 3.52 | 3.99 | 4.51 | 5.07 | 5.67 | 6.33 |
|  | 2 | 3.94 | 4.47 | 5.05 | 5.68 | 6.38 | 7.14 | 7.97 |
|  | 3 | 4.69 | 5.29 | 5.97 | 6.70 | 7.51 | 8.40 | 9.37 |
|  | 4 | 5.25 | 5.91 | 6.64 | 7.45 | 8.34 | 9.32 | 10.39 |
|  | 5 | 5.66 | 6.36 | 7.14 | 8.00 | 8.95 | 9.99 | 11.15 |
|  | 6 | 5.97 | 6.70 | 7.51 | 8.41 | 9.41 | 10.50 | 11.72 |
|  | 7 | 6.24 | 6.99 | 7.83 | 8.76 | 9.79 | 10.93 | 12.20 |
|  | 8 | 6.46 | 7.23 | 8.09 | 9.05 | 10.11 | 11.29 | 12.60 |
|  | 9 | 6.67 | 7.46 | 8.35 | 9.33 | 10.42 | 11.64 | 12.99 |
|  | 10 | 6.86 | 7.67 | 8.58 | 9.58 | 10.71 | 11.95 | 13.34 |

续表

| 年龄 | 月龄 | -3SD | -2SD | -1SD | 中位数 | +1SD | +2SD | +3SD |
|---|---|---|---|---|---|---|---|---|
|  | 11 | 7.04 | 7.87 | 8.80 | 9.83 | 10.98 | 12.26 | 13.68 |
| 1岁 | 12 | 7.21 | 8.06 | 9.00 | 10.05 | 11.23 | 12.54 | 14.00 |
|  | 15 | 7.68 | 8.57 | 9.57 | 10.68 | 11.93 | 13.32 | 14.88 |
|  | 18 | 8.13 | 9.07 | 10.12 | 11.29 | 12.61 | 14.09 | 15.75 |
|  | 21 | 8.61 | 9.59 | 10.69 | 11.93 | 13.33 | 14.90 | 16.66 |
| 2岁 | 24 | 9.06 | 10.09 | 11.24 | 12.54 | 14.01 | 15.67 | 17.54 |
|  | 27 | 9.47 | 10.54 | 11.75 | 13.11 | 14.64 | 16.38 | 18.36 |
|  | 30 | 9.86 | 10.97 | 12.22 | 13.64 | 15.24 | 17.06 | 19.13 |
|  | 33 | 10.24 | 11.39 | 12.68 | 14.15 | 15.82 | 17.72 | 19.89 |

表3-2　　　　中国3岁以下女童体重标准值　　　　kg

| 年龄 | 月龄 | -3SD | -2SD | -1SD | 中位数 | +1SD | +2SD | +3SD |
|---|---|---|---|---|---|---|---|---|
| 出生 | 0 | 2.26 | 2.54 | 2.85 | 3.21 | 3.63 | 4.10 | 4.65 |
|  | 1 | 2.98 | 3.33 | 3.74 | 4.20 | 4.74 | 5.35 | 6.05 |
|  | 2 | 3.72 | 4.15 | 4.65 | 5.21 | 5.86 | 6.60 | 7.46 |
|  | 3 | 4.40 | 4.90 | 5.47 | 6.13 | 6.87 | 7.73 | 8.71 |
|  | 4 | 4.93 | 5.48 | 6.11 | 6.83 | 7.65 | 8.59 | 9.66 |
|  | 5 | 5.33 | 5.92 | 6.59 | 7.36 | 8.23 | 9.23 | 10.38 |
|  | 6 | 5.64 | 6.26 | 6.96 | 7.77 | 8.68 | 9.73 | 10.93 |
|  | 7 | 5.90 | 6.55 | 7.28 | 8.11 | 9.06 | 10.15 | 11.40 |
|  | 8 | 6.13 | 6.79 | 7.55 | 8.41 | 9.39 | 10.51 | 11.80 |
|  | 9 | 6.34 | 7.03 | 7.81 | 8.69 | 9.70 | 10.86 | 12.18 |
|  | 10 | 6.53 | 7.23 | 8.03 | 8.94 | 9.98 | 11.16 | 12.52 |
|  | 11 | 6.71 | 7.43 | 8.25 | 9.18 | 10.24 | 11.46 | 12.85 |
| 1岁 | 12 | 6.87 | 7.61 | 8.45 | 9.40 | 10.48 | 11.73 | 13.15 |
|  | 15 | 7.34 | 8.12 | 9.01 | 10.02 | 11.18 | 12.50 | 14.02 |
|  | 18 | 7.79 | 8.63 | 9.57 | 10.65 | 11.88 | 13.29 | 14.90 |
|  | 21 | 8.26 | 9.15 | 10.15 | 11.30 | 12.61 | 14.12 | 15.85 |

## 2. 身长（高）

（1）身长

身长是指从足底到颅顶的高度。身长是反映人体骨骼生长发育和人体纵向高度的主要形态指标。3岁以下婴幼儿需要量身长。

1）测量器材。卧式量板，又称为"量床"，如图3-2所示。卧式量板由一长120 cm的底板及在其一端与之垂直的顶板组成，另有一可以移动于底板纵槽上的足板。该足板必须与顶板平行，与底板垂直，在底板中线两侧要嵌有两条与长边平行的量尺，其刻度可读至0.1 cm。

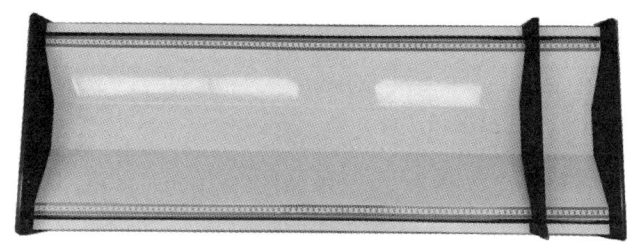

图3-2 卧式量板（量床）

2）测量步骤。测量身长时应将量板平放在平坦地面或桌面；脱去婴幼儿鞋帽和厚衣裤，使其仰卧于量板的中线上；助手固定婴幼儿头部使其接触头板，面部朝上，两耳在同一水平上，两侧耳廓上缘与眼眶下缘的连线与量板垂直；测量者位于婴幼儿右侧，左手按着婴幼儿两膝，使其两下肢并排紧贴底板，右手移动足板，使其紧贴两侧足跟，然后读取足板在两侧尺上所指刻度数。当两刻度一致时方可读取，如此重复两遍，取平均值。

（2）身高

1）测量器材。测量身高时应用符合国家标准生产的电子或机械身高计，目前，常见的是复合式的电子或机械身高体重计。使用前应校对零点，以标准刻度钢尺检查其刻度是否准确，1 m的误差不能大于0.1 cm。

2）测量步骤。受试者赤足，站在身高计的底板上（上肢自然下垂，足跟并拢，足尖分开呈60°），足跟、骶骨部及两肩胛间与立柱相接触（三点靠立柱），躯干自然挺直，头部正直，两眼平视前方，耳廓上缘与眼眶下缘呈水平位（两点呈水平）。测试者站在受试者右侧，将水平滑板下滑至受试者头顶（机械身高计）。测试人员读数时双眼应与压板的平面等高，以厘米为单位，读至小数后一位（0.1 cm）。电子身高计读数时直接读显示屏上的数字并记录。

3）测量注意事项。测量器材应置于平坦地面并靠墙。测量姿势要求"三点靠立柱""两点呈水平"；水平压板与头部接触时松紧要适度，头顶的发辫要松开，发夹等饰物要取下。

（3）发育评价

身长（高）的增长规律与体重相似，年龄越小增长越快，会出现婴儿期和青春期两个生长高峰。足月新生儿平均身长为 50 cm。至 1 岁时增长约 50%，达 75 cm。1 岁以后幼儿期身长增长的速度较婴儿期减慢，1~2 岁全年增加约 10 cm。各年龄婴幼儿身长（高）正常值与估算公式见表 3-3。

表 3-3　　各年龄婴幼儿（儿童）身长（高）正常值与估算公式

| 年龄 | 身长（高）正常值及估算公式 |
| --- | --- |
| 出生时 | 50 cm |
| 1 岁 | 75 cm |
| 2 岁 | 85 cm |
| 2~12 岁 | 年龄×7+75 cm |

### 3. 坐高

坐高是指从头顶至坐骨结节的长度，反映婴幼儿头颅和脊柱的发育情况。

（1）测量意义

坐高主要反映人体躯干生长发育状况以及躯干和下肢的比例关系，是反映人体形态结构与发育水平的指标之一。坐高的增长代表脊柱及头长的增长。因下肢增长速度随年龄增长而加快，故坐高占身高的百分比随年龄增加而下降，由出生时的 67% 降至 14 岁时的 53%。此百分比显示了身体上、下部比例的改变，反映了身材的匀称性，比坐高绝对值更有意义。

（2）测量器材

3 岁以下婴幼儿坐高的测量器材为卧式身高坐高计，如图 3-3 所示；3 岁或 3 岁以上的儿童测量坐高使用标准身高计，如图 3-4 所示。

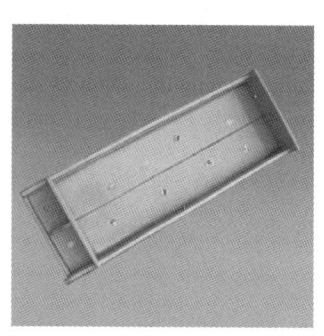

图 3-3　婴幼儿卧式身高计

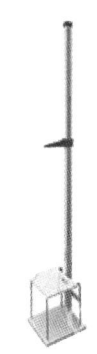

图 3-4　标准身高计

（3）测量步骤

受试者坐于身高坐高计的座板上，使骶骨部、两肩胛靠于立柱，躯干自然挺直，头部正直，两眼平视前方，以保持耳廓的上缘与眼眶下缘呈水平位；上肢自然下垂，双手不得撑压座板；两腿并拢，双脚平踏在地面上，大腿与地面平行并与小腿呈直角（根据受试者小腿长度，适当调节踏板高度以保持正确测量姿势），如图 3-5 所示。测试人员站在受试者右侧，将水平压板沿立柱下滑至受试者头顶，两眼与压板呈水平位进行读数。记录以厘米为单位，精确到 0.1 cm。

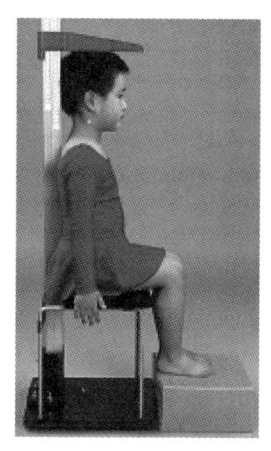

图 3-5　坐高的测量姿势

（4）测量注意事项

1）测量时，受试者应先弯腰使骶骨部紧靠立柱后再坐下，以保证测试姿势正确。

2）较矮的婴幼儿应选择高度适宜的踏板，避免测量时身体向前滑动。

3）水平压板与头部接触时松紧要适度，头顶的发辫要松开，发夹等饰物要取下。

（5）发育评价

头、躯干和下肢三个部分的增长速度并不一致，第一年头部生长最快，躯干次之，青春期则以下肢生长为主。出生时上部量大于下部量，中点在脐上；2岁在脐下；6岁时在脐与耻骨联合上缘之间；12岁恰位于耻骨联合上缘，此时上部量与下部量相等。

**4. 头围**

（1）测量意义

头围是指以眉间点为起点，经枕骨结节中点至起点的围长。头围反映脑及颅骨的发育状态，对2岁以下婴幼儿应测量头围。

（2）测量工具

测量头围时应使用的器材是符合国家标准的软尺。使用前先校正器材，方法是用标准钢尺进行校对，每米误差不能超过0.1 cm。

（3）测量方法

测量者用拇指将软尺零点固定于头部右侧眉弓上缘处，软尺从头部右侧经枕骨粗隆最高处和左侧眉弓上缘处回到起点。读数要求：以厘米为单位，读至0.1 cm。

（4）发育评价

正常新生儿出生时头围相对较大，约34 cm；生后第一年增长较快，婴儿期头围平均每月增加1 cm，1岁时增至46 cm；第二年增长缓慢，约增加2 cm，2岁时约为48 cm；15岁时接近成人。头围测量在2岁以下最有价值，头围过小常提示脑发育不良，头围过大或增长过快常提示脑积水。

**5. 胸围**

（1）测量意义

胸围是胸廓的最大围度，是人体宽度和厚度最有代表性的指标，反映胸廓的大小和肌肉发育状况，在一定程度上反映了身体形态和呼吸器官的发育状况，同时也是青少年生长发育水平的重要指标。

（2）测量工具

测量胸围时应使用的器材是符合国家标准的软尺。使用前先校正器材，方法是用标准钢尺进行校对，每米误差不超过0.1 cm。

（3）测量方法

1）被测者姿势。3岁以下婴幼儿测量胸围时采取卧位，让其平躺在床上，两手自然平放；3岁以上幼儿测量胸围时采取站位，自然站立，两足分开与肩同宽，肩放松，两臂自然下垂，呼吸平静。

2）测量定位。对于男性及乳腺未发育女性，软尺下缘在胸前沿乳头上缘；对于乳腺已发育女性，卷尺在乳头上方与第四肋骨平齐。

3）测量方法。将卷尺上缘经肩胛下角下缘向胸前围绕一周。

4）读数要求。在被测者呼气末期读数，以厘米为单位，读至0.1 cm。连续测量3次，两次测量之间的误差不能超过1 cm，以3次测量的平均值作为测量结果。

（4）测量注意事项

被测者姿势要正确，不要低头、耸肩、挺胸、驼背等。卷尺松紧度要适宜，以对皮肤不产生明显压迫为度。

（5）发育评价

胸围是衡量胸廓与胸肌（肺）发育程度的指标，胸围增长速度较快，7个月至1岁时，胸围和头围基本相等，称之为胸围交叉。1岁时胸围≈头围≈46 cm；胸围交叉的时间与婴幼儿营养、胸廓的发育有关。胸围交叉时间越早，婴幼儿身体越健康。1岁至青春前期胸围大于头围，胸围≈头围+（岁数-1）。

## 二、体格测量评价

身高和体重的测量是婴幼儿体格测量评价的主要内容，其表示方法有年龄别身高（Height-for-Age，HT/A）、年龄别体重（Weight-for-Age，WT/A）及身高别体重（Weight-for-Height，WT/HT）。HT/A偏低表示长期慢性营养不良，WT/HT偏低表示急性近期营养不良。不同年龄和性别人群的评价方法不同，特别是婴幼儿评价方法繁多，其评价标准各国也不一致，婴幼儿的体格测量评价常用的方法有以下几种。

## 1. 中位数百分比评价法

中位数百分比评价法是指通过计算婴幼儿身高或体重的实际测量值达到同年龄、同性别参考标准中位数的百分比来进行营养评价的方法。

中位数百分比评价法有三个评价指标，即年龄别体重（WT/A）的中位数百分比、年龄别身高（HT/A）的中位数百分比和身高别体重（WT/HT）的中位数百分比。其中 WT/A 中位数百分比和 HT/A 中位数百分比又称为戈麦斯（Gomez）分类评价法。这种方法的优点是简单易懂，缺点是不同指标中位数百分比的数值意义不同。

计算公式：中位数百分比=实测值÷中位数值×100%

评价标准见表 3-4、表 3-5。

表 3-4　　　　　　戈麦斯分类评价法评价标准　　　　　　　　　%

| 评价 | 年龄别体重（WT/A）的中位数百分比 | 年龄别身高（HT/A）的中位数百分比 |
|---|---|---|
| 营养正常 | 90~100 | 95~100 |
| 轻度营养不良 | 75~89 | 90~94 |
| 中度营养不良 | 60~74 | 85~89 |
| 重度营养不良 | <60 | <85 |

表 3-5　　　　　　身高别体重中位数百分比评价标准　　　　　　　　　%

| 营养状况 | 身高别体重（WT/HT）中位数百分比 |
|---|---|
| 肥胖 | ≥120 |
| 适宜 | 90~119 |
| 轻度营养不良 | 80~89 |
| 中度营养不良 | 70~79 |
| 重度营养不良 | ≤69 |

举例：某 4 岁 5 个月的男孩，实际身高 103.0 cm，实际体重 13.5 kg。查表可知 4 岁 5 个月男孩身高的中位数为 106.0 cm，体重的中位数为 17.5 kg，身高 103.0 cm 的男孩体重中位数为 16.5 kg。请用中位数百分比法给予评价，并判断营养不良属于急性还是慢性。

计算与评价如下。

(1) HT/A 中位数（%）计算与评价：103.0÷106.0×100%=97%。在 95%~100% 范围内，身高正常。

(2) WT/A 中位数（%）计算与评价：13.5÷17.5×100%=77%。在 75%~89% 范围，属轻度营养不良。

(3) WT/HT 中位数（%）计算与评价：13.5÷16.5×100%=82%。在 80%~89% 范围，属轻度营养不良。

(4) 营养不良的急慢性判断：HT/A 中位数（%）指标正常，WT/HT 中位数（%）指标偏低，属于急性近期营养不良。

**2. 标准差评价法**

标准差评价法是应用同年龄、同性别参考数据的平均值和标准差 2 个指标进行评价的方法。标准差评价法在实际应用中一般有 3 种评价方法，即标准差等级评价法、标准差指标评价法和标准差评分法。

(1) 标准差等级评价法

标准差等级评价法是指应用同年龄、同性别参考数据的平均值（X）和标准差（S），将平均值加减 1 个标准差、2 个标准差，共分成 5 个等级范围。将调查对象的测量数值与相应性别年龄段的参考标准数据的等级范围相比较，属于哪一等级范围，即评价为哪一个等级。评价标准见表 3-6。

表3-6　　　　　　　标准差等级评价法评价标准

| 等级 | 标准 |
| --- | --- |
| 上等 | >（X+2S） |
| 中上等 | （X+1S）~（X+2S） |
| 中等 | （X-1S）~（X+1S） |
| 中下等 | （X-2S）~（X-1S） |
| 下等 | <（X-2S） |

注：X 为平均值，S 为标准差，下同。

(2) 标准差指标评价法

标准差指标评价法对婴幼儿生长发育的评价一般有 3 个指标,即低体重、生长迟缓和消瘦。

1) 体重不足。实际体重在参考标准的年龄别体重（WT/A）的中等范围以下时称为体重不足。体重不足分为轻度体重不足、中度体重不足和重度体重不足 3 个程度等级。在营养调查中,体重不足率常被用来作为营养不良的患病率。

2) 发育迟缓。实际身高在参考标准的年龄别身高（HT/A）的中等范围以下时称为发育迟缓。发育迟缓分为轻度发育迟缓、中度发育迟缓和重度发育迟缓 3 个程度等级。发育迟缓指标主要反映慢性、较长期的营养不良。

3) 消瘦。实际体重在参考标准的身高别体重（WT/HT）的中等范围以下时称为消瘦。消瘦指标代表急性、近期的营养不良。

体重不足、发育迟缓和消瘦的评价标准见表 3-7。

表 3-7　　标准差指标评价法对婴幼儿生长发育的评价标准

| 评价指标 | 等级 | 评价标准 |
| --- | --- | --- |
| 体重不足 | 正常体重 | (X-1S) ~ (X+1S) |
| | 轻度体重不足 | (X-2S) ~ (X-1S) |
| | 中度体重不足 | (X-3S) ~ (X-2S) |
| | 重度体重不足 | < (X-3S) |
| 发育迟缓 | 正常生长发育 | (X-1S) ~ (X+1S) |
| | 轻度发育迟缓 | (X-2S) ~ (X-1S) |
| | 中度发育迟缓 | (X-3S) ~ (X-2S) |
| | 重度发育迟缓 | < (X-3S) |
| 消瘦 | 正常体重 | (X-1S) ~ (X+1S) |
| | 轻度消瘦 | (X-2S) ~ (X-1S) |
| | 中度消瘦 | (X-3S) ~ (X-2S) |
| | 重度消瘦 | < (X-3S) |

举例:某 4 岁 5 个月的男孩,实际身高 103.0 cm,实际体重 13.5 kg。查表可知 4 岁 5 个月的男孩身高的平均值（中位数）为 106.0 cm,标准差为 4.4 cm;

体重的平均值（中位数）为 17.5 kg，标准差为 2.2 kg；身高 103.0 cm 的男孩体重平均值（中位数）为 16.5 kg，标准差为 1.0 kg。请用标准差指标评价法给予评价。

计算与评价如下。

1）体重不足指标（WT/A）。

①正常体重范围：（17.5-2.2）~（17.5+2.2）=15.3~19.7。

②轻度体重不足范围：（17.5-2×2.2）~（17.5-2.2）=13.1~15.3。

③中度体重不足范围：（17.5-3×2.2）~（17.5-2×2.2）=10.9~13.1。

④重度体重不足范围：<10.9。

⑤评价：该男孩实际体重 13.5 kg，属轻度体重不足（或轻度营养不良）。

2）发育迟缓指标（HT/A）。

①正常生长发育范围：（106.0-4.4）~（106.0+4.4）=101.6~110.4。

②轻度发育迟缓范围：（106.0-2×4.4）~（106.0-4.4）=97.2~101.6。

③中度发育迟缓范围：（106.0-3×4.4）~（106.0-2×4.4）=92.8~97.2。

④重度发育迟缓范围：<92.8。

⑤评价：该男孩实际身高 103.0 cm，属中等范围，不存在发育迟缓。

3）消瘦指标（WT/HT）。

①正常体重范围：（16.5-1.0）~（16.5+1.0）=15.5~17.5。

②轻度消瘦范围：（16.5-2×1.0）~（16.5-1.0）=14.5~15.5。

③中度消瘦范围：（16.5-3×1.0）~（16.5-2×1.0）=13.5~14.5。

④重度消瘦范围：<13.5。

⑤评价：该男孩实际体重 13.5 kg，属于中度消瘦。

(3) 标准差评分法

世界卫生组织（WHO）根据标准差法提出标准差评分（又称 Z 评分）来表示测量结果，以便于统计与比较，是目前对群体婴幼儿评价的常用方法。

计算公式：Z 评分＝（实测值-参考标准的中位数值）÷参考标准的标准差

Z 评分法包括年龄别身高 Z 评分（HAZ）、年龄别体重 Z 评分（WAZ）、身高别体重 Z 评分（WHZ），其评价标准见表 3-8。

表 3-8　　　　　　　　　Z 评分的营养评价标准

| 分值 | 评价 |
| --- | --- |
| HAZ<-2 | 生长迟缓 |
| WAZ>2 | 超重 |
| WAZ<-2 | 低体重 |
| WHZ>2 | 肥胖 |
| WHZ<-2 | 消瘦 |

举例：某 4 岁 5 个月的男孩，实际身高 103.0 cm，实际体重 13.5 kg。查表可知 4 岁 5 个月男孩身高的中位数为 106.0 cm，标准差为 4.4 cm；体重的中位数为 17.5 kg，标准差为 2.2 kg；身高 103.0 cm 的男孩体重中位数为 16.5 kg，标准差为 1.0 kg。请用标准差评分法给予评价。

计算与评价如下。

1) HAZ

计算：HAZ=（103.0-106.0）÷4.4=-0.68。

评价：HAZ 不小于-2，不存在生长迟缓（正常身高）。

2) WAZ

计算：WAZ=（13.5-17.5）÷2.2=-1.8。

评价：WAZ 不大于 2，不存在超重；WAZ 不小于-2 不存在低体重。

3) WHZ

计算：WHZ=（13.5-16.5）÷1.0=-3.0。

评价：WHZ 小于-2 属于消瘦。

**3. 百分位数法**

由于人体体格测量数据多呈偏态分布，用百分位数法评价往往更合理。百分位数法是将不同性别各年龄参考标准的原始数据从小到大分成 100 份，最小的数据（排第 1 的数据）为第 1 百分位，最大的数据即第 100 百分位。根据参考标准的原始数据，按照统计学方法计算出各个百分位点的数据（即制定出参考标准的各个百分位点的参考数据)。然后根据需要将其分成不同的组段,即参考标准的不同等级。评价时,将所测量的数值与相应性别年龄段的参考标准百分位数相比较,在哪一组段即评价为哪一等级。此法优点是偏态和正态分布的数据均适用,数字表达直观,易于理解婴幼儿生长发育所达到的实际水平。缺点是当调查的数据大于第100百分位或小于第1百分位时,就不能评价其离散程度。

百分位数法评价婴幼儿生长发育的等级范围见表3-9。

表3-9　　　　百分位数法评价婴幼儿生长发育的等级范围

| 等级 | 标准 |
| --- | --- |
| 上等 | $>P_{97}$ |
| 中上等 | $P_{75} \sim P_{97}$ |
| 中等 | $P_{25} \sim P_{75}$ |
| 中下等 | $P_3 \sim P_{25}$ |
| 下等 | $<P_3$ |

应当注意的是,标准差评价法和百分位法均为筛查营养不良而设计的,属于"上等"的亚人群很可能是肥胖者而不一定是营养状况优良者;同一个个体在使用不同的评价指标进行评价时可能存在一些程度上的差异,所以在营养调查报告中一般需要指明评价的方法。

## 第二节　婴幼儿常见疾病护理

### 一、发热护理

**1. 概述与病因**

发热是多种疾病的常见症状,是身体抵御感染的措施之一。婴幼儿的中枢神经系统调节功能差,皮肤汗腺发育还不完善,体温调节功能差,因此,婴幼儿非常容易发热。通常情况下,婴幼儿正常肛温 36.5~37.5 ℃,腋温 36~37 ℃,腋温超过 37.5 ℃ 可认为发热。肛温比腋温高 0.5 ℃ 左右,口温(舌下)比腋温高 0.2~0.5 ℃。发热分为感染性和非感染性两大类。感染性发热最常见的为病毒感染,非感染性发热以白血病最常见,中暑、新生儿包裹过多等引起的散热减少等也会引起婴幼儿发热。

**2. 临床特点**

发热程度分级(腋温):低热 37.5~38.0 ℃,中等热 38.1~39.0 ℃,高热 39.1~40.0 ℃,超高热 40 ℃ 以上。

(1) 发热的四个阶段

1) 前驱期。主要表现为全身不适、疲倦乏力、食欲减退、情绪不稳定、低热。有些发疹性疾病,在全身皮疹出现前,可有前驱疹,如麻疹前驱期时,口腔黏膜可出现柯氏斑。

2) 体温上升期。表现为皮肤苍白、干燥无汗、皮肤发凉,如发生寒战,体温多在 38 ℃ 以上,且多数在数小时内达到高热。此时,婴幼儿可出现惊厥现象,如大叶性肺炎、败血症、药物反应性发热等。

3) 高温持续期。临床上表现为皮肤潮红而灼热、出汗、呼吸加快等,此期出现高热可持续几个小时或数天,甚至几周以上。

4) 体温下降期。大量出汗,体温开始下降,一般是体温渐退,即在几天之内体温逐渐恢复正常;也可表现为体温骤退,即体温在几小时内降到正常,甚至低于正常。在体温下降时,由于大量出汗,会丢失大量体液,因此,使用退热药时必须慎重,以防造成虚脱及其他并发症。

(2) 发热的伴随体征

根据一些伴随体征能找到婴幼儿高热的原因。

1) 若发现咽部充血、扁桃体肿大,可能为上呼吸道感染、急性扁桃体炎。

2) 若皮肤出现皮疹,可能为常见的出疹性传染病,如幼儿急疹、麻疹、风疹等。

3) 若发现疱疹,可能为水痘、手足口病等。

4）若发现皮肤有瘀斑，应考虑流行性脑脊髓膜炎，也应考虑血液系统疾病。

5）若发现浅表淋巴结肿大，应考虑传染性单核细胞增多症、皮肤黏膜淋巴结综合征，也应该注意白血病和恶性淋巴瘤。

6）若发现口腔黏膜有斑点，可能为麻疹。

7）若肺部听诊有痰鸣音或水泡音，应是急性支气管炎或支气管肺炎的体征；肺部听诊有哮鸣音，应考虑喘息性支气管炎或支气管哮喘。

8）腹部有明显的压痛或其他体征，应注意是否为急腹症，如急性阑尾炎、肠梗阻等。

9）皮肤有压之不褪色的皮疹，直径大于 2 mm，颈阻阳性（颈项强直或者僵硬，当把婴幼儿呈放松状态平放时，上抬头部感觉到阻力，头不能向胸部弯曲），可能是脑膜炎球菌感染。

10）肢体或关节肿胀，不愿意使用某个肢体，不愿意承重（不愿站立，触摸时哭闹），可能是化脓性关节炎/骨髓炎引起的发烧常见疾病。

引起发烧的常见疾病如图 3-6 所示。

### 3. 护理措施

（1）监测体温

常见的体温测量计如下。

1）水银体温计。测量时间为 5 min，测量值较准确；缺点是易摔碎，造成汞暴露；婴幼儿比较难配合，读数相对不是很方便。

2）电子体温计。测量值与水银体温计差别不大，为替代水银体温计最理想的测温工具。

3）耳温枪。方便、快捷，测量值与肛温相近，但每次测量差值范围较大，需多次测量才能提高准确性。

4）红外线体温枪。方便、快捷，但测量值受影响因素较多，例如，若外界气温高，则测量值常常偏高。

如果婴幼儿有高热或服用退热药物等情况，建议每 0.5～1 h 测量一次体

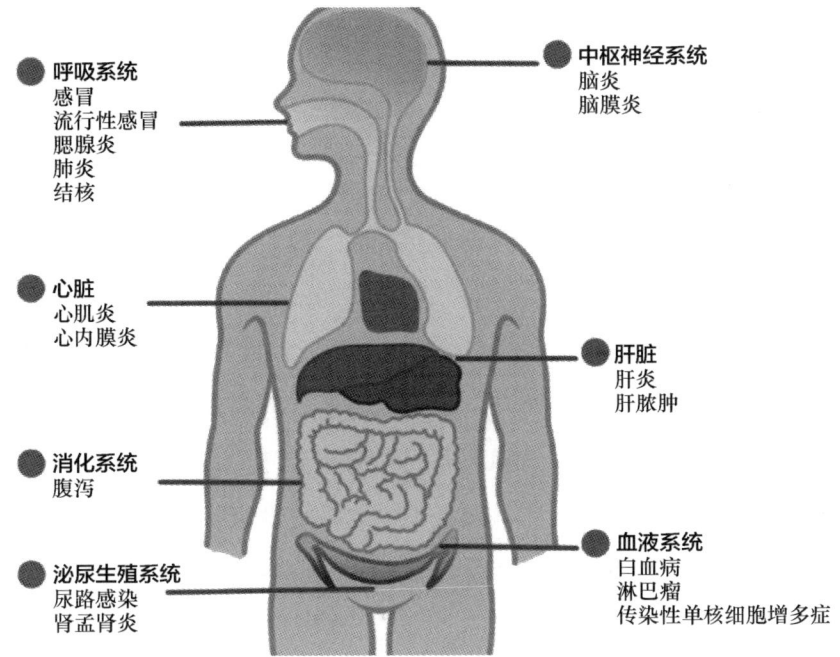

图 3-6 引起发烧的常见疾病

温,随着病情的减轻可适当延长体温测量间隔,一般最长不超过 4 h,并做好记录,以帮助医生判断病情及评估疗效。

(2) 观察病情,积极寻找并治疗原发病

发热婴幼儿出现以下情况需警惕或紧急送医院处理:出现高热性惊厥;3 个月内婴儿发热;发热持续超过 5 天;体温>40 ℃且使用退热药物(如布洛芬)后不能在 2 h 内有效降温;婴幼儿行为明显改变,如不爱玩耍、没有食欲、很少说话、对周围事物漠不关心或突然出现以前从没有过的特殊表现;尿少,提示脱水,如婴幼儿每天尿湿尿布小于 3 块,或大一些婴幼儿 8~12 h 没有小便。

发热是一种症状,而不是一种独立的疾病。因此,对婴幼儿发热不能单纯给予退热,而应该积极寻找病因,治疗原发病。

(3) 一般护理

发热的婴幼儿衣着要凉爽,切忌采用捂被子发汗的办法退热;居室空气要流通；鼓励多饮水，给予流质饮食或者半流质饮食，如稀粥、稀烂的面条，多吃水果，不要随意忌口；注意及时清洁口腔，最好在每次进食后用清水漱口；保持大便通畅。

（4）常用的降温措施与护理

对既往有高热惊厥史的患儿和高热伴极度烦躁的婴幼儿，及时采取降温措施。

1）物理降温。用 32～34 ℃的温水进行擦浴，用温水软毛巾从上到下擦拭，顺序如下：颈部侧面→上臂外侧→前臂外侧→手背、侧胸→腋窝→上臂内侧→前臂内侧→手心，下肢从髂前上棘→大腿外侧→足背，腹股沟→大腿内侧→内踝，腰→大腿后侧→腘窝→足跟。擦浴过程中防止受凉。注意观察婴幼儿的反应，如发生寒战，面色苍白，脉速、呼吸异常时，应立即停止擦浴，并为婴幼儿保暖。擦浴 30 min 后再测量体温并记录。也可用塑料袋盛冰块外裹干毛巾敷头、腋窝和腹股沟等处降温，同时，通过降低室内温度到 20～24 ℃，达到物理降温的目的。不提倡酒精擦浴。

2）小儿推拿按摩降温。先拍打曲池穴 30～50 次；再将食指、中指并拢从腕关节至肘关节推摩 30～50 次，称推拿天河水；最后用拇指指腹点揉风池穴 1～2 min，力度由轻到重。

3）药物降温。新生儿体温调节功能尚未发育完善，一般不宜采用药物降温，如用口服或直肠给予退热药物，必须按医嘱给药。

## 二、惊厥护理

**1. 概述与病因**

（1）概述

惊厥俗称抽风、惊风，是由于神经细胞异常放电引起全身或局部肌群发生不自主强直性或阵挛性收缩，常伴有意识障碍，以婴幼儿多见，发生率为成人的 10～15 倍。脑若缺氧，会造成脑损伤甚至脑水肿，引起神经系统后遗症。托育照护人员应予以警惕，能够及时发现婴幼儿的异常反应，并给予对症处理。

（2）病因

1）感染是婴幼儿惊厥的常见病因，多见于颅外感染中的热性惊厥，是由于婴幼儿中枢神经系统以外的感染所致。38 ℃以上发热时出现的惊厥，多发生在上呼吸道感染或某些传染病初期，如夏秋季节，首次发作年龄多在6月龄至3岁，大多数婴幼儿在6岁后极少发生。

2）其他原因。新生儿出生时因窒息可致缺氧、缺血性脑病或颅内出血，新生儿若不及时喂养容易发生低血糖，婴幼儿缺乏维生素D时可引起低钙血症，中毒（药物或食物中毒、一氧化碳中毒等）及癫痫等，这些情况都可引发婴幼儿惊厥。

3）发作诱因。部分婴幼儿惊厥发作有明显的诱因，如原发性癫痫在突然停药或婴幼儿因感染而体温升高时易诱发惊厥。

2. 临床特点

婴幼儿惊厥分感染性和非感染性两大类。感染性主要由颅内感染（各种病原体引起的脑炎、脑膜炎等）和颅外感染（各种感染造成的高热惊厥和中毒性脑病等）所致；非感染性主要由颅内疾病（各种癫痫、颅脑损伤、先天性发育异常等）和颅外疾病（各种中毒、低钙血症、低血糖等）所致。

婴幼儿惊厥有4种类型：强直型——为全身或四肢强直性痉挛（伸直或僵硬）、局限阵挛型、多灶性阵挛型、轻微型痉挛。

小于3月龄的婴儿需要进行以下检查：血常规、尿常规、血培养、C反应蛋白；有呼吸道症状时进行胸部X线检查；如果伴有腹泻，需进行粪便培养。大于3月龄的婴幼儿，对于没有明显伴随症状的发热婴幼儿，如果具有红色区域的症状，需要完善血常规、血培养、C反应蛋白和尿常规，根据临床评估安排腰椎穿刺、胸片、电解质、血气分析。对于没有明显伴随症状的发热婴幼儿，需完善尿常规、血常规、C反应蛋白、血培养。

3. 护理措施

（1）惊厥的急救处理

1）保持呼吸道通畅。立即使患儿处于平卧体位，然后让患儿头侧向一边，松解衣服领扣及裤带,及时清除口、鼻、咽部分泌物。

2)避免刺激。惊厥发作时切勿强行搬动患儿,保持环境安静,避免声、光等刺激。

3)防止外伤。应在患儿床的栏杆处放置软性棉垫,移开床上硬物,防止碰撞,以免发生损伤。若患儿发作时倒在地上,应就地将患儿平放,及时将周围可能伤害患儿的物品移开;切勿用力强行牵拉或按压患儿肢体,以免造成骨折或脱臼。对已长出牙齿的患儿,可在上下牙齿之间放置牙垫,防止造成舌咬伤。牙垫可因地制宜自行制作,如小毛巾包裹压舌板、牙刷柄、小勺柄等,在无法找到这些替代品时,也可将小毛巾扭成粗大较硬的条索形状,让患儿咬住。

4)拨打急救电话。呼叫"120",及时送医检查。

(2)惊厥的护理要点

暂时禁食,以免发生呕吐引起窒息或吸入性肺炎;可以进食后,给予患儿清淡、易消化、营养丰富的食物,少量多餐,营养合理;保持患儿生活环境安静舒适,室内空气新鲜,温湿度适宜,色调柔和;减少不必要的刺激,以防诱发惊厥;合理安排患儿作息时间,保证充足的睡眠。

## 三、呕吐护理

### 1. 概述与病因

呕吐是一种将胃内容物从口腔强力驱除的反射动作,常与恶心同时出现,具有一定的防御、保护作用。频繁呕吐可引起脱水、电解质紊乱、贲门黏膜撕裂等。呕吐的原因复杂,首先要确定病因,针对不同的原因进行不同的处理,并及时就医。

### 2. 临床特点

(1)消化道梗阻性呕吐,可由先天性消化道畸形或某些后天性疾患使消化梗阻所致。新生儿期出现呕吐可能有食管闭锁、胃扭转、幽门痉挛、十二指肠闭锁或狭窄、环状胰腺、肠旋转不良、空回肠闭锁或狭窄、直肠肛门畸形、消化道重复畸形及胎粪性腹膜炎等。

（2）幼儿时期呕吐可因肠壁外压迫、胎粪性腹膜炎后遗粘连、十二指肠前门静脉肠系膜裂孔疝、嵌顿腹股沟斜疝或横膈疝等引起。

（3）感染性呕吐：由上呼吸道感染、肺炎及胃肠道的感染引起。

（4）中枢神经系统疾病引起的呕吐：各种脑炎、脑膜炎、脑出血、脑肿瘤及颅内高压。

（5）营养及代谢性紊乱：婴儿脚气病、尿毒症、代谢性酸中毒、糖尿病酮中毒。

**3. 护理措施**

（1）由于喂养不当引起的呕吐

用奶瓶喂奶时，要注意橡皮奶头孔眼不要过大，防止吸奶过急；喂奶次数不要过多或喂奶量过大，喂奶前不要让婴幼儿过于哭闹，不要吸吮带眼的假奶头；喂奶时要使奶瓶中的奶水充满奶头，这样可以防止婴幼儿胃内吸入过多的空气而致呕吐。喂奶后不要过早地翻动婴幼儿，最好把婴幼儿竖直抱起来，轻轻拍打背部，将胃内空气排出再放回床上，或将床头抬高，形成右侧位睡姿，可以防止呕吐时发生窒息或引起吸入性肺炎。

（2）其他疾病引起的呕吐

如果新生儿出生后 24 h 就开始呕吐，或吃后就吐，吐奶量较多，或呈喷射状，一般可能患有颅内疾病；如果婴幼儿每次吃完奶都呕吐出大量的奶，或有喷射状呕吐，呕吐物中混有血液、黄绿色的胆汁、类似大便的东西，且没有大便并伴有哭闹，则可能是十二指肠梗阻。如果婴幼儿腹泻的同时频繁呕吐，可能是胃肠炎引起，会造成婴幼儿脱水，处理不当，将引起婴幼儿死亡。上述情况要及时送医院治疗。

## 四、腹泻护理

**1. 概述与病因**

6—8月和10—12月是一年中婴幼儿腹泻高发的两个时期，夏天的腹泻通常是由细菌感染引起，秋冬季则是以病毒感染为主引起。婴幼儿腹泻最常见的原因是轮状病毒感染引起的肠炎，轮状病毒性肠炎是由轮状病毒所致的急性消化道传染病。病原体主要通过消化道和呼吸道传播，主要感染人群为婴幼儿，发病高峰在秋冬季，故名婴幼儿秋季腹泻。根据流行季节、流行地区，出现相似肠道症状者，应注意本病。

2. 临床特点

轮状病毒的潜伏期通常为1~3天。该病起病急，主要表现为腹泻、大便次数增多并伴有性状改变，每日10次左右，大便呈水样或蛋花汤样，带少许黏液或脓血，无腥臭味；多数患儿伴有发热，体温通常在38 ℃以下。

其他并发症状有腹胀、腹鸣、腹痛和恶心、呕吐等。腹泻重者可发生等渗性脱水、代谢性酸中毒和电解质紊乱。轮状病毒感染引起的腹泻病程较短，一般3~5天，多数具有自限性，少数可并发肠套叠、胃肠出血等。

3. 护理措施

（1）注意观察

尽早发现病情，发现有发烧、精神萎靡、皮肤弹性差等，及时送医院治疗。

（2）纠正和防止脱水

本病无特效药物治疗，以饮食疗法和液体疗法等对症治疗为主。补液治疗有三种方法，分别是口服补液、静脉补液和鼻饲补液，选择哪种补液的方式主要看婴幼儿脱水的情况和医疗条件。

（3）加强营养

婴幼儿如果呕吐剧烈，可以短期禁食4 h左右，但水还是要喝。

无论是母乳喂养还是配方奶等喂养的婴幼儿，均可以采取口服补液或者静脉补液。在医生指导下适当进食，避免进食脂肪含量高的食物，这类食物不易消化，会增加胃肠道负担；可以适当吃些米汤、面片、稀粥等食物。

（4）发热的护理

体温在38.5 ℃以下者可以多喝水，给予物理降温。

(5) 休息

腹泻频繁、全身症状明显者卧床休息,可减少肠蠕动。分散患儿注意力,避免因哭闹而加重其不适。

(6) 加强臀部皮肤护理

由于大便次数增多,臀部很容易发生红肿,要使用棉质类尿不湿,大便后用温水洗净臀部,保证其清洁、干燥。

**4. 预防措施**

在腹泻流行期间,对高危人群和易感人群采用接种免疫轮状病毒疫苗的措施,被动免疫的方法具有一定的预防作用。提倡母乳喂养,以降低婴幼儿患病的严重性。

## 五、便秘护理

**1. 概述**

正常情况下,新生儿期大便次数较多,一天3~5次,随着月龄的增长,大便次数会逐渐减少,2~3个月的婴儿大便次数减少到每天1~2次。一般来讲,吃配方奶的婴幼儿排便的次数比较少,较吃母乳婴幼儿粪便质地硬。婴幼儿每天应至少排便1次,如达不到1天1次,排便时大便坚硬且很吃力就是便秘的表现。婴幼儿便秘是指大肠内积存过多或过久的大便,致使大便变得干燥、坚硬,多日不排便或者排便困难。

**2. 病因**

(1) 功能性便秘。绝大多数的婴幼儿便秘都是功能性的。由于婴幼儿肠道功能发育不完善,生活不规律,或者家长没有培养婴幼儿正确的排便习惯,都会导致未形成规律的排便条件反射,进而导致婴幼儿便秘。饮食不当也是导致功能性便秘的原因,配方奶喂养比母乳喂养更容易发生便秘。

(2) 先天性肠道畸形导致的便秘。如先天性的巨结肠和肛门裂、肛门狭窄等疾病会导致婴幼儿便秘,这类原因引起的便秘要及时带婴幼儿找专科医生治疗。

### 3. 护理与预防措施

（1）养成定时排便的习惯

婴幼儿排便反射的功能尚不成熟，他们还不知道有便意就该排便，需要家长经常提醒。对8个月以上能够独立坐的婴幼儿，可以训练定时排便的习惯，婴幼儿可以在清晨或食后定时坐盆，以逐步养成每日定时排便的习惯，建立起大便的条件反射。

（2）适当运动

家长应鼓励婴幼儿多运动。运动可增加肠蠕动，促进排便。每天让婴幼儿仰卧，抓住婴幼儿双腿做屈伸运动，即伸一下屈一下，每次10~20下，每天1~2次。

（3）饮食调整

母乳喂养的婴幼儿发生便秘的可能性较人工喂养婴幼儿低。婴幼儿喂养要选择配方奶，而不能选择牛奶或者成人奶粉，否则，更容易发生便秘。如果出现便秘，可在母乳喂养或者配方奶喂养的同时加新鲜果汁或糖水，以刺激肠蠕动。添加辅食的婴幼儿食物中鱼、肉、蛋与谷物的比例要适当，多饮水，多吃蔬菜和水果，增加膳食纤维的摄入量。香蕉和红薯中含有丰富的抗性淀粉和膳食纤维，能达到润肠通便的效果。

（4）调节肠道菌群平衡

益生菌可以调节肠道菌群，具体用量遵医嘱。酸奶中含有益生菌，便秘的婴幼儿可以给予适量酸奶作为辅食调节肠道菌群平衡，预防便秘。

（5）必要时给予开塞露和缓泻剂或其他口服液，用量遵医嘱。

（6）推拿按摩预防和治疗便秘

对便秘的婴幼儿首先用拇指指腹揉按天枢穴1 min，至局部皮肤潮红；再揉按合谷穴1 min，以局部有酸胀感为度；从婴幼儿虎口直线推向食指指尖10次，称清大肠经；最后，顺时针方向揉按大肠俞穴1 min，以局部有酸胀感为度。

## 第三节 常见传染病护理与预防

### 一、手足口病的护理与预防

**1. 概述与流行病学**

手足口病是由肠道病毒感染引起的传染性疾病,多数在夏秋季出现。引发手足口病的肠道病毒有20多种,其中,以柯萨奇病毒A16型(Cox16)和肠道病毒71型(EV71)最为常见。患儿和隐性感染者是主要的传染源。病毒可通过唾液、疱疹液、粪便等污染的手、毛巾、手绢、牙杯、玩具、食具、奶具以及床上用品、内衣等引起间接接触传播;患者咽喉分泌物及唾液中的病毒可通过飞沫传播;通过污染的食物和水可引起消化道传播。手足口病感染者在发病后的第1周传染性最强,从呼吸道传播感染性最大,可持续2~3周。一般情况下病毒从口咽部排出后存活不过4周,但可在患者的体内存活数周甚至数月而持续排出病毒,3~5周仍然可以从粪便中排出病毒。

**2. 临床特点**

该病潜伏期可达2~10天,但更多的是3~5天。急性起病、发热,出现口痛,口腔黏膜能看见散在丘疹、疱疹或溃疡,在舌、颊黏膜及硬腭等处更多见,也可波及软腭、牙龈、扁桃体和咽部。之后,手、足、臀部、臂部、腿部出现丘疹、斑丘疹,后转为疱疹,疱疹周围可有炎性红晕,疱内液体较少。这些丘疹、斑丘疹和疱疹在手足部分布较多,掌心、掌背均有,数量少则几个多则几十个。部分患儿可伴有咳嗽、流涕、食欲不振、恶心、呕吐和头疼等症状,多在一周内痊愈,预后良好。重症患者可表现脑炎、急性迟缓性麻痹、心肺衰竭、肺水肿等。

**3. 护理与预防措施**

(1)饭前便后、外出后要用肥皂或洗手液给婴幼儿洗手,不要让婴幼儿喝生水、吃生冷食物，避免接触患病婴幼儿。

（2）托育照护人员接触婴幼儿前、更换尿布后、处理粪便后均要洗手，并妥善处理污物。

（3）婴幼儿使用的奶瓶、奶嘴使用前后应充分清洗和消毒。

（4）本病流行期间不宜带婴幼儿到人群聚集、空气流通差的公共场所，注意保持家庭环境卫生，居室要经常通风，勤晒衣被。

（5）婴幼儿出现相关症状要及时就诊；进行隔离，不要让婴幼儿去学校或托幼机构。

（6）对症护理，加强营养，多饮水，做好口腔护理，修剪指甲，避免抓伤皮疹。臀部有皮疹的婴幼儿，及时清理大小便，保持清洁干燥。

（7）保持家庭环境卫生，勤通风，对桌面、玩具和婴幼儿可能接触的其他物品进行清洁消毒。

（8）接种 EV 71 疫苗。6 个月以上的婴幼儿可以接种该疫苗。

## 二、水痘的护理与预防

### 1. 概述与流行病学

水痘由水痘带状疱疹病毒感染引起，是从婴幼儿到成人都有可能患的出疹性传染病。冬春季高发，主要发生在婴幼儿和学龄前儿童，一般 6 个月内婴儿发生较少。水痘可通过空气、飞沫经呼吸道途径传播，直接接触也会受到感染，易感婴幼儿发病率可达 95% 以上。病人是传染源，该病痊愈后可获得终身免疫。

### 2. 临床特点

该病潜伏期为 14 天，通常发热 1~2 天后出疹。水痘分期分批地长出，红斑、丘疹、疱疹、结痂同时存在。第一天长出点状小粒，慢慢变成水疱。皮疹呈向心性分布，躯干多四肢少，也可见于头皮、口腔、眼结膜和外阴。病程 8~10 天，最后会结痂，基本上不会留下疤痕。如婴幼儿用不清洁的手搔抓，会引起水痘、疱疹破溃，感染后导致皮肤化脓。水痘可引发脑炎、肺炎等并发症。如有病毒潜伏在体内神经系统末梢，在遇到大病或不良环境时发作，会出现带状疱疹。

**3. 护理与预防措施**

（1）患儿应早期隔离，直到全部皮疹结痂为止，时间一般不少于病后两周。该病无特效治疗方法，主要是对症处理及预防皮肤继发感染，应保持皮肤清洁，勤洗澡、勤换衣服、剪短指甲。避免婴幼儿用手搔抓，否则抓破后继发感染，会留下疤痕，影响容貌，还可能引起溃疡或细菌感染。如果发生感染，宜使用抗生素类药膏。禁用类固醇皮质激素。

（2）定时开窗。空气流通可杀灭病毒，但通风时要防止患儿受凉，房间最好能让阳光照射进来。

（3）如有发烧，最好采用物理降温法。注意休息，吃营养丰富、易消化的食物，多喝开水。

（4）密切注意病情变化，如发现出疹后持续高热不退、咳嗽、呕吐、头痛、烦躁不安、嗜睡或惊厥，应及时送医院就医。

（5）患儿及时隔离，尽量减少外出，以免传染别人。接触者需要隔离观察21日。

（6）预防接种。接种水痘疫苗是预防水痘最有效的措施，婴幼儿接种水痘疫苗的最佳年龄段为：12~24个月接种第1剂，4~6周岁接种第2剂。未按程序完成2剂次接种者，可补齐2剂次，接种间隔时间大于3个月。

## 三、流感的护理与预防

**1. 概述与流行病学**

上呼吸道感染俗称"感冒"，是婴幼儿最常见的疾病，病毒主要侵犯鼻、咽和喉部而引起急性鼻炎、急性咽炎、急性扁桃体炎等。

本病一年四季均可发生，以冬季、春季多见，可散发或流行。由病毒和细菌感染引起，以病毒引起者最为多见，占90%以上，病毒感染又分为普通病毒、流感病毒、冠状病毒等引起的呼吸道感染，这些病毒感染具有一定的传染性。

本内容重点介绍流感,又称流行性感冒,是由流感病毒引起的急性呼吸道传染病。婴幼儿时期易患上呼吸道感染的主要原因是其上呼吸道的解剖特点及免疫功能不成熟;若患有佝偻病、营养不良、先天性心脏病等,往往容易反复发生上呼吸道感染。常见的诱因包括居住条件拥挤、室内空气污浊、冷暖不适及护理不当等。

按其病原体不同,流感可分为甲、乙、丙三型,婴幼儿尤以甲型多见。每年冬春季节为流行季,流感患者及隐性感染者为主要传染源。以空气、飞沫传播为主,通常由打喷嚏或咳嗽的飞沫传播。流感病毒在空气中大约存活半小时,可通过污染日用品等引起传播。发病后1~7天有传染性,病初2~3天传染性最强。

2. 临床特点

流感的潜伏期波动大,从第1天到第7天都可能具有传染性,大多数为2~4天。上呼吸道感染临床表现轻重不一,一般年长婴幼儿症状较轻,以呼吸道局部表现为主;婴幼儿症状较重,以全身表现为主。

(1) 呼吸道局部表现。主要为鼻塞、流涕、打喷嚏、咽部不适、咽痛、干咳等,体检可见咽部充血、扁桃体红肿、颌下淋巴结增大、有压痛。

(2) 全身表现。常突然起病,会出现高烧(体温≥39 ℃)、寒战,可伴呕吐、腹泻、烦躁、哭闹,甚至出现高热惊厥;年长婴幼儿常表现为畏寒、头痛、食欲差、乏力、关节疼痛、疲乏等;婴幼儿常伴有腹痛、腹胀、腹泻、呕吐等消化系统症状,甚至发生惊厥。

单纯的流感是一种自限性疾病,病程一般在一周左右,预后良好。少数病情可在数小时内恶化,严重威胁婴幼儿生命安全。易并发肺炎、心肌炎、脑膜炎等严重疾病。

3. 护理与预防措施

(1) 提供安静、舒适的休息环境。保持室内空气新鲜,上下午各开窗通风1次,每次至少15 min,避免对流风。保持室温18~22 ℃,湿度为50%~60%,

减少空气对呼吸道黏膜的刺激，有利于炎症的消退，防止继发性感染。

（2）保证充足的营养和水分。让婴幼儿多喝水，给予易消化、高营养的流质、半流质饮食，宜少食多餐并经常变换食物种类。婴幼儿食欲不好或呕吐，可增加喂乳次数，每次少量喂食。果汁、蔬菜汁富含维生素和矿物质，可给婴幼儿喂食，有利于身体恢复。

（3）婴幼儿呼吸道感染并出现发热、咳嗽症状时，可以服用清热解毒、止咳化痰的中药，如果合并了细菌感染，应按医嘱服药。服药后高烧不退，可采取物理降温的方法，用冷毛巾冷敷两侧颈部、腹股沟、腋窝部，或用温水洗澡，头枕凉水袋或冰水袋等。护理中，还要注意观察婴幼儿的精神、面色、呼吸频率和体温变化。

（4）发热时应卧床休息，多饮水以稀释痰液，有利于痰液排出。

（5）及时清除鼻腔及咽喉部分泌物，保证呼吸道通畅。

（6）保持口腔清洁，防止口腔炎和溃疡的发生。咽部不适或咽痛时可用温盐水或复方硼砂液漱口、含服润喉片等。

（7）疫苗预防。疫苗接种是预防流感最有效的方法，在流感季节到来前至少提前1个月就应该接种疫苗。接种年龄为6个月至5岁的婴幼儿；接种时间为每年10月至11月中旬，每年接种1次，2周后可产生有效抗体。下列情况禁止接种流感疫苗：对鸡蛋过敏者、急性传染病患者、精神病患者、妊娠早期、6个月以下婴儿。

（8）预防流行性感冒的措施包括：室内经常开窗通风，保持空气新鲜；少去人群密集的公共场所，避免感染流感病毒；加强户外体育锻炼，提高身体抗病能力；秋冬季节气候多变，注意加减衣服；多饮温水，均衡饮食，多吃清淡食物；保证充足的睡眠，以增强身体的抵抗力；保持良好的个人卫生习惯，打喷嚏、咳嗽和清洁鼻子后要洗手；洗手应用清水和肥皂，时间不少于半分钟。

## 第四节 婴幼儿营养性疾病护理

### 一、贫血

#### 1. 概述与病因

贫血是全世界发病率最高的营养缺乏性疾病之一，6个月至3岁的婴幼儿是高发人群。贫血是由于缺乏造血所必需的铁、维生素$B_{12}$、叶酸等营养物质所引起的。缺铁性贫血是婴幼儿贫血中最常见的一种类型，临床主要特点为小细胞低色素贫血，与铁摄入不足或需铁量增加有关。常见的原因包括母亲孕期或哺乳期有严重贫血；早产儿或双胎儿；生长发育速度快（超过正常标准数值），往往见于需铁量增加而食物铁又不能足够补充的情况。另外，如果饮食不合理，如挑食、偏食等也可造成铁摄入不足而引起贫血；有慢性感染史等。

缺铁性贫血是世界范围内婴幼儿最常见的血液系统疾病。在我国2岁以下婴幼儿中该病的发病率为10.0%~48.3%，发展中国家的18岁以下儿童青少年中发病率约为80.0%，在南亚国家5岁以下婴幼儿中发病率为56.0%~75.0%。

#### 2. 临床表现

贫血最常见和最早出现的症状为疲乏、困倦、软弱无力；皮肤、黏膜苍白（一般观察睑结膜、手掌大小鱼际及甲床的颜色）；皮肤干燥、角化和萎缩，毛发易折与脱落；指甲不光整、扁平甲、反甲和灰甲；口角炎与舌炎、食欲减退、便秘等；心悸为最突出的症状之一。铁缺乏的婴幼儿常表现呆滞，对周围的事物不感兴趣，易烦躁，注意力不易集中，严重的可影响机体的正常生长发育。铁缺乏时机体抗感染能力降低，易患感染性疾病。

#### 3. 护理与预防措施

（1）从婴儿期就要做好预防。婴儿6个月后，单纯的母乳或配方奶已不能满足其生长发育的需要，此时应合理、循序渐进地给其添加适量的辅食，可适时在米糊内加蛋黄、鱼泥、肝泥、肉末等含铁较多并易于消化吸收的食物,在两次喂奶之间喂予,每日1~2次。在此基础上,逐步增加绿色蔬菜泥、水果泥,富含蛋白质的鱼肉、豆腐等。常见食物中的含铁量见表3-10。

表3-10　　　　　　　　常见食物中的铁含量　　　　　　　　mg/100 g

| 食物 | 铁含量 | 食物 | 铁含量 | 食物 | 铁含量 |
| --- | --- | --- | --- | --- | --- |
| 粳米 | 1.1 | 菠菜 | 2.9 | 瘦猪肉 | 3.0 |
| 标准粉 | 3.5 | 雪里蕻 | 3.2 | 猪肝 | 22.6 |
| 小米 | 5.1 | 芹菜(茎) | 1.2 | 猪血 | 8.7 |
| 玉米面 | 3.2 | 油菜 | 1.2 | 瘦牛肉 | 2.8 |
| 大豆 | 8.2 | 葡萄干 | 9.1 | 鸡肉 | 1.4 |
| 绿豆 | 6.5 | 红枣(干) | 2.3 | 鸡肝 | 12.0 |
| 红小豆 | 7.4 | 乌枣 | 3.7 | 鸡血 | 25.0 |
| 芝麻酱 | 58.0 | 黑木耳 | 97.4 | 鸡蛋 | 2.0 |
| 海带 | 4.7 | 带鱼 | 1.2 | 海米 | 11.0 |
| 鲤鱼 | 1.0 | 草鱼 | 0.8 | — | — |

(2)少吃影响铁吸收的食物。含有植酸、草酸的食物,会影响人体对铁的吸收,久而久之就会造成缺铁性贫血,因此,婴幼儿要少吃这类食物。富含植酸的食物有豆类、谷类、菠菜、甜菜、芹菜等。

(3)纠正不良的饮食习惯。如果婴幼儿有挑食、偏食、厌食等不良饮食习惯时,托育照护人员和家长一定要及时纠正。

(4)口服铁剂。在医生指导下给予口服。

## 二、营养不良

**1. 概述**

因营养素缺乏或过多而引起的各种问题均可称为营养不良。从狭义上讲,营养不良是指营养缺乏病,即由于营养素摄入不足而引起的各种疾病。

根据发病原因,营养缺乏病可分为原发性和继发性两类。原发性营养缺乏病由营养素摄入不足引起,既可能是综合性的各种营养素摄入不足,也可能是某种营养素摄入不足，以婴幼儿发病为主；继发性营养缺乏病由各种疾病引起，除消化、吸收障碍所致摄入不足外，还受机体消耗增加等因素的影响，婴幼儿和成人均可发生。

婴幼儿期的营养不良可导致近期和远期的不良后果，近期表现为体格和智力发育迟缓、患病率和死亡率增加，远期后果为影响婴幼儿智力潜能的发挥、学习和工作能力下降、生殖能力下降及患慢性病的危险性增加。

### 2. 病因

（1）摄入不足

食物摄入不足是营养缺乏病最常见的病因。导致食物摄入不足的原因有很多，如食物不足、喂养不当、偏食和挑食、食物加工烹调不合理等。

（2）消化吸收不良

消化吸收不良见于各种胃肠道疾病，如各种慢性腹泻、小肠吸收不良综合征、慢性胰腺炎；肾衰时，肾脏不能使维生素 D 活化，导致肠道钙吸收障碍。此外，营养素之间的不平衡也是造成吸收不良的重要原因之一。

（3）利用率下降

某些疾病易引起营养素的利用率下降，常见的是肝脏疾病，可使营养素的利用率或储备能力下降。

（4）消耗量增加

身体活动长期超负荷、长期发热、代谢机能亢进等，一切能引起代谢加速及营养素流失的疾病都应密切注意，及早发现，及早治疗。

（5）需要量增加

在婴幼儿生长发育旺盛期，如果不及时补充营养物质，容易发生营养缺乏病。

### 3. 常见症状

托育照护人员如发现婴幼儿有以下症状，可能存在营养不良的情况。

（1）体重不增或减轻，个子矮小、消瘦，这是营养不良的最初症状。

（2）毛发稀疏、干枯无光泽，面色发黄。

(3) 食欲减退，抵抗力低，极易患病，如腹泻、肺炎及各种感染。

(4) 大便不好，有时拉稀、有时便秘。

(5) 情绪不稳定、哭闹烦躁。

(6) 运动功能发育迟缓，智力落后，体温偏低。

**4. 照护原则**

(1) 合理喂养是控制和降低营养不良的关键措施。婴幼儿时期喂养主要包括母乳喂养、辅助食品添加及辅食营养补充、特殊情况下的喂养指导等。

(2) 合理安排膳食，尤其是富含蛋白质的食物，如奶类、肉类、蛋类、豆类、坚果、鱼、虾等，以满足婴幼儿身体中肌肉、骨骼、皮肤、神经等生长发育需要。

(3) 病情严重的，遵医嘱补充营养素制剂。

(4) 营养治疗过程中，应注意遵循循序渐进的原则。

## 三、肥胖

**1. 概述**

肥胖可以分为单纯性肥胖和继发性肥胖两大类。单纯性肥胖又称原发性肥胖，无明确病因，可能与遗传、饮食和运动习惯等因素有关，占肥胖总人数的95%以上；继发性肥胖是指由于其他疾病所导致的肥胖。

婴幼儿单纯性肥胖是一种由于能量的实际摄入量长期超过患儿机体的消耗和代谢需要，使脂肪在其机体内出现过度积聚，体重水平严重超过按身长计算的平均标准体重20%。肥胖易影响婴幼儿的健康，婴幼儿期肥胖可延续至成人，容易引起高血压、糖尿病、冠心病、胆石症、痛风等疾病。

**2. 原因**

(1) 遗传因素

多项研究表明，单纯性肥胖具有遗传倾向，肥胖者的基因可能存在多种变化或缺陷，遗传因素对肥胖形成的作用占20%~40%。

(2) 营养失衡

婴幼儿的生长发育需要大量的营养，所以他们必须不断地从外界摄取各种营养素，尤其是足够的热量、优质的蛋白质、各种维生素和矿物质。但过度喂养会导致婴幼儿体内的代谢过剩，从而造成多余脂肪堆积。

（3）缺乏运动

运动可以促进婴幼儿的身体发育和增强体质，还可以加快机体的新陈代谢，提升呼吸系统、运动系统和心血管的功能，尤其能使婴幼儿的骨骼和肌肉都得到锻炼。长期缺乏运动，体能的消耗减少，再加上营养过剩，脂肪在身上沉积容易导致肥胖。

**3. 预防措施**

（1）控制能量摄入

饮食既要达到减肥目的，又要保证婴幼儿正常生长发育。

（2）增加活动量

肥胖婴幼儿应每日增加活动量，并养成习惯。《中国人群身体活动指南（2021）》针对2岁及以下婴幼儿给出的建议：一是每天与看护人进行各种形式的互动式玩耍；二是能独立行走的婴幼儿每天进行至少180 min（3 h）的身体活动；三是受限时间每次不超过1 h；四是不建议观看各种屏幕。对3~5岁幼儿的建议：一是每天要进行至少180 min的身体活动，其中包括60 min的活力玩耍，鼓励多做户外活动；二是每次静态行为不超过1 h；三是每天视屏时间累计不超过1 h。

对于体重超标的婴幼儿，托育照护人员要和家庭一同落实好一日少吃多餐的饮食模式，每日膳食不应太油腻，减慢进食速度，不提供大量零食，晚餐不宜吃得太饱。

## 四、维生素D缺乏

婴幼儿缺乏维生素D会引起体内钙、磷代谢异常，导致生长期的骨组织矿化不全，产生以骨骼病变为特征的全身性慢性营养性疾病——佝偻病，它会严重影响婴幼儿正常生长发育。

1. 常见原因

（1）日光照射不足

因日光中的紫外线不能穿透一般的玻璃窗，若婴幼儿长期在室内活动，就会使体内维生素 D 生成不足；城市中的高楼建筑可阻挡日光照射；大气污染如烟雾、尘埃可吸收部分紫外线；气候的影响，如冬季太阳离地面远，日照时间短，紫外线较弱。这些都会影响部分内源性维生素 D 的生成。

（2）补充维生素 D 不足

因天然食物中含维生素 D 少，即使纯母乳喂养的婴儿，若户外活动少或未补充维生素 D 也易患佝偻病。

（3）生长速度快

婴幼儿，尤其是早产儿及双胞胎，因生长速度快，骨骼生长对钙、磷和维生素 D 的需求量大，且体内储存的维生素 D 不足，易发生维生素 D 缺乏性佝偻病。

2. 症状表现

托育照护人员如发现婴幼儿的骨骼产生变化，如颅骨软化，手腕、足踝、肋骨与肋软骨接合处肿胀；出牙晚、牙齿不整齐、釉质不好；说话晚、吐字不清楚等，可能存在佝偻病的情况。

3. 防治方法

（1）给婴幼儿安排乳、蛋、肉等富含维生素 D 的食物。

（2）安排婴幼儿每日户外活动 1~2 h，尽量暴露头面部、手足等身体部位。

（3）如确诊，托育照护人员要积极配合医生进行药物、食物治疗和生活护理。

## 五、锌缺乏症

锌缺乏症是指锌摄入、代谢或排泄障碍导致的体内锌含量过低的现象。

### 1. 常见原因

造成婴幼儿体内缺乏锌元素，有以下原因。

（1）锌需求量高但摄入不足。婴幼儿生长发育速度较快，对锌营养的需求量很高，如果饮食搭配不合理，就容易造成锌摄入量不足。

（2）以植物性食物为主，动物性食物摄入不足。锌主要存在于动物性食物中，我国家庭饮食中多以植物性食物为主，而植物性食品中的草酸、植酸、纤维素等会严重干扰锌的吸收。

（3）经常吃精细加工的食品，导致锌损失过多。

### 2. 症状表现

婴幼儿由于身体无法提供充足锌元素，锌缺乏会引起以下症状。

（1）生长速度缓慢，严重者可出现侏儒症。

（2）易患各种感染性疾病，如腹泻、肺炎等。

（3）性器官发育不良。

（4）异食癖、暗适应减慢等。

### 3. 防治措施

（1）母乳喂养。母乳中锌含量较高，对预防锌缺乏性疾病非常有益。

（2）托育照护人员和家庭可以给婴幼儿补充富含锌的食物，如鱼类、肉类、动物肝肾、奶及奶制品和蛋类等。

（3）避免长期吃精制食品，饮食注意粗细搭配。

（4）对于已经缺锌的婴幼儿要遵医嘱服用补锌制剂，托育照护人员要积极配合医生进行药物和食物治疗。

# 第四章
# 婴幼儿早期发展指导

## 第一节 婴幼儿早期发展基础知识

### 一、婴幼儿生理发育基础知识

**1. 婴幼儿生长发育规律**

生长和发育是从两个不同的维度来描述婴幼儿的变化。生长是指身体各器官、各系统的长大和形态变化,是量的改变;发育是指细胞、组织和器官的分化完善与功能上的成熟,是质的改变。生长和发育两者密切相关,生长是发育的物质基础,而发育状况又反映在生长的量的变化上。婴幼儿的生长发育遵循如下几个规律:连续性和阶段性、不均衡性、一般规律性、个体差异性。

(1) 连续性和阶段性

生长发育在整个婴幼儿期是不断进行的,不同的年龄段有着不同的特点。每一个阶段的发育都在为下一阶段做准备。每个发育阶段都是相互衔接的,不能够跳跃发展。如果这一阶段的发育没有完成,就会影响到下一阶段的发展。

(2) 不均衡性

婴幼儿各器官的发育具有不均衡性,有的器官发育慢,有的发育快。例如,神经系统发育较早,大脑在 0~2 岁阶段发育很快。而生殖系统一般要到青春期才接近成熟。

（3）一般规律性

婴幼儿生长发育遵循一定的规律。这些规律是：由上到下，由粗到细，由低级到高级，由简单到复杂。

（4）个体差异性

每个婴幼儿在发展过程中，除了遵循一般的发展规律以外，受遗传、营养、睡眠等多种因素的影响，也存在个体差异。即便是双胞胎，在生长发育当中也会存在一定差异。例如，他们可能不是同时会走路，也可能不是同时学会叫妈妈。

**2. 婴幼儿生长发育的生理特点**

婴幼儿在生长发育的过程中会经历大小的变化、比例的变化、旧特征的消失和新特征的获得等一系列的变化。

（1）大小的变化

婴幼儿的生长可用度量衡测定，测量值有相应的正常范围。体重、身长、头围、匀称度往往是衡量婴幼儿生长发育的具体指标。

（2）比例的变化

婴幼儿并不是缩小的成年人，在成长的过程中比例会有明显的变化。例如，胎儿头占身长的1/2，婴儿头约占身长1/4，成年人标准比例是头约占身长1/8。

（3）旧特征的消失

在个体发育过程中，因为机体的成熟会出现旧特征逐渐消失的现象。例如，一些婴幼儿期特有的条件反射会消失，又如，婴幼儿的乳牙会脱落。

（4）新特征的获得

在婴幼儿生长发育的过程中会获得一些新特征，如恒牙的出现，又如分离焦虑的出现。

## 二、婴幼儿心理发育基础知识

婴幼儿神经、心理的发展水平表现在感知、运动、语言和心理过程等各种能力及性格方面。其基础是神经系统的生长发育，尤其是脑发育，与先天遗传、营养、疾病、教育、环境等密切相关。

### 1. 婴幼儿心理发展的一般特征

胎儿期6~7个月时脑的基本结构已经形成。新生儿出生时神经细胞数目已与成年人相同，脑重约为成年人的25%；1岁时脑重约为成年人的60%；3岁时脑重约为成年人的87%。

婴幼儿心理发展过程有如下几个特点。

（1）发展的连续性及年龄阶段性

发展的连续性是指心理发展是一个不可中断的过程，而且这一过程有其自身的逻辑发展顺序。表现出一些在质量和实质上不同的年龄段特点，每一年龄段都有最典型的特征，区别于其他阶段。婴幼儿身心发展都是有阶段性的，也是不可逆转的。

（2）发展年龄阶段的稳定性和可塑性

婴幼儿心理发展的每一阶段特点都是相对稳定的。由于所处的时代不同，社会和教育条件不同，身心成熟条件不同，因此，心理发展的变化是存在个体差异的，有一定的可塑性。从前一阶段向后一阶段过渡的时间可能略有早晚，但阶段不能跳跃，且顺序是一致的；在每一阶段，各种心理发展变化的过程或速度也会有个体差异，婴幼儿的某种特性会出现得早一点或晚一点。

（3）婴幼儿心理发展是整个人生发展的早期阶段

这个阶段心理发展为整个人生的心理发展奠定了基础，包括基础语言能力在内的各种心理能力，人的典型动作和行为方式与能力，人的基础情绪和情感获得等，都是在这一阶段初步形成的。

### 2. 婴幼儿心理发展特点

心理是人脑对客观现实的主观能动反映。心理分为智力系统（认知、记忆、思维）和非智力系统（情感、意志、性格），基础是神经系统的生长发育，尤其是脑发育。

（1）感知觉能力的发展

感觉能力和知觉能力是两种不同的能力，但二者又密切相关。感觉是反映当前客观事物个别属性的认识过程；知觉是反映当前客观事物整体特征的认识过程，是在感觉的基础上形成的。

（2）记忆能力的发展

个体记忆发生时间在妊娠末期，有研究佐证，胎儿末期（妊娠8个月左右）就已有听觉记忆，出生后有再认表现。新生儿末期已具备特定的长时记忆能力。3个月婴儿对操作条件反射的记忆能保持4周之久。12个月以后，符号表征的出现使婴儿语词逻辑记忆能力的产生成为可能，延迟模仿的产生则标志着婴儿表象记忆及再现能力的初步成熟。

1岁以后，随着年龄的增长，活动范围的扩大，认识事物的增多，婴幼儿会记住越来越多的东西。但这时的记忆无意识性很大，主要凭借兴趣认识并记住自己喜欢的事物，记忆过程缺乏明确的目的。随着语言的发展、认识事物表象的积累及稳定性的增强，开始形成主动提取眼前不存在的客体的意向。

2岁左右可以有意识地回忆以前的事件，不过这种能力还很弱。它的出现和发展与语言的发展密切相关。

（3）思维能力的发展

思维是指应用理解、记忆、综合分析能力来认识事物的本质并掌握其发展规律的高级心理活动。

0~1岁是思维方式的准备时期。此时的婴儿凭借手摸、体触、口尝、鼻闻、耳听、眼看等方式发展起感知觉能力，产生萌芽状态下的思维现象。

1~3岁阶段主要产生的是人类的低级思维模式，即感知动作思维，又称知觉行动思维。感知动作思维是指思维过程离不开直觉感知的事物和操纵事物动作的思维方式，幼儿只有在直接接触和操纵具体事物的过程当中才能建立这种思维。

（4）想象能力的发展

想象是加工已有表象、建立新形象的心理过程。

1~2岁的幼儿处于想象的萌芽阶段，这个阶段他们会把日常生活中的一些简单的生活片段,反映在游戏当中。

3岁左右的幼儿随着生活经验的积累和语言能力的发展,能够在模仿成人的基础上进行想象活动。3岁以前的想象仍然只是缺乏自觉的、无确定目的的,而且是零散、片段的东西。

(5)注意的发展

注意是一切认识过程的开始,注意分为无意注意和有意注意。婴幼儿以无意注意为主,3个月开始能短暂地集中注意人的脸和声音,强烈的刺激能成为婴幼儿无意注意的对象。随着年龄增长,婴幼儿逐渐出现了有意注意,但稳定性很差。

(6)人际交往关系的发展

婴幼儿的人际交往关系有一个发生、发展和变化的过程。婴幼儿的人际关系主要包括:亲子关系、玩伴关系、群体关系三类。0~1岁期间婴儿的人际关系以被呵护、被照顾的亲子关系为主;1岁以后随着自我意识的发展,幼儿会表现出强烈的与同龄人交往的渴望,这就是对玩伴关系的需求。玩伴关系在一个人的成长过程中起着至关重要的作用,他不排斥亲子关系,同时也不能被亲子关系所替代。很多儿童因婴幼儿时期没有建立很好的玩伴关系,而导致成年后人际交往的困难。

3岁以前婴幼儿人际关系更多停留在玩伴关系阶段,还不具备群体关系的趋同性,更多的只是玩伴之间一对一的交流与分享,想要建立良好的群体关系还需要进一步的成长和良好的引导。

(7)自我意识的发展

自我意识是意识的一种形式,是指主体对自身的意识。它包括对自身机体及其状态的意识,对自己肢体活动状态的意识,对自己的思维、情感、意志等心理活动的意识。自我观念、自我知觉、自我评价、自我体验、自我监督和自我调节控制等是其重要的内容。

自我意识的发展过程是个体不断社会化的过程,是个性特征形成的过程。自我意识是人的个性结构的重要组成部分,是个性结构中的自我调节系统。因此，良好的自我意识对人良好个性的形成起着至关重要的作用。在婴幼儿的自我意识各要素中，自我评价能力起着至为关键的作用。婴幼儿的自我评价能力是自我意识发展水平的主要标志。

（8）情绪和情感的发展

情绪和情感是指人对客观事物的态度体验，是人对客观事物与主观需求之间关系的反映。情绪具有较强的情境性、激动性和暂时性，而情感则具有较强的稳定性、深刻性和持久性。从新生儿起，婴幼儿情绪、情感就很丰富，外部表现显著，如饥饿、不适、寒冷时会通过哭泣表达出不安等情绪，被抚摸、抱起时会表现出愉悦情绪。

0~3岁婴幼儿的情绪和情感最大特点是：冲动、易变、外露，年龄越小这种特点就越突出。

（9）意志的发展

意志是指人自觉主动地克服困难，完成预期目标的心理过程，是心理能动性的突出表现。新生儿没有意志，1~2岁开始有意志发展的萌芽，积极意志表现为自觉性、坚持性、果断性和自我克制性等；消极意志表现为依赖性、顽固性和冲动性。在日常生活中，可以通过活动、游戏和学习等多种形式培养和促进婴幼儿适当的目标感、自制性和克服困难的坚强意志。

（10）言语能力的发展

言语是理解语言和用语言来表达思想的过程，是人类所特有的。婴幼儿的言语学习遵循先理解后表达、先发音后应用词句的规律，在词的理解和应用上遵循先名词，然后是动词、形容词、介词等的规律。言语的发展包括发音、理解、表达等内容，0~1岁的婴儿就会出现发音，也可以理解成人的语言，但在这一阶段还不能通过语言清晰地表达自己。

在照护婴幼儿的过程当中要有耐心，让婴幼儿能多听、多说，积极引导婴幼儿进行语言的学习。

（11）运动能力的发育

运动发育遵循以下规律：从整体到分化，即从全身动作到局部动作；从上到下，即从头部到足部；从大肌肉动作到小肌肉动作，即从四肢到手脚；从中央到边缘，即从头和躯干到四肢；从无意动作到有意动作。运动的发育分为大动作和精细动作两大分类。

大动作发展过程就是民间所说的抬头、翻身、坐、滚、爬和走等。精细动作主要是指婴幼儿的手部动作，如系鞋带、系纽扣、敲击、两指捏等。

### 三、婴幼儿教育基础知识

#### 1. 婴幼儿教育的基本规律和特点

0~3岁婴幼儿的早期教育堪称"根基教育"，3岁前的人格发展是个人成长的重要组成部分。人格是个体在遗传素质的基础上，通过与后天环境相互作用而形成的相对稳定的、独特的心理行为模式。良好的早期教育应将婴幼儿视为有能力的个体，尊重他们的人格、发展特点、兴趣及个性化需求，用符合大脑和心理行为发展规律的科学方法促进婴幼儿健全人格的发展，帮助婴幼儿在人格形成的关键期，建立信任的关系，养成良好的行为习惯，发展积极的学习态度，为一生的健全人格和幸福卓越奠定基础。根据婴幼儿的生理、心理发展特点，婴幼儿教育有以下四个特点。

（1）通过感官进行学习

在3岁前，婴幼儿主要是通过听觉、味觉、嗅觉、视觉和触觉等途径来观察和判断事物，利用感官接触来获得直接经验，形成概念，作为想象、思考和创造的基础。这时的教育重点是发展婴幼儿的感觉和运动技能，尽量让婴幼儿多看、多听、多摸、多闻。

（2）在与环境互动中自然学习

婴幼儿用眼、耳主动地听取别人说话和接受各种复杂的声音，通过从成人的语调、表情和动作来了解语言，并尝试和练习说话技巧，这完全是在接触环境和与环境互动中学习和发展的。婴幼儿通过操作来获得实际经验，学习以游戏为主，做到自然化、生活化。

（3）注意力集中时间短暂

由于婴幼儿大脑发育不成熟，所以注意力是专注而短暂的，做事时常左顾右盼，看书和图片也是短暂注意，接受信息在瞬间完成。

（4）需要反复进行

婴幼儿的学习是通过大量看书、画画、图片、文字来完成的。如阅读、听歌曲等活动都要有规律地进行，要逐渐培养婴幼儿的良好习惯。

如果每天在同一时间做同一件事，反复训练会帮助婴幼儿建立良好的神经通路，大脑会配合这种规律进行自动调适，婴幼儿也会把不间断地学习作为一种乐趣。

**2. 婴幼儿教育的原则**

（1）尊重婴幼儿发展权利的原则

1）婴幼儿是社会的基本成员，对婴幼儿的教育必须遵循《中华人民共和国未成年人保护法》《中华人民共和国教育法》等法律、法规，切实尊重婴幼儿作为一个社会成员所应当享有的尊严和合法权利。婴幼儿尽管弱小、幼稚，没有社会经验，但在人格上与成人是平等的，不能随便摆布或强迫婴儿做自己不愿意的事情，更不能随便打骂或侮辱。

2）要保证每一名婴幼儿接受教育的条件。教育不是面对少数天才婴幼儿的"英才教育"，而是面向每一名婴幼儿，包括残障婴幼儿的全民素质教育，应当把有机会接受高质量的早期教育看作是每一名婴幼儿应当拥有的权利。

3）婴幼儿的早期教育应当是以提高综合能力为重点的素质教育，是尊重婴幼儿的兴趣和自主选择的权利，为人的终身发展奠定良好基础的教育。没有对婴幼儿的尊重就谈不上真正的教育，婴幼儿教育应该是尊重婴幼儿权利的教育。

（2）促进婴幼儿全面和谐发展的原则

强调关注发育、顺应发展、全面关心婴幼儿的成长过程。在教养实践中，要把握成熟阶段和发展过程，关注多元智能和发展差异，关注经验获得的机会和发展潜能。学会尊重婴幼儿身心发展规律，顺应婴幼儿的天性，让他们能在丰富、适宜的环境中自然发展、和谐发展、充实发展。

科学的婴幼儿教育在本质上应当是为人的终身发展奠定良好基础的素质教育，是促进婴幼儿体、智、德、美各方面得到健康和谐发展的教育。高质量的教育要适合婴幼儿的年龄特征和发展差异，为婴幼儿的全面发展创造的一种合理的空间和环境。

（3）以情感体验为主体的原则

婴幼儿的情绪就是生理需要的"显示器"。要密切关注他们的情绪变化，使之处于最佳的生理状态。婴幼儿通过成人的情感、声调、姿态和表情辨别对与错，成人需要通过自身的各种反应去引导婴幼儿的情绪行为，做到以情冶情，如通过拥抱、微笑等动作减少婴幼儿的负面情绪，让婴幼儿在愉快交往过程中体验教育的快乐，获得"酸甜苦辣"各种情感体验，有利于增强其适应环境变化的能力，培养乐观、自信和坚强的性格。

（4）保教并重的教养原则

婴幼儿教育离不开适宜的生理成熟度，保育和教育是两个不同的方面，保教并重强调婴幼儿的身心健康是发展的基础，在开展保教工作时，应把婴幼儿的健康、安全及养育工作放在首位。坚持保育与教育紧密结合的原则，保中有教，教中重保，自然渗透，教养合一，这是婴幼儿教育的基本原则。

新生儿从出生起就有种积极地、能动地从环境中学习各种事物的能力，因此，婴幼儿的教育要蕴含于生活之中，培养良好的品格和生活习惯是早期教育的重要任务之一。例如，教婴幼儿保持个人卫生整洁；玩具、图书摆放有次序；对新鲜事物产生兴趣；与伙伴相处互相谦让，互相帮助，富于同情心；做事有条理；坚韧耐劳，有责任心，真诚守信等。

根据婴幼儿学习寓于行动、思维依赖形象、模仿能力极强、可塑性大等特点，托育照护人员要身体力行，身教重于言传，以身作则，用榜样的作用进行影响和熏染。

（5）关注个别差异，促进婴幼儿个体发展的原则

重视婴幼儿在发育与健康、感知与运动、认知与语言、情感与社会性等方面的发展差异，提倡更多地实施个性化的教育，使保教工作以自然的差异为基

础。同时，要充分认识到人生许多良好的品质和智慧的获得均在生命的早期，因此，必须密切关注，把握机会为婴幼儿提供适宜刺激，丰富多种经验，充分利用日常生活与游戏中的学习情景，开启婴幼儿潜能，促进其发展。

切忌从预先设立的目标出发，进行"拔苗助长"式的教育，因为每个婴幼儿成熟的时间、顺序、气质等都有差异。教育的多样性就是根据婴幼儿的发展需要来确定教育目标，根据每个人的兴趣来确定活动的内容。让婴幼儿处于多种活动之中，通过与周围环境中人和物的交互作用获得认知和发展，通过在各种活动中接触事物和现象来获得体验，通过观察、发现和思考问题，逐步积累知识和社会经验。

## 四、早期学习环境与婴幼儿成长

我国对早期教育用语使用较为普遍。教育是被动的，学习是主动的，早期婴幼儿的学习更多是一种主动探索和主动感知学习的过程，因此，本书以早期学习代替早期教育用语。良好的早期学习环境对婴幼儿的健康体魄、健全人格及心智成长发展有重要意义。

**1. 良好的早期学习环境能引发婴幼儿学习的主动性**

新生儿自出生开始，就对这个五彩斑斓的世界充满好奇，并积极地探索着。婴幼儿具有"吸收性心智"，他们能轻松地从周围环境中汲取知识，并且通常都会基于已有的经验来提出新的观点或假设，然后尝试通过社会互动、身体控制来体现他们的思维过程，通过设计良好的环境来满足各个阶段婴幼儿的发展需要，提供多种多样的材料和活动，通过直接经验来建构他们的知识，为不同发展水平的婴幼儿提供适宜的发展机会。

此外，设计良好的环境能为婴幼儿提供多种不同等级的挑战。当婴幼儿成功完成一个等级的挑战时，还可以进行下一个等级的挑战。自由的环境设置能支持他成为自主的学习者。

**2. 良好的早期学习环境促进婴幼儿不同领域的发展**

良好的早期学习环境能促进婴幼儿在不同领域得到发展，如身体、语言、情绪和认知等。婴幼儿在某个领域的发展会影响到他在其他领域的发展，而设计良好的环境能够更好地促进其在各领域的发展，提供整合学习的经验，更好地帮助婴幼儿建立秩序感。

**3. 良好的早期学习环境能为婴幼儿提供游戏的机会**

游戏对于婴幼儿的成长以及促进他们在语言、认知和社交能力方面的发展都是非常重要的。一个设计规划符合婴幼儿成长规律的良好环境能支持婴幼儿进行深度游戏，可以成为游戏的背景，为游戏提供内容、情景以及意义。同时，观察婴幼儿参与游戏类型也可以帮助托育照护人员建立一个能够支持他们游戏的环境。

**4. 良好的早期学习环境能减少婴幼儿的行为问题**

当婴幼儿处于精心创设的、安全的、有持续良好关系的、能及时得到回应的并且有机会与同龄人建立良好关系的环境中时，他们的身心会发展得更好，能减少婴幼儿的行为问题，使托育照护人员有更多时间支持婴幼儿学习。

# 第二节　婴幼儿认知训练指导

## 一、婴幼儿认知特点

从出生开始，新生儿就有探索周围世界的强烈动机，并且有自身的发展规律。婴幼儿时期的认知能力是所有能力、情感、行为习惯发展的基础，是今后学习求知的基础。智力是人认知能力的特征，智力开发主要是通过各种方法提高婴幼儿的认知能力。婴幼儿从出生开始，就敞开着心灵的窗口，即眼、耳、鼻、舌和皮肤等感觉器官，这些器官具备了他们会看、能听、有味觉、有触觉的生理基础。新生儿的大脑中有上亿个神经细胞，如果经常从窗口给予婴幼儿适宜的刺激，就可以学习、接收和处理各种信息，这就是智力发展的基础。

### 1. 6~12个月婴儿认知特点

6~12个月的婴儿，还处于感觉动作期，不会使用语言，以感觉、知觉和动作来适应环境，只能以行动来"指挥"或"控制"周围的环境。婴儿最常用的认知方式是动作，如抓、握、嚼等，通过这样的动作来了解世界和事物。鼓励婴儿调动各种感官，感知物体的大小、形状、颜色、材质等，引导婴儿观察周围的事物，模仿所看到的某些事物的声音和动作。

### 2. 13~24个月幼儿认知特点

13~24个月幼儿，认知能力与手的精细动作和手眼协调获得进一步发展，如用手触摸看到的物体，使用简单的工具，用手的运动增长经验，用手表达意思等。引导幼儿运用各种感官探索周围环境，逐步发展注意、记忆、思维，鼓励幼儿辨别生活中常见物体的大小、形状、颜色、软硬、冷热等明显特征。鼓励幼儿在操作、摆弄、模仿等活动中想办法解决问题。

### 3. 25~36个月幼儿认知特点

25~36个月幼儿，通过视觉、听觉、触觉来认知事物的能力，有了较大的提升，可以通过观看图片、参观等方式来了解认知事物。引导幼儿运用各种感官反复持续探索周围环境，逐步巩固和加深对周围事物的认识，启发幼儿观察辨别生活中常见物体的特征和用途，进行简单的分类，并感受生活中的数学；培养幼儿在感兴趣的事情上能够保持一定的专注力；通过各种游戏和活动，鼓励幼儿主动思考、积极提问并大胆猜想，激发幼儿的想象力和创造力。

## 二、婴幼儿认知能力训练指导

1. 在发展婴幼儿认知能力的过程中，要保护他们的好奇心，培养他们主动学习的兴趣和习惯，鼓励他们自己发现、自由探索、自主解决问题。

2. 帮助婴幼儿认识、了解空间概念，包括大小的概念、方位的概念、几何图形的辨别、自我身体的概念等，明白自身与外界的相对运动，从而进一步理解事物之间的关系。

3. 要采取形象直观的教育方法培养婴幼儿的思维能力。用形象、声音、色彩和感觉来培养婴幼儿的思维。例如，去动物园观察动物以后，可以启发婴幼儿根据观察到的动物特点，按照鱼、鸟、兽进行分类；观察植物后，按照根、茎、叶、花、果的特点，了解植物的生长繁殖过程。通过观察和思考，慢慢学会分析，提高比较和综合的能力。

4. 通过以下游戏和活动来提高婴幼儿的认知能力。

（1）认识形状：与婴幼儿一起玩积木，以实物让婴幼儿进行形状的区分。通过观察触摸的方式，利用语言进行总结和描述，逐步认识圆形、三角形、方形，寻找生活中的物品进行对比、归类，反复巩固形状概念。

（2）认识颜色：搜集多种颜色物品，如玩具、衣服、鞋子等，让婴幼儿认识到不同物品中的共同特征——颜色。分享绘本、图册，边看边说，在认识"红、黄、蓝"的基础上逐步增加对"绿""橙""紫""黑""白"的认知。

（3）认识数字：选择幼儿感兴趣的玩具或物品，让幼儿感受物品的增加和减少，区分一个或多个的数量变化。在"一个苹果"的基础上让幼儿理解"两个苹果"。当幼儿对数量有初步的概念后，利用数字符号进行命名，帮助幼儿理解数的概念。

（4）练习画画：提供多种形式的涂鸦练习、艺术创作；对线条、轮廓、形状、颜色进行巩固和复习。

（5）认识自然现象：通过观察太阳、月亮分辨白天、黑夜，通过观察下雨、下雪、刮风来认识各种自然现象。

5. 在确保安全健康的前提下，支持和鼓励婴幼儿的主动探索。

6. 听觉训练方法——参考以下案例。

（1）活动名称：音乐训练。

（2）活动对象：6~12个月婴儿。

（3）活动时间：3~5 min。

（4）活动次数：根据需要确定。

（5）活动说明：每天可以结合婴幼儿起床、喂奶、做操、游戏、入睡前等日常生活环节，在固定的时间播放节奏明快、旋律优美的音乐，既可增强婴幼儿的音乐记忆力，又能帮助建立良好的行为习惯。还可以把模仿动物叫声和大自然中某些声音的音乐，配上相应的实物或图片，让婴幼儿看一看，摸一摸，使听觉、视觉、触觉都得到综合训练。

## 第三节　婴幼儿语言训练指导

### 一、婴幼儿语言特点

#### 1. 6~12个月的婴儿语言特点

6~9个月的婴儿持续牙牙学语，并有声音高低和节奏变化，会和照顾者轮流"对话"，开始模仿、重复照顾者说话及声音，并使用表情与肢体语言（如指东西、点头摇头、双手举起）搭配沟通，对简单指令如"不可以""再见"做出反应。

10~12个月婴儿开始学习手势动作，例如，亲亲、再见、拍手，对自己名字有反应，可完成简单指令。

#### 2. 13~24个月幼儿语言特点

这个阶段是幼儿语言的理解阶段，理解语言在发音阶段已经开始。幼儿开始说出有意义的话，通常会学习常见的人物、动物的单字或叠字。幼儿通过视觉、触觉、体位觉等与视觉的联系，同样会配合手势和声调进行沟通，能逐步理解日常生活用语并回答简单的问题，指认身体部位、动物名称。

#### 3. 25~36个月幼儿语言特点

这个阶段的幼儿伴随词汇量的积累，开始使用两个以上的字词。语句表达符合简单的语法，逐步了解如何利用语言进行互动，并掌握社交的规则，包括轮流等待和礼貌用语。此阶段幼儿的语言表达通常和活动相关联，在日常生活或游戏活动中，通过模仿来学习语言。30个月的幼儿语言发展迅速，已经掌握了基本的词汇和句式。

## 二、婴幼儿语言能力训练指导

1. 托育照护人员要经常和婴幼儿温柔地说话、唱歌；互动时要注视宝宝的眼睛，回应婴幼儿发出的各种声音。互动时放慢语速、仔细聆听，示范简单的词语，配合手势、动作、表情辅助沟通，注意婴幼儿的口语和肢体表情。以自然的态度做出回应，重复正确说法或发音，提供模仿的机会。

2. 提升婴幼儿语言能力的方法可以用指认、讲故事、念儿歌、阅读、识认卡片等。由于婴幼儿注意力集中时间有限，同一时间内训练的种类不要太多。

3. 从日常生活取材，多谈论、介绍物品名称和特性，选择不同场景给婴幼儿提供语言刺激，鼓励婴幼儿在日常生活中运用语言，让婴幼儿在不知不觉中学习新的词汇，并能够在生活情境中学会运用。反复有序的习得过程可以让幼儿对自我能力加以肯定。

4. 示范完整句子的说法，或延伸婴幼儿的句子，引导婴幼儿表达，并专注倾听、回应。

5. 个别指导。针对不同月龄语言发展迟缓的婴幼儿，应给予个别指导。

6. 语言能力训练方法，案例参考如下。

（1）活动名称：绘本故事。

（2）活动对象：13～24个月幼儿。

（3）活动时间：5～10 min。

（4）活动次数：每天1～2次。

（5）活动说明：故事欣赏可培养幼儿对文学作品的兴趣，养成认真倾听的习惯。选择适合幼儿年龄的故事内容，让幼儿欣赏故事书的封面，引发听故事的欲望。托育照护人员利用表情和肢体动作等方法边翻书边讲故事。可以尝试第二遍讲故事时，让幼儿模仿故事情节作相应的动作或表情。如图4-1所示。

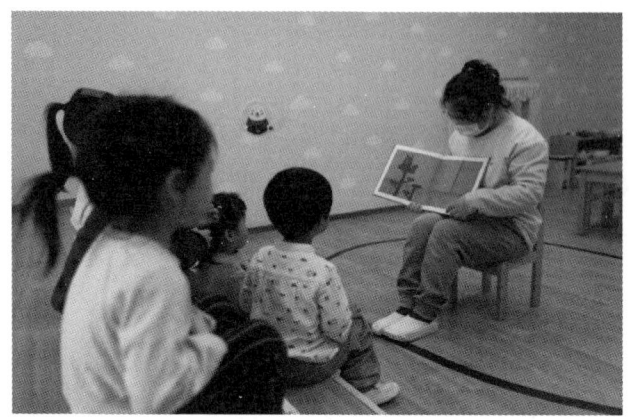

图 4-1　给幼儿讲绘本

## 第四节　婴幼儿动作指导

### 一、婴幼儿动作特点

#### 1. 6~12 个月婴儿动作特点

6~12 个月婴儿在粗大动作发展方面，仍然以移动运动为主，包括独坐、爬行、扶站、姿势转换、障碍爬行、扶走等，该时期为步行前期。

6~12 个月婴儿在精细动作发展方面，是拍打、取物、对击、松手、扔物的动作发展期。可以提供能发出声音的玩具（小鼓、琴等）让婴儿拍打，提供小玩具和容器让婴幼儿取物和投放，提供不同规格和质地的小球让婴幼儿抓捏和扔。

#### 2. 13~24 个月幼儿动作特点

13~24 个月幼儿在粗大动作的发展方面为步行时期，以行走平衡发展为主，包括站立（见图 4-2）、独立走、攀登、掌握平衡等。

13~24 个月幼儿在精细动作的发展方面为套圈、垒高、食指按压、敲打、二指捏、套叠、旋转、镶嵌等动作发展期。可以提供彩色套圈、方形小积木、按拨器、打击飞人、打球台、小勺、小碗串珠、二指捏镶嵌板、套碗、套塔、开锁模具、简易拼图等进行练习。

**3. 25~36个月幼儿动作特点**

25~36个月幼儿粗大动作的发展，以技能运动为主，包括跑、跳、投掷、单脚站立、翻滚、走平衡木、抛物接物、玩运动器械等。

25~36个月幼儿精细动作的发展为构造组合、拼拆、捏、搓、折、画画等动作发展期。可以提供拼插玩具、积木、橡皮泥、折纸、6~12片拼图、蜡笔、画纸等进行练习。

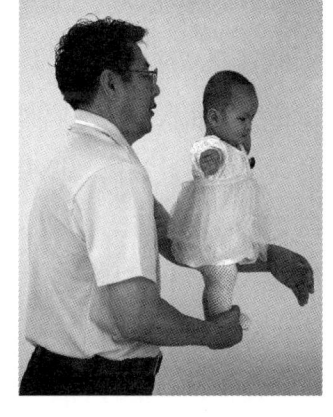

图4-2　练习幼儿站立

## 二、婴幼儿动作能力训练指导

要根据婴幼儿的身心特点、健康水平、季节和设备条件，有针对性地科学安排活动内容、活动强度和密度，特别要注意循序渐进、尊重差异、动静兼顾和安全。

1. 粗大动作的训练原则

（1）循序渐进原则

婴幼儿在粗大动作的发展过程中一般都会经过抬头、翻身、坐、爬、站、走的阶段，婴幼儿粗大动作练习通常遵循这个发展顺序进行。

（2）适宜性原则

婴幼儿处于发展阶段，精力有限，练习时间过长容易疲劳，所以一次的活动时间不宜过长，由于个体差异，活动时长以婴幼儿不感觉疲劳为宜。

（3）趣味性原则

在进行大动作训练时，营造积极快乐的游戏氛围，不仅可以达到动作发展的目的，还能培养婴幼儿对运动的兴趣，体验与成人合作游戏的快乐，这种积极的情绪可以提高婴幼儿的积极性和活动力。

2. 精细动作的训练原则

（1）刺激性原则

在婴幼儿发展的不同时期，提供合适的刺激物让婴幼儿有机会进行精细动作的训练，通过触摸、抓握、拍打、敲击、拼插等动作的训练，可以发展良好的感知觉和动作行为，促进大脑细胞的发育和手眼协调能力的发展。

（2）操作性原则

进行精细动作训练，离不开配套的操作玩具，这种玩具不是让婴幼儿自行玩耍，成人在必要时应给予帮助。

（3）递进性原则

精细动作的发展有一个由简单到复杂的过程，这是大脑发育逐渐成熟的过程，因此，为婴幼儿提供的玩具教具也要遵循由简单到复杂的原则。

3. 保证适宜强度、频次的运动活动。做好运动中的观察及照护，避免发生意外伤害。

4. 个别指导与转介，关注患病婴幼儿。对于急慢性疾病恢复期的婴幼儿，要及时调整活动强度和时间；发现运动发育迟缓婴幼儿，要给予针对性指导或及时转介。

5. 动作能力训练游戏方法，案例参考如下。

（1）活动名称：匍匐爬行。

（2）活动对象：6~12月婴儿。

（3）活动时间：每次3~5 min。

（4）活动次数：每天3~5次。

（5）活动说明：

1）俯卧，抵足匍行：婴儿胸部离床，身体重心落在手上，有时婴儿双腿也会离开床铺，以腹部为支点在床上打转。托育照护人员用手抵住足底，可促进婴儿进行匍行。

2）匍行：用玩具在前方逗引婴儿进行匍行，托育照护人员或抵住足底或用毛巾提。

## 第五节　婴幼儿情绪和社会性指导

### 一、婴幼儿情绪和社会性特点

**1. 6~12 个月婴儿情绪和社会性特点**

6~9 个月婴儿懂得成人面部表情,对成人说"不"有反应,受责骂不高兴时会哭,表现出喜爱家庭成员,对熟悉喜欢他的成人伸出手臂要求抱,而且会笑得非常激动、投入。

喜欢和看护者玩重复的游戏,如拍手、再见、躲猫猫等这类情感交流活动。当从他这里拿走东西时,会遭到强烈的反抗。见陌生人会表现出各种行为,如盯看、躲避、哭泣等。

10~12 个月的婴儿发出声音时,会模仿他人的手势,面部伴有表情,喜欢重复的游戏,例如,玩拍手游戏、躲猫猫等,显示出一定的独立性,如不喜欢大人搀扶走路或抱在怀里,更喜欢情感交流活动,还懂得采取不同的方式。能玩简单的游戏,惊讶时发笑,能准确地表现出高兴、生气和难过。以哭引人注目,对主要看护者表现出明显的喜爱,开始听从看护者的劝阻,例如,不要到水边玩;对同样大的小伙伴表现出极大的兴趣,会相互凝视或彼此触摸。

**2. 13~24 个月幼儿情绪和社会性特点**

13~18 个月的幼儿对陌生人表示出新奇,情绪不稳定,变得容易受挫,受挫折时常常发脾气,情绪易受感染,看到别的小孩儿哭时表现出痛苦的表情或跟着哭,对玩具有自己的选择偏爱。

19~24 个月的幼儿能区别成人表情中蕴含的情绪,开始用名字称呼自己;当父母或看护者离开房间时会感到沮丧,对于与父母分离感到恐惧;在有提示的情况下,会说"请"和"谢谢";对自己独立表现出的一些技能感到骄傲;不愿把东西给别人,只知道是"我的";情绪变化趋于稳定,能初步调节自己的情绪；交际性增强，较少表现出不友好和敌意；会帮忙做事，如学习把玩具收拾好；开始和其他小朋友一起玩游戏，游戏时能模仿父母更多的细节动作，想象力增强。

### 3. 25~36个月幼儿情绪和社会性特点

25~30个月幼儿有简单的是非观念，知道打人、咬人、抓人不好，会发脾气，常用"不"表示独立，知道自己的全名，用"我"来表示自己，和同伴一起玩简单的游戏，会相互模仿，有模糊的角色装扮意识，初步意识他人的情绪，开始表达自己的情感。

31~36个月幼儿清楚地知道自己是男孩还是女孩；和同伴或家人一起玩角色游戏，如"过家家"；能和同龄小朋友分享，如把玩具分给别人；害怕黑暗和动物；兄弟姐妹或同伴之间会进行比赛并产生嫉妒心理；会整理玩具，开始知道东西哪里拿的放回哪里去；自己上床睡觉；大吵大闹和发脾气的现象已不常见，且持续时间短，能控制自己的情绪；对成功表现出高兴的情绪，对失败表现出沮丧的情绪；开始对故事里的人物投入感情、表达同情；不愿改变已养成的生活习惯。

## 二、婴幼儿情绪和社会性能力训练指导

0~3岁阶段婴幼儿的情绪稳定性、思维逻辑性、人际交往等能力仍在逐步发展过程中，要观察了解每名婴幼儿独特的沟通方式和情绪表达特点，正确判断其需求，并给予及时、恰当的回应。随着理解能力的发展，社会性经验的积累，他们会表现得比较"成熟"。这个阶段应理解婴幼儿的情绪变化，尽量让他们在愉悦的情绪中获得更多体验，培养积极情绪和乐观、爱与友善的心智成长元素。

提高婴幼儿情绪和社会性能力的方法有很多，例如，增加爱抚和情感交流的机会，为婴幼儿设计丰富有趣的游戏；建立一日生活和活动常规，开展规则游戏，帮助婴幼儿理解和遵守规则，逐步发展规则意识；创造机会，支持婴幼儿与同伴和成人的交流互动，体验交往的乐趣；对婴幼儿进行适当的鼓励，不

用表情和语气恐吓婴幼儿；为婴幼儿提供更广的社交环境等。

### 三、婴幼儿情绪和社会性行为解读与引导

**1. 生气情绪行为**

（1）生气情绪的表达方式

婴幼儿的生气情绪可以通过三种表情表达，分别是面部表情、言语表情、体态表情。面部表情是由眉、眼、鼻、嘴的不同组合构成，是情绪表达的基本方式。言语表情是通过声调、节奏变化来表达情绪，也是一种副语言现象。体态表情是由身体姿态、动作变化来表达情绪。

（2）生气情绪的功能

生气情绪可以产生持续性的动力，生气情绪还具有传递信号的功能，具有帮助矫正不平衡关系的正向功能。同时，生气情绪也会引发一些负向功能，会影响正性情绪体验，还会使社会关系紧张等。

（3）处理婴幼儿生气情绪的步骤

第一步通过观察感知婴幼儿的情绪，第二步接纳婴幼儿的情绪，第三步引导婴幼儿认识生气情绪，第四步引导婴幼儿适当表达生气情绪，第五步帮助婴幼儿管理生气情绪。

**2. 哭泣行为**

（1）哭泣的良性策略

1）情感缓冲型策略是指当婴幼儿发生哭泣行为时，托育照护人员第一时间并不是劝说或制止婴幼儿哭泣，而是确定婴幼儿在没有受到伤害的前提下，给婴幼儿情绪释放的时间与空间，等婴幼儿情绪宣泄完，再处理问题。

2）耐心教育型策略是指婴幼儿发生哭泣行为时，托育照护人员针对婴幼儿哭泣的问题进行讲解说明，在托育照护人员的引导下帮助婴幼儿解决问题。

3）安抚帮助型策略一般使用在因婴幼儿自身原因导致的哭泣中，托育照护人员应采取用语言安慰的方式稳定婴幼儿的情绪，针对婴幼儿的困难或所处的困境，提出相应的解决方法，帮助婴幼儿解决困难，脱离困境。

(2) 哭泣的中性策略

1）转移注意型策略是指在婴幼儿哭泣时，根据其兴趣点，转移他的注意力，分散他对哭泣事件的关注，从而解决婴幼儿的哭泣问题。

2）冷处理型策略是指托育照护人员采取减少对婴幼儿关注的方式回应婴幼儿哭泣。当某些婴幼儿以哭泣为手段，来满足自己不合理的需求时，托育照护人员应采取不理会其行为，不满足其需要的方式对待婴幼儿，使婴幼儿纠正自己不正确的行为，改变以哭泣为手段处理问题的方法。

(3) 哭泣的不良策略

1）威胁恐吓型策略是指当婴幼儿哭泣时，托育照护人员采取威胁恐吓婴幼儿的方法制止婴幼儿哭泣。

2）批评责备型策略是指婴幼儿发生哭泣行为时，托育照护人员对婴幼儿哭泣的现象进行批评和责怪。

3）忽略型策略是指托育照护人员面对婴幼儿的哭泣行为无动于衷，当作什么都没有发生一样。

**3. 恐惧行为**

(1) 恐惧产生的原因

第一，婴幼儿对恐惧刺激或事件缺乏正确的认知；第二，恐惧刺激的泛化；第三，通过模仿而习得；第四，成人恐吓式的教育方式。

(2) 恐惧情绪的功能

恐惧情绪可以帮助婴幼儿进行自我保护，自发避开或者引起照顾者的注意，进而带他们避开危险。另外，体验到恐惧情绪的过程，也是促进婴幼儿产生勇气的过程，尤其是照顾者可以通过婴幼儿对事物的恐惧，来引导婴幼儿建立起勇气。如果没有进行正确的引导，恐惧情绪也会对婴幼儿产生一些负面作用，对婴幼儿的身心健康影响较大。

(3) 恐惧行为的应对措施

首先，先要理解和接纳婴幼儿的恐惧情绪，以正面方式回应婴幼儿的恐惧情绪。

其次，可以使用情绪 ABC 法引导婴幼儿管理恐惧情绪。情绪 ABC 理论，A（Activating Event）代表诱发性事件；B（Belief）代表针对诱发事件产生的信念，也就是对这个事件的看法、解释；C（Consequence）代表产生的情绪和行为的后果。情绪 ABC 理论可以帮助婴幼儿重新建立对引发恐惧事物的认知。

**4. 过度依赖黏人行为**

（1）过度依赖黏人的行为特点

提出陪伴的需求，身体上的接触，距离上的接近，不同程度的哭闹。

（2）过度依赖黏人的心理解读

婴幼儿黏人是一种正常的心理，是对熟悉的亲人逐渐产生依恋情绪的表现，也是婴幼儿成长过程中不可避免的现象。婴幼儿和妈妈之间温暖、亲密的关系，适度的依恋（即黏人现象），可使婴幼儿既得到满足，又心情愉快。

（3）过度依赖黏人的引导方法

1）观察记录婴幼儿的依恋模式，记录婴幼儿依恋的具体方法是观察不同特定情境下的婴幼儿不同行为方式。

2）保护处在萌芽状态的独立性，激励婴幼儿更加大胆独立地去探索。

3）表达对婴幼儿的爱，让婴幼儿产生信任感与依赖感。

4）适当处理分离，和婴幼儿沟通并得到理解。

5）用游戏方式进行渐进式分离，让婴幼儿觉得有安全感。

6）建立稳定的教养环境和教养行为。

7）父母树立良好的教养行为。

**5. 吃醋争宠行为**

（1）吃醋争宠行为的表现形式

1）竞争和嫉妒，明显地与弟/妹争夺父母的重视和疼爱；不愿和弟/妹分享，对弟/妹缺乏关心，甚至表现出明显的敌意、攻击行为。

2）退化行为，是指其丧失以前学到的技能，出现尿床、大便失禁、吃饭要人喂、用奶瓶喝奶、要母亲把尿、吮吸拇指，或模仿婴幼儿的举动以引起父母的注意，要求母亲陪着睡或拒绝上床，整日缠着母亲不放等。

3）情绪问题，表现为焦虑、抑郁或社会退缩，变得爱哭、孤僻、不和小朋友玩；有的出现躯体化症状，如头痛、腹痛等，还可有睡眠障碍。

4）行为问题，表现为多动、注意力不集中；不服从父母的指令，与父母对立乃至冲突，好发脾气，破坏家里或弟/妹的东西；说谎或找借口逃避学习及其他活动等。

（2）吃醋争宠行为的原因

1）与婴幼儿年龄、性别、家庭类型等因素有关。

2）不安全依恋类型的婴幼儿在人际交往中常表现出不自信，有较高的焦虑或回避倾向。

3）父母不良的教养方式。

4）具有内向、不自信等气质特点的婴幼儿。

（3）吃醋争宠行为的引导方法

1）父母对婴幼儿给予接纳、陪伴，培养和弟/妹的感情。

2）忽视退化行为，以忽视、转移的方法弱化婴幼儿的不良行为。

### 6. 入园分离焦虑行为

当婴幼儿与依恋对象（通常指父母）分开时，婴幼儿由于过于担心自己和依恋对象的安全，过于害怕分离及和依恋对象不能再团聚而体现出来的焦虑行为。

（1）分离焦虑的表现形式

在对新入园婴幼儿进行观察后发现，婴幼儿的分离焦虑主要表现在两个方面，即生理和情绪方面。在生理上，主要是影响婴幼儿的饮食、消化、睡眠和免疫力等。在情绪上，婴幼儿主要表现为常常哭闹、依恋托育照护人员、依恋自带物、不吃不睡等。主要以哭泣和重复的句子来表达内心的焦虑，个别婴幼儿会出现依恋托育照护人员、默坐的现象。

（2）分离焦虑产生的原因

1）自身因素

①年龄：月龄越小，婴幼儿入园分离焦虑水平越高，持续时间越长。

②自理能力：婴幼儿自理能力越强，入园分离焦虑持续时间越短。

③气质：一些婴幼儿天生就很难照料，易烦躁、爱哭叫、不易抚慰，不喜欢密切的身体接触，拒绝养育者的亲近，形成稳定依恋时间较晚；而另有一些婴幼儿天生喜欢拥抱、抚慰、爱笑，与养育者积极交往，容易得到养育者的欢心。

④心理原因：对陌生环境缺乏安全感和放心感。

2）家庭因素

①父母的教养方式：婴幼儿的依恋特征和依恋质量在很大程度上取决于母亲的养育特征。

②家庭环境：如家庭居住环境、家庭结构、家庭经济条件、家庭氛围等。

③家长自身：包括家长自身的入园准备、焦虑情绪、对托育照护人员的态度。

(3) 分离焦虑的缓解策略

1）入园前分离焦虑缓解策略

①请家长帮助婴幼儿缓解入园前的分离焦虑，入园之前的准备：婴幼儿基本生活自理能力的准备；让婴幼儿学会表达自己的想法和感受；社交能力的培养；家长自身的心理准备。

②梯度入园和富有归属感的班级环境创设。

③活动邀约。增加婴幼儿对园区环境的熟悉度和掌控感，可以组织婴幼儿及家长开展各种直接体验的活动。

④家长访谈会。研究发现，真正能有效缩短入园分离焦虑持续时间的方法是带婴幼儿提前认识托育照护人员。

⑤预入园。给已报名的婴幼儿家长发放入园证，让他们在婴幼儿尚未正式入园之前，经常带婴幼儿来园参观玩耍，熟悉园区的环境及托育照护人员，培养婴幼儿对园区的喜爱和好奇之心。

⑥弹性入园。允许个别婴幼儿不严格按照园区统一的入园离园时间上园区，可以晚些来园，提前些离园，主要目的是保持婴幼儿情绪的稳定。

⑦新入园和升班分开进行，使两者都有较为充裕的适应时间。

2）入园时分离焦虑的缓解策略

①托育照护人员教态

托育照护人员和蔼可亲、笑容可掬、抚摸拥抱婴幼儿更容易拉近师幼的距离，婴幼儿更倾向于与这类托育照护人员建立新的依恋关系，形成依恋替代，从而在一定程度上缓解婴幼儿的分离焦虑。

②托育照护人员引导

通过环境吸引法、环境熟悉法、示范学习法、正面鼓励法、游戏吸引法来缓解婴幼儿入园时的分离焦虑。

3）入园后分离焦虑的缓解策略

①入园之后，提醒家长要配合托育照护人员。家长送婴幼儿到园之后要尽快离开；与婴幼儿谈论在园区发生的开心的事情，引导婴幼儿产生喜欢园区的情感；一定要坚持送园。

②培养和提高婴幼儿的自理能力。

③培养婴幼儿的社交能力。

**7. 同伴冲突行为**

（1）不同类型同伴冲突的应对策略

1）解决资源占有引发的同伴冲突——以渗透社会规则引导婴幼儿自主解决为主。资源占有引发的同伴冲突包括：游戏材料、加入游戏机会、游戏角色、争夺同伴友谊、空间位置等引发的同伴冲突。

2）解决规则维护或意见分歧引发的同伴冲突——以引导和树立榜样为主。规则维护或意见分歧引发的同伴冲突包括：游戏规则维护、班级生活常规维护、教育教学规则维护、意见分歧等引发的同伴冲突。

3）解决肢体动作引发的同伴冲突——以客观疏导的态度为主。婴幼儿在互动中经常会因为一些肢体动作引发同伴冲突，因为肢体动作引发的同伴冲突分为如下四种，即动作意图误解引发的同伴冲突、动作幅度过大引发的同伴冲突、不经意碰触动作引发的同伴冲突、有意碰触动作引发的同伴冲突。

(2) 解决同伴冲突的五个步骤

1) 平静地靠近,避免婴幼儿间进一步发生可能带来伤害的行为。

2) 认可他们的感受,表达"你看起来很着急""你看起来很不安"等。

3) 与婴幼儿站在同一水平线上,即"蹲下来",真心地和他们交流;用"怎么了""发生了什么事情"等开放性问题引导婴幼儿陈述问题,在发展其语言表达能力的同时,让他们自己学会如何分析问题,如何有效沟通交流。

4) 在解决问题时,托育照护人员应充当不偏袒于任何一方的问题解决者,万不可妄下定论。托育照护人员还可以引导婴幼儿自己想出解决问题的办法,自己决定选择何种方式解决问题,即"抛出去"。

5) 在婴幼儿解决了问题之后,托育照护人员可以适当总结,把问题的症结找到,给予后续支持,告诉婴幼儿"看,我们一起想办法解决了这个问题""瞧,你做到了",即把问题"收回来"。

在这个过程中,婴幼儿在托育照护人员的支持下充分参与,获得了解决问题的自我满足感,也对托育照护人员更加充满信任。

(3) 解决同伴冲突的注意事项

1) 就事论事,不给婴幼儿贴标签。

2) 向婴幼儿提出具体、明确的要求。

3) 给婴幼儿时间和机会表达。

## 第六节　婴幼儿发展水平观察与评价

### 一、婴幼儿发展水平评价的含义

婴幼儿发展水平是指在 0~3 岁期间,婴幼儿在生理、心理以及社会行为上不断成熟、变化的过程。婴幼儿发展水平评价是以正常的行为模式为标准,评价观察婴幼儿的行为,并将这种行为用年龄来表示。它是评价婴幼儿神经系统完善程度和功能成熟的手段。例如，正常发育标准是：10~14个月会叫爸爸妈妈，凡是在这个年龄范围会叫爸爸妈妈的婴幼儿均属正常，到14个月还不会叫爸爸妈妈，就说明该婴幼儿语言能力发展比较晚。如果观察到18个月的婴幼儿还不会叫爸爸妈妈，那么就说明这个婴幼儿的语言表达能力发展晚。婴幼儿发展水平评价可以通过观察婴幼儿具体的行为表现，了解婴幼儿在不同领域的发展情况，从而指导成人更有针对性地引导婴幼儿发展，为婴幼儿提供适合的活动环境、玩教具及互动游戏。

## 二、婴幼儿发展水平评价的方法

婴幼儿发展水平评价主要使用观察法和测验法。

### 1. 观察法

评价首先要掌握婴幼儿发展的年龄特点，所谓年龄特点就是不同年龄阶段婴幼儿在运动、语言、认知等各领域中特征性的行为表现。它是各个年龄阶段婴幼儿发展的一般规律，以年龄特点为参照，评价婴幼儿的发展水平。

### 2. 测验法

使用发展测验法对婴幼儿进行评价。首先，逐一评价每个领域的发育水平，计算发育商数；其次，计算总的发育商数，以明了婴幼儿的发育水平和发育特点。

发展水平评价一般都采用个别测验，就是一个主试对一个被试的测验。发展测验又分为诊断性测验和筛查测验。筛查测验使用起来比较简单快速，可以短时间获得客观的信息。它的作用是在没有症状的人群中将有问题和可能有问题的婴幼儿筛查出来，以便进行预防和干预。

诊断性测验主要的作用是：通过对测验结果的分析，了解婴幼儿心理功能和特点，婴幼儿的优势和不足，以便进行有针对性地教育，评价结果是教育的依据。测验法尤其是诊断性测验是专业性很强的评价方法，对使用者的要求高，需要由接受过专业培训的人员或专业人员进行。

## 三、婴幼儿发展水平评价基本程序

### 1. 确定评价内容

根据不同的评价目的确定具体的评价内容是婴幼儿发展水平评价的第一步。

### 2. 确定评价形式、评价工具及评价方法

评价形式和工具依据评价方法的不同而不同,不恰当的评价方法会使评价结果不能满足评价目的,甚至会导致收集到虚假信息。

### 3. 数据采集

在评价的过程中,要注意做到客观、标准地收集测试者信息。要求评价的现场环境空气流通、光线充足、温度适宜、干净整洁、没有外界干扰,让每位参与者都尽可能感到舒适且有足够的空间。

### 4. 分析评价结果

对评价结果的分析通常包括对评价结果的计分、统计和解释。计分和统计方法往往是预先建立的,使用者只需要按照测试说明来进行操作即可。对单一评价结果的解释可以参照常模或标准参照来进行。

### 5. 根据分析结果提出建议

根据测评分析的结果,提出相应的提高或改进建议,找出婴幼儿自身发展的优势和劣势,有针对性地设计培养目标和训练方法,找到帮助婴幼儿更好发展的方向和途径。

### 6. 跟踪检验和反馈

在多数情况下,需要对测评结果进行跟踪和检验。根据实际情况对评价结果进行检验,为评价取得经验性资料,为进一步校正评价精确度提供依据。

## 四、婴幼儿发展水平观察要点

### 1. 6~9个月婴儿发展水平观察要点（见表4-1）

表4-1　　　　　　　　6~9个月婴儿发展水平观察要点

| 发育与健康 | 感知与运动 | 认知与语言 | 情感与社会性 |
|---|---|---|---|
| （1）平均身高男孩为72.85 cm，女孩为71.20 cm<br>（2）平均体重男孩为9.52 kg，女孩为8.90 kg<br>（3）平均头围男孩为45.43 cm，女孩为44.38 cm<br>（4）平均胸围男孩为45.52 cm，女孩为44.56 cm<br>（5）能清楚地看到物体<br>（6）需大小便时会有表情或反应；能自己拿着饼干咀嚼<br>（7）会吃稀饭<br>（8）大部分婴儿长出乳牙<br>（9）流相当多的唾液<br>（10）大多数婴儿开始后半夜不喂奶，能整晚上睡觉<br>（11）一昼夜睡15 h左右 | （1）能自己坐，扶腋下能站，站立时腰、髋、膝关节能伸直<br>（2）会趴着，手脚并用地爬<br>（3）能用拇指和食指捡起小物体，能拨弄桌上的小东西（大米花、葡萄干等）<br>（4）会将物品从一只手换到另一只手<br>（5）有意识地摇东西，如拨浪鼓、小铃等<br>（6）能双手拿两物对敲 | （1）会用很长的时间来审视物体<br>（2）注意观察大人行动，喜欢模仿大人<br>（3）会寻找隐藏起来的东西，如拿掉玩具上的盖布<br>（4）能分辨地点<br>（5）尝试做出一系列有计划的行为，完成一件事，如从椅子上起来爬下，在玩具中挑出彩球<br>（6）能发出"ma-ma""baba"等元音和辅音，但没有特定的指向<br>（7）试着模仿声音，越来越像真正的语言<br>（8）会试着翻书，喜欢以前听过的故事 | （1）懂得成人面部表情，对成人说"不"有反应，受责骂不高兴时会哭<br>（2）表现出喜爱家庭成员，对熟悉喜欢他的成人伸出手臂要求抱<br>（3）喜欢玩躲猫猫一类的交际游戏，而且会笑得非常激动、投入<br>（4）喜欢和看护者玩重复的游戏，如拍手、躲猫猫等，交流情感<br>（5）当从他这里拿走东西时，会遭到强烈的反抗<br>（6）见到陌生人会表现出各种行为，如盯看、躲避、哭泣等 |

## 2. 10~12个月婴儿发展水平观察要点（见表4-2）

表4-2　　　　　　　　10~12个月婴儿发展水平观察要点

| 发育与健康 | 感知与运动 | 认知与语言 | 情感与社会性 |
| --- | --- | --- | --- |
| （1）平均身高男孩为78.30 cm，女孩为76.90 cm<br>（2）平均体重男孩为10.55 kg，女孩为9.99 kg<br>（3）平均头围男孩为46.89 cm，女孩为45.80 cm<br>（4）平均胸围男孩为46.65 cm，女孩为45.85 cm<br>（5）有规律地在固定时间大便1~2次/日<br>（6）一般长出5~6颗乳牙<br>（7）流口水的现象减少<br>（8）一昼夜睡14 h左右 | （1）会用四肢爬行，腹部贴地面<br>（2）自己扶栏杆站起来，会自己坐下<br>（3）自己扶物体能蹲下取物品，不会哪里拿的放回哪里去<br>（4）独自站稳，自己扶物可迈步<br>（5）独自走几步就扑向大人怀抱<br>（6）手指协调能力更好，如能打开包糖的纸<br>（7）能用手抓笔点点，能随意涂涂画画<br>（8）对发出声响的玩具感兴趣 | （1）会用手指向自己感兴趣的东西<br>（2）故意把东西扔掉再捡起，把球滚向别人<br>（3）手眼逐渐协调，会将大圆圈套在棍上，从杯中取物放进去<br>（4）感知分辨能力进一步提高，如区分动物和车，把红色的物体归为一类<br>（5）喜欢眼睛一动不动地看图画<br>（6）能懂得一些词语的意义，如被问"灯在哪儿呢"，会看向灯；向其索要东西，知道给<br>（7）能按要求指向自己的耳朵、眼睛、鼻子<br>（8）能说出最常用词汇，如爸爸、妈妈<br>（9）出现难懂的话，自创一些词语来指称事物<br>（10）用动作表示同意或不同意（点头、摇头）<br>（11）尝试使用工具解决问题，如用一根棍子拨回物体 | （1）发出声音时，会模仿他人的手势，面部伴有表情<br>（2）喜欢重复的游戏，例如玩躲猫猫，拍手游戏<br>（3）显示出一定的独立性，如不喜欢大人搀扶走路和抱在怀里<br>（4）更喜欢情感交流活动，还懂得采取不同的方式<br>（5）能玩简单的游戏，惊讶时会发笑<br>（6）准确地表现出高兴、生气和难过<br>（7）以哭引人关注<br>（8）对主要看护者表现出明显的喜爱，开始听从看护者的劝阻，如不要到水边玩<br>（9）对同样大的小伙伴表现出极大的兴趣，会相互凝视或彼此触摸 |

## 3. 13~18个月幼儿发展水平观察要点（见表4-3）

表4-3　　　　　　　　　13~18个月幼儿发展水平观察要点

| 发育与健康 | 感知与运动 | 认知与语言 | 情感与社会性 |
| --- | --- | --- | --- |
| （1）18个月时，平均身高男孩为84.41 cm，女孩为82.71 cm<br>（2）平均体重男孩为11.80 kg，女孩为11.11 kg<br>（3）平均头围男孩为48.18 cm，女孩为46.83 cm<br>（4）平均胸围男孩为48.51 cm，女孩为47.82 cm<br>（5）上下第一乳磨牙大多长出（也称板牙，一共8颗，6岁会开始换牙），乳尖牙开始萌出，会咀嚼并咽下像苹果、梨等较硬的食品，并能协调地在咀嚼后吞咽下<br>（6）前囟门闭合（头顶的前部正中部位，有跳动感。正常为12~18个月闭合）<br>（7）白天能主动表示便意 | （1）走得稳，能停能走也能改变方向<br>（2）自己蹲下不扶物体就能复位，能一手扶栏杆上几级楼梯<br>（3）开始跑，但不稳<br>（4）味觉、嗅觉、触觉更敏感<br>（5）会用2~3块儿积木堆高，能抓住一只蜡笔来图画<br>（6）能双手端碗，试着自己用小勺吃饭<br>（7）模仿大人的动作，如敲击、扫地 | （1）反复摆弄物体，出现假动作，如用玩具电话做出打电话的样子<br>（2）开始知道书的概念，喜欢模仿翻书页<br>（3）喜欢将容器填满和倾倒<br>（4）知道简单的因果关系，能在一堆物品中挑出与其他不同的物品<br>（5）喜欢重复别人说过的话<br>（6）能指认熟悉的物品和人<br>（7）能用少量词汇表达一定的意思，如"抱"表示要大人抱抱<br>（8）开始用两三个字组成的动宾结构的句子表达意思，如"××吃""妈妈抱""要去"等<br>（9）模仿常见动物的叫声<br>（10）喜欢听音乐，跟着摆动<br>（11）用伴随表情的字词和动作进行交流 | （1）能在镜中辨认出自己<br>（2）对陌生人表示出新奇，情绪不稳定，容易受挫，受挫折时常常发脾气<br>（3）情绪易受感染，看到别的小孩儿哭时表现出痛苦的表情或跟着哭<br>（4）对玩具有自己的选择偏爱<br>（5）醒来的时候躺在床上到处张望<br>（6）会依附安全的东西，如毛毯、布娃娃等，个别婴幼儿吸吮拇指习惯达到高峰，特别是在睡觉时<br>（7）喜欢单独玩或观看别人的游戏活动<br>（8）开始能理解并遵从简单的行为规则<br>（9）对常规的改变和所有的突然变迁表示反对，表现出情绪不稳定<br>（10）能在照片中辨认出家庭主要成员 |

## 4. 19~24个月幼儿发展水平观察要点（见表4-4）

表4-4　　　　　19~24个月幼儿发展水平观察要点

| 发育与健康 | 感知与运动 | 认知与语言 | 情感与社会性 |
|---|---|---|---|
| （1）24个月时，平均身高男孩为91.72 cm，女孩为90.4 cm<br>（2）平均体重男孩为13.50 kg，女孩为12.84 kg<br>（3）平均头围男孩为49.30 cm，女孩为48.19 cm<br>（4）平均胸围男孩为50.20 cm，女孩为49.02 cm<br>（5）会主动表示大小便，白天基本不尿湿裤子<br>（6）开始长第二乳磨牙，牙齿大概16颗<br>（7）白天加晚上可以睡12~13 h | （1）能连续跑3~4 m，但不稳当<br>（2）能自己上比较矮的床<br>（3）能一手扶栏杆自己上下楼梯<br>（4）开始做原地跳跃动作<br>（5）双脚能同时跳起<br>（6）能踢大球<br>（7）会跨骑在四个轮子的小车上<br>（8）能蹲下来玩<br>（9）能双手举过头顶掷球<br>（10）能根据音乐节奏做动作<br>（11）能用鞋带穿大珠子<br>（12）会把5~6块积木堆高<br>（13）能自己用汤匙吃东西 | （1）能开口表示个人需要<br>（2）能记住生活中熟悉物品放置的固定地方，如玩具<br>（3）能数1、2、3、4、5<br>（4）能按指令做事情（2~3件，连续的），如把球扔出去，然后跑去追<br>（5）对声音的反应越来越强烈，喜欢听重复的声音，如一遍遍地听一首歌、读一本书等<br>（6）能说几个字的简单句，如"××要糖"等<br>（7）能分辨一本书的封面及基本结构，开始辨认书中角色的名字，会主动看图讲简单的话，如书中的爸爸在打篮球，妈妈在跑步 | （1）能区别成人表情中蕴含的情绪<br>（2）开始用名字称呼自己<br>（3）当父母或看护者离开房间时会感到沮丧，对与父母分离感到恐惧<br>（4）在有提示的情况下，会说"请"和"谢谢"<br>（5）对自己独立表现的一些技能感到骄傲<br>（6）不愿把东西给别人，只知道是"我的"<br>（7）情绪变化趋于稳定，能初步调节自己的情绪<br>（8）交际性增强，较少表现出不友好和敌意<br>（9）会帮忙做事，如学习把玩具收拾好<br>（10）开始和其他小朋友一起玩游戏<br>（11）游戏时能模仿父母更多的细节动作，想象力增强 |

## 5. 25~30个月幼儿发展水平观察要点（见表4-5）

表4-5　　　　　25~30个月幼儿发展水平观察要点

| 发育与健康 | 感知与运动 | 认知与语言 | 情感与认知 |
|---|---|---|---|
| （1）30个月时，平均身高男孩为96.10 cm，女孩为94.65 cm<br>（2）平均体重男孩为14.53 kg，女孩为13.87 kg<br>（3）平均头围男孩为49.74 cm，女孩为48.76 cm<br>（4）平均胸围男孩为51.21 cm，女孩为49.78 cm<br>（5）20颗乳牙已全部出齐 | （1）能后退、侧走和奔跑<br>（2）能轻松地立定蹲下<br>（3）会迈过低矮的障碍物<br>（4）能双脚交替上下楼梯<br>（5）能从楼梯上往下迈<br>（6）能单脚站立<br>（7）能将球朝一定的方向滚<br>（8）能将球用力往远处扔<br>（9）会骑三轮童车<br>（10）能在大人提醒下上厕所，学着自己洗手、擦脸<br>（11）会转动把手开门、旋开瓶盖取物<br>（12）能用大号蜡笔涂涂画画<br>（13）学习一页一页地翻书<br>（14）学习自己穿鞋、解衣扣、拉拉链 | （1）知道"大小""多少""上下"，会比较多少、长短、大小<br>（2）会指认圆形、方形和三角形<br>（3）知道红色，并能正确地指认<br>（4）会用积木堆高或连接成简单的物体形状（如桥、火车）<br>（5）会捏、撕，能随意折纸<br>（6）能数到10<br>（7）游戏时能用物体或自己的身体部位代表其他物体（如用手指当牙刷）<br>（8）听完故事能说出讲的是什么人、什么事<br>（9）会用几个形容词<br>（10）会用代词"你""我""他"，会用连接词"和""跟"，会使用副词"很""最"<br>（11）能说出常见物品的名称和用途，词汇量发展迅速，会使用七八个词组成的句子进行简单的叙述<br>（12）会背诵简单的儿歌，发音基本正确<br>（13）喜欢玩橡皮泥<br>（14）开始理解事件发生的前后顺序 | （1）有简单的是非观念，知道打人、咬人、抓人不好<br>（2）会发脾气，常用"不"表示独立<br>（3）知道自己的全名，用"我"来表示自己<br>（4）和同伴一起玩简单的游戏，会相互模仿，有模糊的角色装扮意识<br>（5）初步意识到他人的情绪，开始表达自己的情感 |

## 6. 31~36个月幼儿发展水平观察要点（见表4-6）

表4-6　　　　　　　　31~36个月幼儿发展水平观察要点

| 发育与健康 | 感知与运动 | 认知与语言 | 情感与社会性 |
|---|---|---|---|
| （1）36个月时，平均身高男孩为99.34 cm，女孩为97.71 cm<br>（2）平均体重男孩为15.43 kg，女孩为14.90 kg<br>（3）平均头围男孩为50.07 cm，女孩为49.28 cm<br>（4）平均胸围男孩为51.64 cm，女孩为50.30 cm<br>（5）视力标准为0.6<br>（6）晚上能控制大小便，不尿床 | （1）能单脚站立<br>（2）能双脚离地连续跳跃2~3次<br>（3）能双脚交替灵活走楼梯<br>（4）能沿着直线双脚交替行走<br>（5）能走一条短的平衡木，能跨过一定高度的障碍物<br>（6）能举起手臂，将球朝一定目标投掷<br>（7）能跟随音乐、儿歌做模仿操，动作比较协调<br>（8）用积木、塑料拼接玩具搭或插成物体，并尝试给它起名字<br>（9）能模仿画圆、画十字形<br>（10）会扣衣扣、穿袜子和简单的衣裤<br>（11）能正确使用汤匙，尝试用筷子 | （1）能口数6~10，口手一致数1~5<br>（2）知道黄色、绿色，并能正确地指认<br>（3）能分辨"里""外"<br>（4）能用纸对折<br>（5）会问一些关于"是什么""为什么""是谁""在哪里"的问题<br>（6）在大人指导下，理解故事主要情节<br>（7）认识并说出常见的物品、动物名称，词汇量较丰富<br>（8）运用字词的能力迅速增强<br>（9）能说出有几个词的复杂句子<br>（10）开始运用"你们""他们""如果""但是"等词<br>（11）知道一些礼貌用语，如"谢谢"和"请"，并知道何时使用这些礼貌用语<br>（12）知道家里人的名字和简单的情况<br>（13）开始区别"一个"和"许多"<br>（14）喜欢自己看图画书<br>（15）会回答简单的问题<br>（16）会解决简单的问题，如搬椅子、爬上去、取东西 | （1）清楚地知道自己是男孩还是女孩<br>（2）和同伴或家人一起玩角色游戏，如"过家家"<br>（3）能和同龄小朋友分享，如把玩具分给别人<br>（4）害怕黑暗和动物<br>（5）兄弟姐妹或同伴之间会进行比赛并产生嫉妒心理<br>（6）会整理玩具，开始知道东西哪里拿的放回哪里去<br>（7）自己上床睡觉<br>（8）大吵大闹和发脾气的现象已不常见，且持续时间短，能控制自己的情绪<br>（9）对成功表现出高兴的情绪，对失败表现出沮丧的情绪<br>（10）开始对故事里的人物投入感情、表达同情<br>（11）不愿改变已养成的生活习惯 |

托育照护技能晋级指导

### 五、婴幼儿发展气质评价

#### 1. 婴幼儿气质与发展

人一生下来就具有一组独特的人格特征，这组独特的人格特征称为气质。气质是影响人类情绪发展的重要因素之一。因为气质具有先天性，因此是比较稳定的个性人格特征，它与个体的神经活动类型、血型、体形等身体先天因素有关。气质是相对稳定的，但是在生活环境和教育影响下，在一定程度上是可以改变的。

气质是天生的，没有好坏的分别，但是，每个婴幼儿生下来就有气质上的个体差异，而气质不同的婴幼儿需要不同的照料。评估婴幼儿的气质特征，可便于家长更了解自己的孩子，并帮助家长以更适应婴幼儿气质特征的教养方式，协助婴幼儿健康发展，有效学习。

#### 2. 婴幼儿气质评价的内容

气质是个体对环境应答过程中伴有情绪表现的行为方式，因此，它不是一个单一的结构，而是由多个维度组成的混合体。对于气质的结构，存在着不同的观点。美国精神病学家托马斯的婴幼儿气质结构理论认为婴幼儿气质由九个维度组成，分别是活动水平、生理规律性、分心、趋避性、适应性、注意广度和持久性、反应强度、敏感性、心境。这九个维度不同的组合，构成了每个婴幼儿不同的气质类型。九个维度反映出的婴幼儿行为特点如下。

（1）活动水平

活动水平主要是指婴幼儿在睡眠、进食、穿衣、游戏等过程中身体活动的数量。活动水平高的婴幼儿乐于蹦跳，仰卧时两脚不停地踢动，换尿布时移动速度快，穿衣吃饭速度快，他们坐在小凳上喜欢扭来扭去，在家具上爬来爬去，洗澡时又踢又拍，即使哭泣时，也会挥舞着两只小手。活动水平高的婴幼儿对人和事的反应是主动的，他会迈动两只小腿向你跑来，伸出双手要你抱和亲吻。

活动水平低的婴幼儿通常喜欢平静地运动和游戏，乖乖地等着大人穿衣服，静静地坐着吃饭，很少手舞足蹈、又蹦又跳，他们喜欢原地不动静静地站在那里等着你或慢慢地向你走过来。

每个家长都能很清楚地评价自己孩子的活动性是较高还是较低。

(2) 生理规律性

生理规律性主要是指婴幼儿睡眠、吃饭、大小便等生理机能是否有一定的规律。

生理规律性很强的婴幼儿，家长总是能够很容易地观察到，他们总是在同一时间饥饿、同一时间睡觉，吃奶的次数和多少也大致相同，睡觉时间的长短也是有规律的，甚至烦躁哭闹的时间都很有规律。

生理规律性差的婴幼儿，则需要父母去猜他们什么时候饿了、什么时候困了、什么时候大便，因此规律性差的婴幼儿生活很难建立秩序。

(3) 分心

分心也称为注意力分散情况，即指外来刺激对婴幼儿活动干扰的难易程度。对于婴幼儿，主要通过他是否能很快、很容易被安抚来评估其分心程度。容易分心的婴幼儿，当其饥饿、疲劳、害怕、疼痛、尿湿了、不舒服时，成人容易通过摇拨浪鼓、轻轻摇他、轻轻拍背、抚摸他的胳膊和腿等方式使他安静下来。哭闹时换尿布，也可以使他停止哭闹；玩耍时，用其他物品吸引他就会转移注意。当感到不舒服的时候，容易分心的婴幼儿比不容易分心的婴幼儿更容易被安抚。不容易分心的婴幼儿，则不容易很快被安抚。

(4) 趋避性

趋避性又称为初始反应，即婴幼儿对新鲜事物反应的敏捷性，包括对新环境、陌生人、新食物、新玩具、新程序。如初次使用奶瓶是否适应，接近陌生人是否喜欢，第一次在奶奶家过夜是否睡得好。

初始反应积极的婴幼儿遇到生人，或家里来了客人，总是主动接触，而不是回避、躲在一边；对于从未尝过的新食物，可能会高兴地主动尝一尝，而不会摆弄再三才决定尝试。对生活中的新情况一般是毫不犹豫地接受并融入其中。初始反应不积极的婴幼儿，经常是退缩避让和犹豫不决的。婴幼儿对事物的初始反应,有利于评估判断婴幼儿在陌生环境中是奔放的还是拘谨的。

(5) 适应性

适应性是在初始反应后长时期的调解反应,也是指婴幼儿的初始反应向积极方向转化的难易程度。

适应性强的婴幼儿,在初始反应后,可能灵活地适应环境。通常初始反应积极的婴幼儿适应性也强。适应性差的婴幼儿,在初始反应后,可能与环境格格不入,通常初始反应消极的婴幼儿适应性也较差。

可以从婴幼儿日常生活中的各个方面观察他的适应性:给他喂食、洗澡、换尿布时是否乐意合作,以前没有吃过的东西是否乐意吃,理发时是否每次都哭。可以观察玩耍时的情况:是否愿意与其他的婴幼儿一起玩,是拒绝还是接受;观察婴幼儿做决定速度的快慢,被迫改变计划时是否接受这一现实。观察婴幼儿的适应性,确定他是否容易适应环境中的正常变化和日常要求,这种观察便于判断婴幼儿是灵活的、固执的还是居于两者之间的。

(6) 注意广度和持久性

注意广度也叫注意范围,即人们在一瞬间内清楚地觉察注意对象的数量。注意的持久性是比较稳定地把注意力集中于某一特定对象与活动的能力。

3岁前的婴幼儿以无意注意为主,但此时也是由无意注意向有意注意发展的关键时期,如婴幼儿会被眼前的玩具吸引,也会专注地玩弄手中的玩具而不被其他事情干扰。通过为婴幼儿提供一些不被打扰的自由探索时间,可以帮助婴幼儿不断提升注意力品质,逐渐培养"投入"的心智成长元素。婴幼儿时期注意的广度和持久性很难准确评估,正常发展情况下,这些能力会随着年龄的增长不断发展。

(7) 反应强度

反应强度就是婴幼儿在反应中倾注精力的多少。无论这种反应是正向的还是负向的,倾注精力越多反应强度就越大。反应强度高的婴幼儿喜欢大声哭、笑,嗓门很大,对外界的刺激反应强烈。反应强度低的婴幼儿,常常是温和平静的,较少流露感情和使用身体动作。

在婴幼儿饥饿、疲倦、尿布湿了、洗澡、穿衣和感到不舒服的时候最能表现出婴幼儿的反应强度。一个反应强度高的婴幼儿饥饿时会大哭，穿衣服的顺序不合适会大闹，别的小朋友碰到他，他也会很计较。而反应强度低的婴幼儿饥饿时只会低声啜泣，穿衣服的顺序不合适也无所谓，别的小朋友碰了他也不会计较。了解婴幼儿的反应强度，有利于判断婴幼儿在遇到事情的时候反应强度是强烈的还是温和的，以便做到防患于未然。

（8）敏感性

敏感性是指婴幼儿意识到环境变化而进行某种反应的感觉阈值。因此，敏感性也可以称为反应阈值。高敏感性的婴幼儿能敏锐地觉察到周围环境的变化，低敏感性的婴幼儿对周围环境则不敏感。

可以通过知觉来了解婴幼儿的敏感性，如对声音反应是否迅速，把喜欢和不喜欢的食物放在一起是否在乎。随着婴幼儿社会性的发展，他们社会敏感性的差异也会逐渐表现出来，如走路被别的小朋友超过，敏感性高的婴幼儿可能会很计较，而敏感性低的婴幼儿则会无所谓。当婴幼儿理解能力不断增强、不断成熟时，对别人的思想和感情也会表现出不同的意识和敏感性，高敏感性的婴幼儿对别人讲话的声调、面部表情的细微变化都会产生反应，而低敏感性的婴幼儿可能对这些变化毫无察觉而无动于衷。

（9）心境

心境是指日常生活中愉快或不愉快情绪数量的多少，是一种使人所有的情感体验都感染上某种色彩的持久而又微弱的情绪状态。

有积极心境或者有积极情绪气质的婴幼儿经常是高兴的、微笑的、友善的；有消极心境的婴幼儿经常会不高兴、爱哭泣、好挑剔、好抱怨，怀疑别人，缺乏友善。

可以在婴幼儿生活中的每一时刻观察他的情绪，如吃完奶后是否无缘无故地烦恼，母亲离开时是否哭闹，理发时是否总是哭。

**3. 针对婴幼儿气质评价结果的教育建议**

气质尽管可以分类，但是每个人的气质各不相同。在极端的容易抚养型到极端的不容易抚养型之间是无数的中间型气质。对于每个维度来说，也都有两个极端的表现。每个极端的表现也都有积极的和消极的影响，下面针对两个极端评价结果的消极影响，提出一些教育建议。

（1）活动水平

活动水平高的婴幼儿在消极方面的影响是：工作时容易被干扰，还有可能被误认为是"多动症"。处理方法是：给婴幼儿足够的机会锻炼身体，一般情况下不要限制他的活动，必要时告诉婴幼儿举止要得体。

活动水平低的婴幼儿在消极方面的影响是：工作缓慢，容易被误认为"懒惰"。处理方法是：给婴幼儿足够的完成任务的时间，但要给予必要的时间限制，不要对婴幼儿的缓慢行为进行批评指责。

（2）生理规律

规律性强的婴幼儿在消极方面的影响是：如果不能按时提供所需，就会产生相应的问题。处理方法是：按时喂食，对大一些的婴幼儿要提示日常生活中可能出现的变化。

规律性差的婴幼儿在消极方面的影响是：不能预测婴幼儿的需求。处理方法是：先适应婴幼儿的无规律性，再逐渐调整，要调整他的无规律活动，使他慢慢具有规律性。年龄大一点的婴幼儿即使不饿、没有睡意也要培养他按时吃饭、按时作息的好习惯。

（3）分心

容易分心的婴幼儿在消极方面的影响是：做事时容易受干扰、分心，需要不断提醒。处理方法是：要排除或减少对婴幼儿的干扰性因素，必要时温和地引导婴幼儿做自己的事情，建立婴幼儿的责任感，当婴幼儿完成任务时要给予鼓励。

不容易分心的婴幼儿在消极方面的影响是：不容易意识到父母的警告等重要的信号。处理方法是：如果婴幼儿忽视了必要的提示，不要认为他是故意不听话。

（4）趋避性

初始反应强的婴幼儿有闯劲或胆子大,在消极方面的影响是:接受不良影响比较快,故不良环境对这样的婴幼儿更具危险性。处理方法是:强化他的正面积极性。这种婴幼儿最初的积极反应并不一定能够维持长久,注意教育婴幼儿在危险环境中不要冒失。

初始反应弱的婴幼儿退缩和羞怯,在消极方面的影响是:适应变化比较慢,可能回避有用的尝试。处理方法是:向婴幼儿介绍他遇到的生人生事,使他慢慢熟悉,不要催之太急;赞赏他克服了对新事物的恐惧;对大些的婴幼儿要鼓励他自我控制。

(5) 适应性

适应性强的婴幼儿在消极方面的影响是:接受同伴反社会思想的不良影响时比较危险。处理方法是:避免在学校和其他场合受到不良影响。

适应性弱的婴幼儿在消极方面的影响是:可能较难适应关爱者提出的要求,与周围人的关系紧张,可能被误认为不听话。处理方法是:不要强求婴幼儿进行不必要的适应,简化适应内容,延长适应时间,使婴幼儿逐渐适应变化;不要催之太急,事先给予必要的提示;教给婴幼儿必要的社交技巧,对一般变化要有合理的预测性,支持、称赞婴幼儿做出的努力。

(6) 注意持久性

注意力持久性强的婴幼儿在消极方面的影响是:容易沉浸在工作和游戏中,可能忽视了父母、托育照护人员和其他人。处理方法是:把婴幼儿令人懊恼的持久性引导到有益的方面;当年龄大的婴幼儿长时间做某一件事时,提醒他适当中止或结束;让婴幼儿知道有些事情完不成是可以的。

注意力持久性弱的婴幼儿在消极方面的影响是:工作效率低,不能如人所愿。如果婴幼儿各项功能正常,尤其和高智商等因素结合在一起时,则不能认为这是"注意力缺陷"。处理方法是:帮助婴幼儿把任务分解成几步,在一定的时间内鼓励保质保量地完成。

(7) 反应强度

高强度的婴幼儿在消极方面的影响是:恼人、生气、可能激起对方的怒火，可能使父母或其他关爱者误认为生病或遇到其他问题。处理方法是：不要以同样的强度对待婴幼儿，要尽力了解婴幼儿的真正要求并冷静地对待；不要为了息事宁人而屈服，因为婴幼儿的反应可能被夸大了，其实问题并不是真的那么严重；还要欣赏婴幼儿的积极方面。

低强度的婴幼儿在消极方面的影响是：需求表示不明显，难以被发现。处理方法是：了解婴幼儿的真正需求，不要因为表达温和而认为它无足轻重，要认真对待婴幼儿的抱怨。

（8）敏感性

敏感性高的婴幼儿在消极方面的影响是：很容易觉察周围的噪声、气味、光线、材料和身体内部的反应，婴幼儿常腹痛、睡觉时易受干扰。处理方法是：避免过多刺激，排除干扰因素。不要过高估计婴幼儿对刺激的过敏反应。帮助大一些的婴幼儿理解自己的这一气质特征，鼓励支持婴幼儿悉心体察他人情感。

敏感性低的婴幼儿在消极方面的影响是：可能对周围的重要提示熟视无睹。处理方法是：注意婴幼儿没有充分表达的疼痛和痛苦，帮助婴幼儿注意重要的内外刺激。

（9）心境

积极心境在消极方面的影响是：对现实问题可能太乐观。处理方法是：鼓励婴幼儿积极友好的反应，不要因为婴幼儿表面积极乐观而忽视他内在的痛苦或其他痛苦，要注意婴幼儿的友好行为在一些情形中（如遇到陌生人）可能会带来危险。

消极心境在消极方面的影响是：可能使父母过度担心婴幼儿的问题，从而感到不快。处理方法是：除非有潜在的行为问题或情感问题，否则不必过于焦虑，这只是婴幼儿天生的气质类型。婴幼儿的消极情绪并不是家长的错，不要因此而感到内疚或生气。尽可能地忽略婴幼儿抑郁的反应，同时认清婴幼儿真正的痛苦，鼓励婴幼儿与人快乐相处。

# 第五章
# 婴幼儿安全防护

## 第一节　婴幼儿食品、环境与设施物品安全

### 一、婴幼儿食品安全

按照《中华人民共和国食品安全法》《中华人民共和国食品安全法实施条例》的要求，严格落实各项食品安全工作，强化责任意识，制定食品安全应急处理预案，做好食源性疾病防控工作。

食品安全是指食品从营养成分、农药残留、新鲜度、处理方式等方面，对婴幼儿健康不会造成任何急性或者慢性的危害。托育照护人员应从食品的采购、制作、存储、配餐、餐具以及进食环境和进食习惯等各个环节严把安全卫生关。

**1. 安全卫生地采购婴幼儿食品**

托育照护人员要为婴幼儿选择新鲜卫生的食物原料，在采购生鲜食材时可用感官鉴别。

视觉：看食品的新鲜程度、外观是否有不良改变，如图 5-1 所示，以及蔬菜水果的成熟度；查看食品是否发生了轻微腐败变质。触觉：触摸食品的膨松度、软硬和弹性。托育照护人员在采购包装食品时，要根据包装上的营养标签了解食物含有的营养素种类、食品添加剂等，检查生产日期、保质期、储存条

件等，不购买来源不明的食品。以托育照护人员自制的食品为主。

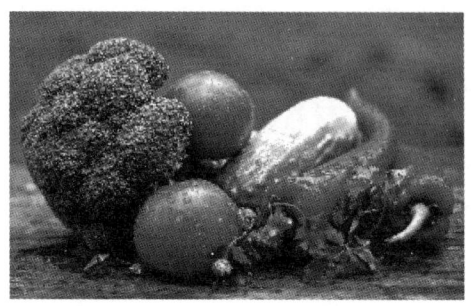

图 5-1　新鲜食物

### 2. 安全卫生地制作婴幼儿食品

托育照护人员首先要根据自身的实际情况建立起操作性强的膳食营养制度，并落实到日常的婴幼儿饮食管理中。

托育照护人员如自行制作、直接提供婴幼儿膳食，就需要取得餐饮服务食品经营许可相关证件，配备安全卫生、符合要求的餐饮用房和设施设备，并设置区域性的餐饮具集中清洗消毒间。

如果托育照护人员不自己制作婴幼儿膳食，需要向有餐饮服务资质的企业购买供餐服务；托育照护人员中的保健医生等管理人员也要进行监督，让送餐企业的饮食达到婴幼儿的膳食营养标准。送餐至托育照护人员的时间应控制在 15 min 以内，以保证食物的温度和新鲜度。托育照护人员要设立不低于 8 $m^2$ 的配餐间，用于分发食物等。

托育照护机构的厨房工作人员或配餐人员需取得"食品从业人员健康证""卫生法规知识培训合格证"和"托儿所、幼儿园工作人员健康证"等。在制作、接触婴幼儿餐具和食物时，要穿着合适的服装、束起头发、修剪指甲、洗净双手后再操作。另外，还需要根据卫生要求和不同岗位的要求选择佩戴口罩、手套、头套或鞋套等。

托育照护机构的厨房和配餐间要分开，生熟食也要分开制作。生食只能在厨房制作，生鲜食品应尽早加工，而熟食成品可以在配餐间分发。食品加工用具必须生熟标识明确，分开使用、摆放；盛放生熟食物的餐具也要分开。生吃的蔬果要彻底洗净，考虑到婴幼儿的进食安全，要去掉外皮、内核和籽等。熟食需要确保充分地烹饪（煮）熟，这样才能杀灭绝大多数病原微生物，也有利于婴幼儿咀嚼、消化和吸收。

托育照护人员要根据婴幼儿的整体需求现制作现食用食物，剩余的食物不宜下一餐再给婴幼儿进食。婴幼儿的食物要单独加工，托育照护人员和婴幼儿的食品需分开放置，并标识清楚。

**3. 安全卫生地存储婴幼儿食品**

托育照护机构的厨房应把多余的原料或制成的半成品食物，及时放入冰箱冷藏或冷冻保存，遵循储藏食材先进先出的原则，并详细记录拆封日期、有效期等，如图5-2所示。

食品需由专人负责留样，如图5-3所示，厨房提供每餐、每种食品的留样。每样品种留样不少于125 g，分别盛放在已消毒的餐具中，冷却后用保鲜膜密封好（或加盖），并在外面标明留样时间、品名、餐次、留样人，立即将食品留样存入专用留样冰箱，冷藏存放48 h以上，如图5-4所示。

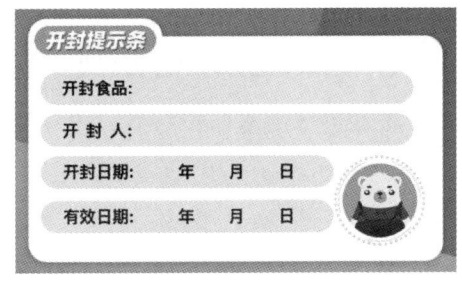

图5-2　开封提示条

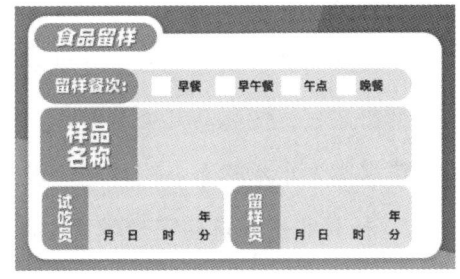

图5-3　食品留样

**4. 进餐环境和餐具要干净、卫生**

托育照护机构应设置区域性的消毒间集中清洗餐饮具、水杯，里面配备专用消毒设施，通常采用热力消毒法对奶瓶或餐具进行消毒。

托育照护人员要保证每名婴幼儿都有自己专用的杯子或奶瓶。比起奶瓶来，杯子更易清洁，且不会藏污纳垢，所以托育照护人员可以让婴幼儿尽早尝试用杯子喝奶或水。消毒过的奶瓶、餐具超过24 h未使用，要重新消毒后才能使用。婴幼儿进食的餐桌在每餐使用前进行清洁消毒，使用后再次进行清洁。

**5. 婴幼儿进餐的安全卫生**

托育照护人员要帮助或培养婴幼儿饭前、便后洗手的习惯，防止病从口入。

进食时，要预防过热食物烫伤婴幼儿的口腔，确保食物微温或者常温时，再让婴幼儿进食。2岁以内的婴幼儿要使用婴幼儿专用的带有保护的小勺，不建议用筷子吃饭，以免造成意外伤害。

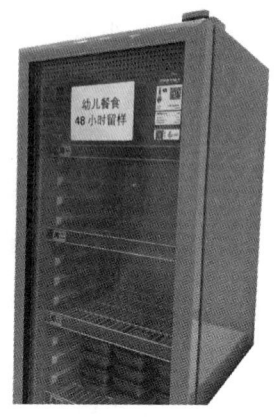

图 5-4　留样冰箱

托育照护人员要预防婴幼儿因进食引起的呛食或窒息。不宜进食带鱼刺的鱼，也不要直接进食整粒花生、腰果等坚果，可磨碎或制成糊状。托育照护人员开始给婴儿添加辅食喂泥糊状食物时，要用勺子而不要用奶瓶，以免发生呛咳噎食。托育照护人员提供的饮用水需符合国家相关规定。

**6. 班级内配餐间的安全**

乳儿班、托小班要设置喂奶室和配奶区/配餐区，里面存放热水器、热饭菜容器、温奶器、消毒锅等，并且要配备洗手池。摆放调奶或膳食器材的操作台高度要适宜，使婴幼儿无法触及；饮水设备需有热水出水防护装置，不使用时，热水应为止水状态。门口还应设置防护栏/门以防婴幼儿进入。

**7. 托育照护人员的安全职责**

托育照护人员必须提前了解并记录新入托的婴幼儿在家食用过的食材，做好食物的衔接。

婴幼儿在托育照护人员进食时应固定位置，托育照护人员要避免大月龄幼儿随意走动、跑跳甚至打闹。喂养婴幼儿进食时，托育照护人员全程都需看护。另外，托育照护人员还需经专业培训掌握基本的急救技能。

## 二、托育环境卫生清洁和物品消毒

活动室、卧室等室内外的环境，需要定期（时）进行检查，确保婴幼儿活动安全；对室内外环境进行定时清扫及消毒（采用预防性消毒方式），保障婴幼儿生活环境的卫生清洁。做好抹布、拖布等卫生清洁工具的清洁消毒与存放。

**1. 午休环境**

（1）床的清洁

1）婴幼儿午休前后用干净毛巾擦拭床。

2）不定期地把床放在阳光下暴晒。

（2）被子清洁

1）需将被子折叠整齐，进行床上物品的检查，避免异物留存，若有尿湿现象，需当天晾晒后装好带回家清洗。

2）固定每周带回家清洗一次。如果中途弄脏也要及时更换。

（3）房间空气

1）定期开窗通风或开启新风系统清洁空气。午睡时避免对流风。

2）婴幼儿鞋、衣服放置在专属的区域，避免影响室内卫生。

3）睡眠室墙面、地板清洁干净，无异味。

**2. 各功能教室的清洁**

（1）地板、墙面、门窗每天定时清洁干净。

（2）桌子、凳子等物品每天中午和下午放学后用消毒液消毒，擦洗。

（3）玩具、教具每天用消毒液擦拭或浸泡消毒。

（4）清洁桌子、凳子、床、地板、墙、门窗等工具都需要贴上标识，以免弄混。

要做好婴幼儿所接触物品的清洁消毒工作，如玩具、桌椅、图书、床铺及用品、设施设备、水杯、餐具等。所有预防性消毒的浓度、频次等均要符合卫生健康委的相关要求。

## 三、托育场所消防安全

托育照护人员针对托育机构的消防安全，要从消防安全基本条件、消防安全管理、用火用电用气安全管理、易燃可燃物安全管理、安全疏散管理、应急处置管理等方面做好相应的防范和管理工作。

### 1. 消防安全基本条件

（1）托育场所不得设置在四层及四层以上、地下或半地下，不得设置在住宿与生产、储存、经营合用场所和彩钢板建筑内，不得与易燃易爆危险品场所设置在同一建筑物内。

（2）托育机构与办公经营场所组合设置时，其疏散楼梯应与办公经营场所采取有效的防火分隔措施。

（3）托育机构设置在高层建筑内时，应设有独立的安全出口和疏散楼梯。

（4）托育机构室内装修不得采用易燃可燃材料。

（5）托育机构应按照国家标准、行业标准设置消防设施与器材。

（6）托育机构使用燃气的厨房应配备可燃气体浓度报警装置、燃气紧急切断装置以及灭火器、灭火毯等灭火器材，并与其他区域采取防火隔墙和防火门等有效的防火分隔措施。

（7）托育机构应根据托育从业人员、婴幼儿的数量，配备简易防毒面具并放置在便于紧急取用的位置。托育从业人员应经过消防安全培训，具备协助婴幼儿疏散逃生的能力。婴幼儿休息床铺设置应便于安全疏散。

（8）托育机构应安装24 h可视监控设备或可视监控系统，图像应能实时显示，视频图像信息保存期限不应少于30天。

（9）托育机构电气线路、燃气管路的设计、施工应由具备相应资质的机构或人员实施。

### 2. 消防安全管理

（1）托育机构应落实全员消防安全责任制。法定代表人、主要负责人或实际控制人是本单位的消防安全第一责任人。消防安全管理人应负责具体落实消防安全职责。托育从业人员应落实本岗位的消防安全责任。

（2）托育机构应制定安全用火用电用气、防火检查巡查、火灾隐患整改、消防培训演练等消防安全管理制度。

（3）托育机构应定期开展消防安全上岗培训，要加强协助婴幼儿疏散逃生技能的培训。

（4）托育机构应定期检验、维修消防设施，确保消防设施完好有效。

**3. 用火用电用气安全管理**

（1）托育机构不得使用蜡烛、蚊香、火炉等明火，禁止吸烟，并设置明显的禁止标志。

（2）设在高层建筑内的托育机构厨房不得使用瓶装液化气。

（3）托育机构内大功率电热取暖器、暖风机、对流式电暖气、电热膜等取暖设备的配电回路，应设置过载保护装置。

（4）电动自行车、电动平衡车及其蓄电池，不得在托育机构的托育场所、楼梯间、走道、安全出口违规停放、充电；具有蓄电功能的儿童游乐设施，不得在托育工作期间充电。

**4. 易燃可燃物安全管理**

（1）托育机构不得违规采用泡沫、海绵、毛毯、木板、彩钢板等易燃可燃材料装饰装修。

（2）除日常用量的消毒酒精、空气清新剂外，托育机构不得存放汽油、烟花爆竹等易燃易爆危险品。

**5. 安全疏散管理**

（1）托育机构应保持疏散楼梯畅通，不得锁闭、占用、堵塞、封闭安全出口、疏散通道。疏散门应采用向疏散方向开启的平开门。

（2）托育机构的常闭式防火门应处于常闭状态，并设明显的提示标识。

（3）托育机构不得在门窗上设置影响逃生和灭火救援的铁栅栏等障碍物。

**6. 应急处置管理**

（1）托育机构应制定灭火和应急疏散预案，针对婴幼儿疏散应有专门的应急预案和实施方法，明确托育从业人员协助婴幼儿应急疏散的岗位职责。

（2）托育机构应每半年至少组织开展一次全员消防演练，加强应急疏散演练。

（3）托育机构的从业人员应掌握简易防毒面具和室内消火栓、消防软管卷盘、灭火器、灭火毯的操作使用方法，知晓"119"火警报警方法程序，具备初起火灾扑救和组织应急疏散逃生的能力。

（4）婴幼儿休息期间，托育机构应明确2名以上人员专门负责值班看护，确保发生火灾事故时能够快速处置、及时疏散。

## 第二节　婴幼儿常见伤害预防与急救

### 一、事故伤害的特点、原因和预防

#### 1. 事故伤害的主要特点

事故伤害是可以预测和预防的，世界卫生组织（WHO）自1978年起建议以"事故伤害"来取代"意外伤害"。由于意外伤害容易让人觉得遭受的伤害是"意料之外"的事，但这些所谓的意外伤害，只要小心防范通常是可以避免的。所以为了加强安全责任感，不再使用"意外伤害"，而采用"事故伤害"一词。

婴幼儿事故伤害是指0~3岁婴幼儿遭受到某些不期望或突发事件的影响，而导致的身体伤害或死亡。

#### 2. 事故伤害发生主要原因

大多数的婴幼儿事故伤害主要是由于交通事故、坠落、跌倒、溺水、烧烫伤、中毒、窒息等原因造成。在各类伤害事故中，道路交通事故是造成一岁以上婴幼儿死亡的主要事故伤害类别，未满一岁的婴儿则以哽塞窒息死亡者最多；跌倒坠落虽不是导致婴幼儿死亡主要伤害事故，却是造成0~12岁儿童受伤住院的主要原因。此外，溺水和烧烫伤造成的死亡及中毒造成的住院也不在少数。交通事故当然是发生在交通环境中，溺水事故主要发生在水域，哽塞窒息、跌倒坠落、烧烫伤及中毒事件，则多发生在居家与托育场所。其中，跌倒坠落也常见于婴幼儿游戏场。这些事故伤害大部分都可以找出危险因素加以防范，减少不必要的伤害发生。

**3. 事故伤害的预防**

事故伤害防治是指伤害的预防、对受伤者的及时照护与康复。伤害的预防是利用科学的方法去探讨伤害的数据和防治的计划，并利用研究的方法来减少伤害。虽然无法避免每一次伤害，但是多数伤害是可以避免甚至是可以控制的。

预防婴幼儿伤害事故最好的方法是创造出一个相对安全的环境，提供专业的托育照护人员（具备婴幼儿健康与安全教育相关知识和急救处理能力），建立有效的控制疾病与伤害事故处理程序。

## 二、窒息预防与急救

**1. 造成窒息常见的原因**

（1）家用设备隐藏危险性。婴幼儿喜欢躲进狭小空间或玩钻洞游戏，像躲进洗衣机、烘衣机或其他密闭空间内，当门关上时不易自内部开启，容易造成缺氧窒息。折叠桌下的空隙，也常有婴幼儿钻来钻去，一旦被夹住，也会造成窒息。

（2）婴幼儿好玩的天性。玩窗帘绳、用塑料袋套头等都容易造成窒息。

（3）吸入异物或吃东西不慎。特别是一口能吃一个的果冻、汤圆等食品，很容易造成哽塞引起的窒息。

（4）睡眠导致的窒息。

**2. 预防窒息原则**

（1）钱币、纽扣等小物品应随时收好，并置于婴幼儿无法取得的地方。

（2）花生等硬的坚果勿整颗给婴幼儿食用；荔枝等有核的水果一定要先将果核取出再给婴幼儿食用；果冻则切忌直接自塑料小盒挤压入口，应用小汤匙切成小块送入口中。

（3）洗衣机、烘衣机等应置放在婴幼儿不易爬入的地方（如架高），折叠桌等打开后要用固定夹夹住，使其不易受力而自行折起。

（4）要将窗帘绳绑高，塑料袋收好。

（5）遵循预防睡眠窒息的原则。

有些家长认为，婴幼儿喝完奶后仰睡容易呛奶或溢奶，但是研究显示，趴睡是导致婴儿猝死的重要危险因素。由于婴幼儿仰睡时，食道在气管的下方，吐奶逆流的液体因重力往下方通过吞咽进入食道，不会引起呛到或窒息的问题，反而是趴睡或侧睡，因逆流的液体进入气管机会增加，造成呛伤或窒息风险大增。因此，应特别注意婴幼儿睡姿及睡眠环境的安全，从而帮助婴幼儿拥有香甜的睡眠，减少意外的发生。

应遵守"安心睡五不原则"：不趴睡、不用枕、不同床、不闷热、不松软。

1）不趴睡。正确姿势是喂奶或饮食后，先侧卧位，半小时左右变成仰卧位，同时把头偏向一侧。

2）不用枕。1岁以下婴儿不需使用任何枕头即能舒适入睡，坊间流传的塑头形枕头及增高垫，都可能提高窒息风险。

3）不同床。遵守"同室不同床"原则，为了避免睡着后同睡者的身体或被子覆盖婴幼儿口鼻造成窒息，婴幼儿不可与主要照护者或兄弟姊妹同床睡眠。

4）不闷热。保持通风，保暖可使用睡袋型睡衣，或以包巾包裹婴幼儿，并将手臂露出，避免盖住脸部。

5）不松软。睡眠区域不宜有任何松软物，如枕头、棉被、毯子、填充玩偶，床垫应平滑坚实，不建议使用防撞护垫及记忆海绵床垫。

**3. 窒息急救处理措施**

异物哽塞窒息者会用手抓自己的喉咙，通常无法说话，可能有呼吸困难及咳嗽的现象。当婴幼儿还可以发出呻吟声时，要让婴幼儿用力咳嗽把异物咳出，如果婴幼儿已经无法呼吸或说话，应进行"海姆立克急救法"，如图5-5所示，依照下列步骤处置。

（1）婴幼儿急救法一

## 第五章 婴幼儿安全防护

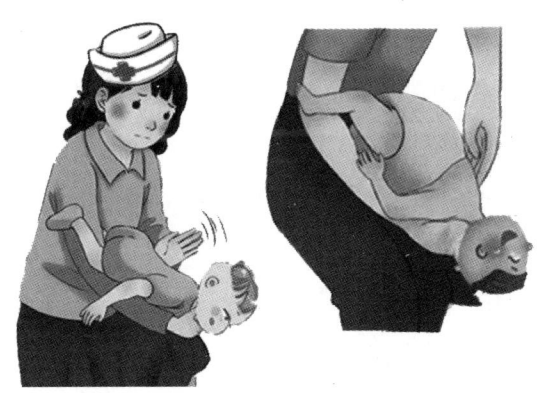

图 5-5　海姆立克急救法（婴儿）

1）如婴幼儿无法呼吸或说话，应一方面通知救护机构，一方面立刻抱起婴幼儿，使其脸部朝下，用一手前臂托住其身体或俯伏在大人的膝上，手掌固定其头部及颈部，使头部略低于胸部，另一手用力敲击两肩胛骨之间 5 次，以促使异物滑出。

2）若异物清晰可见，可用手将其取出。

3）对于昏迷的婴幼儿需维持呼吸道通畅，若无呼吸，则施予人工呼吸。

（2）婴幼儿急救法二

1）施救者应及时通知救护机构，并同时站在婴幼儿后面，一手握拳并以虎口面放在婴幼儿肚脐与剑突之间的腹部，另一手放在拳头上并紧握。施救者双手重复做快速往内、往上压迫的动作，直到婴幼儿将异物吐出。

2）若婴幼儿丧失意识，将婴幼儿平放于地上，施救者跨坐于婴幼儿双腿旁，双手手指互扣后翘起，以掌根置于婴幼儿肚脐与剑突中间处，往下、往前连续挤压 5 次。

### 三、溺水预防与急救

意外事故一直是婴幼儿的头号杀手，而溺水则仅次于交通意外，是引起婴幼儿事故死亡的第二常见原因。喜欢玩水是婴幼儿的天性，而溺水常发生在夏季的游泳池、水井、池塘、河边或海边等地点，也可能发生在家中的浴池或蓄水池，严重者会导致死亡。

溺水时，冷水引起的咽喉痉挛与大量水分灌入肺部，使人体无法呼吸而窒息，脑部因缺氧而受伤甚至死亡，而这个致命的过程往往只有短短几分钟。目前，治疗缺氧性脑病变仍旧是现代医学上的一大挑战，大部分溺水的婴幼儿都有严重脑缺氧后遗症，会影响正常的生理机能。

**1. 预防溺水措施**

溺水虽严重但可预防，为避免此类伤害事故的发生，提出以下建议。

（1）落实预防溺水措施，建立正确水中活动观念。

（2）注意居家安全，浴缸或大水桶内应避免储水，避免让婴幼儿独处。

（3）婴幼儿洗澡时成人应全程陪同，不因任何原因而暂时离开浴室，精神不佳的成人不应协助婴幼儿沐浴。

（4）患有癫痫等疾病的婴幼儿，不宜泡澡，应采用淋浴。

（5）定期检查居家附近蓄水容器，如水槽、水缸、水塔或洗衣机等，这些容器均应加盖，并且不易开启，以免婴幼儿轻易进入。

（6）积极教育婴幼儿戏水的正确知识，在安全的环境下教导婴幼儿游泳及自救技巧。

（7）出外玩乐时，注意并严格遵守救生员与警告告示牌指示，随时注意婴幼儿行踪，勿随意闯入不明或危险区域。

（8）遇到有人落水时，施救者视情况采取下水施救或间接方式救人，如有木板、救生圈等可先抛入水中给溺水者自救，或以长竹竿施救，并立即通报消防救生人员请求协助。

**2. 婴幼儿溺水急救措施**

婴幼儿不幸溺水时，应尽早开始急救，降低缺氧伤害。把溺水婴幼儿救上岸后，在现场立即实施如下急救措施。

（1）将溺水者救上岸后，移至安全环境，先检查意识。

（2）如果确定失去意识，赶快找人协助并拨打120寻求后续支持。

（3）将溺水者平放于硬地上施救。若无法确定婴幼儿脊椎是否受伤，最好当作脊椎有潜在性的伤害加以保护确保安全。

（4）立即清除口鼻内污泥、杂物，保持呼吸道通畅，让溺水者头部朝下，按压其背部，将口、鼻、肺部及胃内积水倒出。

（5）若溺水者呼吸、心跳均没有，即使初步处理时排出的水不多，也应立即施行心肺复苏术，包括胸部按压与人工呼吸，直至溺水者心跳呼吸恢复或急救团队到达现场接手为止，最后送医治疗。

（6）如溺水者意识清醒，以毛巾包裹全身保温，给予氧气，送医检查，不要忽略肺炎、继发性呼吸窘迫等并发症或死亡的可能。

## 四、中毒预防与急救

如婴幼儿疑似食物中毒，可能会表现出恶心、呕吐、胃痛、腹部抽筋、体温升高、持续腹泻、头晕头昏、身体脱水等症状。若发现有婴幼儿疑似食物中毒症状，托育照护人员要安排及时就医，并提供食品留样，如图5-6所示。

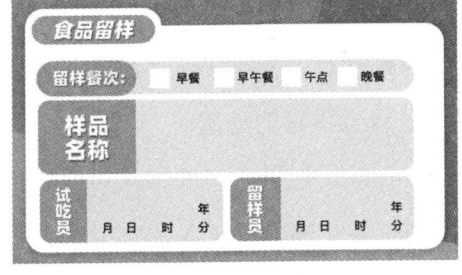

图5-6 食品留样

### 1. 中毒原因

婴幼儿中毒有多种原因，可分为消化道中毒、呼吸道中毒及皮肤性中毒。

（1）消化道中毒可能是药物服用过量、误食药物或有毒物质（如洗洁精、去污剂、生肉或腐坏食品）。

（2）呼吸道中毒则可能是吸入有毒气体或烟雾（如杀虫剂、一氧化碳）。

（3）皮肤性中毒则多为被植物（如夹竹桃或常春藤）或昆虫（如蜈蚣或毒蜘蛛）的分泌物接触或叮咬所造成的中毒。

误食有毒物质或药物导致中毒，大部分是发生在家里。口欲期阶段的婴幼儿会通过刺激嘴巴、口腔和舌头来得到本能的满足，容易发生误食中毒事件。水管或浴厕清洁剂则可能对组织造成严重伤害，甚至可能对消化道造成灼伤，进而危及生命。

#### 2. 婴幼儿误食中毒预防

（1）所有婴幼儿可以伸手触碰的地方，都必须确保安全；如果有抽屉，必须加装安全扣锁。

（2）所有的药物或保健食品，都应置于婴幼儿不易开启的安全瓶中。

（3）不要在婴幼儿面前服药以免引起模仿。

（4）在明亮的地方服药，服药时应默数药片（丸）数量，若有掉落要确保找出并丢弃。

（5）有访客或电话需开门或接听时，一定要把正在服用的药物或整理家务的清洁剂收好再去处理，很多婴幼儿误食都是在这种时候发生的。

（6）婴幼儿用药也应放在安全处，每次只倒出该次必需剂量即放回原处。

（7）过期未用完的药物应确保依照药物回收渠道丢弃。

（8）环境清洁用品或杀虫剂应集中收纳在加锁的橱柜中。

（9）绝对不要用任何食品容器分装有毒的液体或粉末。

#### 3. 误食中毒的处置

（1）除了可见于口腔的异物可以立刻清除外，其他情况都不建议催吐。有机溶剂于催吐过程可能造成吸入性肺炎，强碱水催吐则可能导致二次灼伤。

（2）不论误食的东西是什么，尽量将残余的部分或可能误食的药物包装提供医护人员参考。玩具残余部分可以帮助医师判断异物是否可以在 X 光片中被显影，药物包装与说明书可以提供正确药名甚至中毒处理方法。

（3）记住离家最近的医院急诊处或毒药物咨询中心电话号码，或直接拨打 120 寻求协助。

### 五、异物伤害预防与急救

异物伤害多为灰尘或沙砾吹进眼中、小飞虫或水侵入耳中、钱币或纽扣塞入鼻孔或口中、鱼刺或食物哽住喉咙等情形，在婴幼儿期发生率也相当高。婴幼儿常有将所拿到的物体放入口中含咬的习惯，还可能将某些细小的物体吞入腹中，造成对内部消化或呼吸器官的伤害，若吞入的物体较大或边缘较为尖锐，甚至会发生窒息或内出血的情形。

**1. 预防异物伤害**

（1）小心检查地板及游玩的地方是否有硬币、纽扣及其他小东西，以免婴幼儿误食。

（2）选择适合婴幼儿年龄的安全玩具，避免玩具零件掉落造成误食。

（3）婴幼儿哭泣或奔跑时应避免喂食。

（4）避免婴幼儿吞食可能引起异物哽塞的固体食物。所有食物都应压碎切细，要求婴幼儿要细嚼慢咽，不要边玩边吃。

**2. 异物伤害的急救处理**

婴幼儿若发生异物哽塞造成气道完全阻塞，托育照护人员应立即对外求助或拨打120，并即刻执行海姆立克法，重复动作直到异物咳吐出、清除，必要时施行心肺复苏术。

## 六、动物致伤预防与急救

动物致伤最常见的是被蚊虫叮咬，也有婴幼儿被狗咬伤或被蜜蜂蜇伤等情况。一般来说，被狗咬伤的情况较为常见，偶尔也有被猫、老鼠或其他比较特殊动物咬伤的情况，如被毒蛇咬到。咬伤很容易感染，人被猫深度咬伤比被狗咬伤更容易感染。最危险的咬伤属被患有狂犬病或其他疾病的动物咬伤。

**1. 动物咬伤症状**

动物咬伤看起来像抓伤、撕破或刺伤一样。动物抓伤如果护理不当可能像动物咬伤一样严重。被动物抓伤和咬伤的伤口含有细菌，可能造成感染。感染的症状包括咬伤或抓伤部位周围疼痛、发热及肿胀。伤口可能流脓或有其他分泌物。若伤口上出现红线，并向身体中心部位延伸，这就表明伤口受到感染且感染正在蔓延。动物咬伤很少会造成婴幼儿的严重健康危险，然而狂犬病、破伤风、猫抓伤疾病可能危及婴幼儿的健康。

## 2. 紧急医疗护理

婴幼儿被咬伤后，要用流动的水冲洗伤口 5~10 min，用干净的干毛巾轻轻拍干伤口。伤及皮肤的所有咬伤，以及被患有狂犬病的动物咬伤，被小啮齿动物或不认识的动物咬伤，头部或颈部被咬伤，皮肤裂开或破裂，伤口很深、伤口变红开始肿胀，颈部周围疼痛等，均应立即就医处理。

## 3. 预防动物咬伤

预防动物咬伤的最佳方式是适当的教育培训和有效监护。托育照护人员要教育婴幼儿如何对待周围的动物，接近动物时要缓慢，不要惊扰动物。婴幼儿绝对不要接近陌生的动物，除非经过动物主人的允许，且托育照护人员应在婴幼儿与动物交互过程中密切监护。

## 七、跌倒伤预防与急救

造成婴幼儿跌伤的原因多为滑倒、绊倒、互拉互撞、从桌椅楼梯跌落等，尤以婴幼儿最常见，男孩比女孩的发生率高，受伤部位以头部与面部为主，伤害程度多为轻伤，重者多为骨折。

### 1. 跌倒预防原则

婴幼儿原本就容易跌倒，而托育照护人员无法一刻不停地盯着婴幼儿，因此，要完全预防婴幼儿跌倒是不可能的，但可以设法让他在跌倒后不受重伤。所以为婴幼儿建构一个安全的环境是最根本的预防措施。

（1）楼梯是婴幼儿最容易发生跌倒坠落的地方，所以楼梯必须有适当且坚固的栏杆；楼梯口要加装栅门，且平时要关好，以防自楼梯口摔落；楼梯的底层应该加铺防滑垫，以防自楼梯上跌倒时受伤。

（2）阳台或窗户应该加装高度适当且坚固的栏杆，避免婴幼儿从窗户坠落；避免将矮凳等置于阳台或窗户旁，以防婴幼儿攀爬。

（3）地面应该采用软性材质（如海绵地砖），桌子等家具若有尖锐的边角要包覆起来，如此，即使跌倒也不致造成很严重的伤害。

（4）应随时保持卫生间、浴室、活动室等地面的干燥或铺设防滑垫，以避免婴幼儿跌倒；婴幼儿的卧床要加装护栏，以防婴幼儿从床上跌落。

### 2. 跌伤急救处理措施

如果婴幼儿的跌伤是轻微的，出现轻微破皮，只需消毒擦上碘伏即可。严重受伤的应打120求救，并注意下列事项。

（1）骨折及脑震荡属隐藏性伤势，必须仔细检查，如果婴幼儿手脚关节疼痛、哭叫不休或昏迷、头昏、恶心呕吐，都必须立刻送医治疗。

（2）头部受伤的婴幼儿在搬动时切记把颈部固定好，不要惊慌失措只想赶快送医，要先保护住头颈部不要再因搬动而受伤，在未得医生许可前不要进食。

（3）其他可能合并的伤害也要注意，如眼睛是否受到波及，牙齿是否断落，耳朵是否流出血液或其他液体等。这些部位如发现有异状，应告知医护人员做进一步的处理。

## 八、烧烫伤的预防与急救

婴幼儿烧烫伤多是因热水、火焰、热食、腐蚀物等所致，多数烧烫伤的伤害程度较严重，婴幼儿受到烧烫伤者超过九成需送医紧急处理。一般烧烫伤伤口经治疗即可痊愈，但若伤及面部，除治疗上困难度较高之外，治愈后的心理重建也相当费时。烧烫伤是造成婴幼儿伤害事故最可怕的一种，严重烧烫伤可能会导致严重的疼痛或营养不平衡，甚至全身性感染，需长期住院治疗。

### 1. 预防婴幼儿烧烫伤

婴幼儿无法辨别环境中的危险情况，此时托育照护人员若警觉性不足，疏于监护，加上安全防护措施不完备，就很容易发生意外。

预防婴幼儿烧烫伤，要做好托育场所的安全防护，热水机、饮水机、化学药剂等要放在婴幼儿不易拿取的地方；电源插头要有保护装置；地面应保持干燥，以免端拿热汤或热水滑倒而烫伤自己或婴幼儿；给婴幼儿洗澡时要先开冷水再开热水，水温在38~40℃，以免烫伤。

## 2. 烧烫伤急救原则

婴幼儿发生烧烫伤后,托育照护人员要迅速采取以下措施。

(1) 冲

迅速以流动的清水冲洗,或将受伤部位浸泡于冷水内,以快速降低皮肤表面热度。

(2) 脱

充分泡湿后,再小心脱去衣物;必要时可用剪刀剪开衣服,并暂时保留粘住皮肤的部分。尽量避免将水疱弄破。

(3) 泡

继续浸泡于冷水中 30 min,可减轻疼痛及稳定婴幼儿情绪。但若烫伤面积大,则不必浸泡过久,以免体温下降过度,或延误治疗时机。

(4) 盖

用清洁干净的床单或布单、纱布覆盖。勿任意涂抹外用药或民间偏方,这些东西可能无助伤口复原,并容易引起伤口感染。

(5) 送

除极小的轻度烫伤可以自行处理外,婴幼儿受伤后都要送医救治。

## 九、道路交通伤害预防与急救

交通事故是造成婴幼儿受伤及致死的主要原因,在婴幼儿所受到的机械性伤害中,最常发生的莫过于由各种交通工具所造成的事故伤害。

### 1. 预防交通事故伤害

使用安全座椅是保护婴幼儿乘车安全的首选,安全座椅可有效减少脑部遭受不当摇晃的情况发生。

### 2. 交通事故伤害急救

发生交通事故后,托育照护人员要直接拨打 120 求助,检查婴幼儿的呼吸、脉搏、瞳孔、意识是否正常,有无出血、肿胀及分泌物;谨记保持呼吸畅通,如婴幼儿出现呼吸困难、呼吸不规律,必要时需立即施以人工呼吸;

若有严重外出血要先设法止血；怀疑有脊柱骨折的情况，不可轻易翻动、扭曲婴幼儿的身体，搬运时要先把颈部固定好，再用担架运送，按照医嘱进行处理。

## 第三节 突发事件应急预案与处理

高质量的紧急医疗方案必须具有原则性与合宜的作业程序，才能让托育照护人员对有紧急健康状况的婴幼儿做出快速与有效的处理。培训他们熟练使用设备并提供工作人员进阶的训练，让托育照护人员能对紧急状况实时做出熟悉的反应和处理。全面性紧急处理计划所强调的重点应包括如下内容。

（1）所有参与婴幼儿工作的人员均需接受心肺复苏术及急救技术训练。

（2）指定负责紧急照护的工作人员（紧急照护组织分工图）。

（3）需有随时可使用的电话。必须在电话机旁放置紧急联络电话号码（例如，家庭及指定的紧急联络人、紧急就医的医院、消防队、救护车、警察局等）。

（4）安排紧急就医与转诊流程。提供一个完整的救护设备箱，并放在固定的位子上；适当简易的医护设备，对教室内或户外教学使用的医护套件，需做适当的调整。

突发事件处理机制必须让家长了解，平时托育照护人员及工作人员也应熟悉并演练防治规定与通报作业流程。

### 一、突发事件的防范、避险、逃生、自救的基本方法

"事情并不会因为蒙上眼睛不去想就不会发生"。只有人们平时对可能发生的意外事故做更多准备，提前知道该怎么保护自己和他人，在事故发生的当下，才能互相合作、彼此帮助，让伤害降至最低。

### 1. 确保安全

灾难或意外发生常造成周遭环境的不稳定，此时若无法确定自己所处环境是否安全，最好的方法就是迅速离开现场，到一个确定安全的地方等待救援。

### 2. 急速求援

事故发生时，拨打119求援，唯有急速求援，消防员才有机会更快赶到现场，提供所需的帮助和协助伤者送医；求援时，需清楚告知事故发生的地点、时间、事故类型、预期损伤或已知损伤人数，如果可以的话，需要告诉他们现场所需的协助。若当下情况紧急，无法将信息表达完整，也不必担心，因为执勤人员会通过引导，让求助者说出所需信息；也可以和执勤员视频通话，让对方看到事故现场，以更快速掌握情况。

### 3. 加压止血

对于没有受过特别专业训练的人来说，控制危及生命的可见大出血是自救、救人相当重要的动作，只需要在持续出血的伤口上，放上干净的纱布或衣物，再用双手用力对伤口做直接加压止血的动作即可，按压的力度以不再流血为原则。需注意的是，实施救援措施时务必确保自身处在安全的环境中，且有余力，否则，很可能会让自己也变成另一个待救者。若是已离开现场的人，也不建议再次重返现场替伤者做急救处理，因为这样很可能会对身心健康造成巨大冲击，也可能会给消防员在后续人数掌握上造成误差。

### 4. 配合消防员

消防员对于伤病患者的处理会有一定的顺序和原则，因此，当消防员赶到现场后，应由他们做统一的指挥，同时，已经脱离险境的人也不要再围观、停留，进而拖延救人时间。

## 二、突发意外伤害的应急处理

突发意外伤害时，不论是紧急照护还是急救，对于托育照护人员而言，都是一种需要熟悉的基本技能。当需要更多急救协助时，应呼叫120寻求帮助。

**1. 处理原则**

（1）要冷静处理发生的事情，不能慌乱。

（2）需一直陪伴在婴幼儿身边；若有需要，可请其他的成年人或婴幼儿帮忙。

（3）不要移动婴幼儿直到意外伤害或疾病被确认。若有怀疑，让婴幼儿保持原来的位置，等待救护人员的协助。

（4）快速检查婴幼儿状况，尤其是伴随呼吸窘迫及明显的出血。

（5）谨慎地计划并执行紧急照护，不适当的措施会造成其他的伤害。

（6）不能给予任何药物，除非是为婴幼儿紧急状况开立的处方药物。

（7）切勿提供医疗诊断或医疗建议，应协助婴幼儿家长寻找专业健康照护人员。

（8）联络家长并告知婴幼儿意外伤害的状况及已接受的照护措施。

（9）将所有事件及处理过程用适当的表格具体翔实地记录下来，并将文件保留在婴幼儿文件夹中。

**2. 急救基本步骤（DRABC）**

（1）确保环境安全（Danger）

观察及评估当时现场环境是否会对施救者或伤者构成危险，如有，要先清除所有危险因素。如危险因素不能在短时间内清除（如火灾等），应考虑把伤者移离现场。除非不移动伤者会造成更大危险甚至危及性命，否则尽可能不要移动伤者。

（2）检查伤者清醒及反应程度（Response）

跪在伤者一侧，判断伤者的意识是否清楚，在其两耳边呼叫或轻拍其双肩，以测试伤者的反应，如没反应，应找旁人前来协助，并拨打"120"急救电话。

（3）畅通呼吸道（Airway）

以按额抬颌的方法畅通气道，即一只手按着伤者前额，另一只手抬伤者下颌骨，目的是保持呼吸道通畅，同时观看伤者口内是否有异物，如有异物应立即清除。如怀疑伤者头或颈部受伤，应另以推举下颌骨法畅通气道，以免令脊椎或脊髓受伤。

（4）检查呼吸（Breathing）

把面部贴近伤者口鼻，以自身感觉和聆听判断伤者是否有呼吸，留意伤者胸口是否起伏，检查呼吸及脉搏应在 10 s 之内完成。

（5）检查脉搏和循环征象（Circulation）

检查颈动脉，急救人员应将食指和中指从伤者喉核向自身方向滑下约 2.5 cm。

### 三、地震等重大自然灾害的应急处理

以自然变化为主因，并以天然形态表现的灾害称之为自然灾害，如地震、台风、暴雨及风暴潮。针对灾害应做充足准备，以应对灾害发生时的各种情况。

**1. 平时预防准备**

（1）准备紧急避难背包，放置于容易取得之处，并告知家人储放的地方及使用方法。背包应包括干电池、收音机、手电筒、哨子、厚手套、三日份的饮水与干粮、药品（含个人药品与急救药品）、保暖衣物、雨衣等。其中药品与饮水、干粮，须定期更新。

（2）熟悉燃气、自来水及电源安全阀的开关方式。

（3）大型家具、电器应固定牢靠，以免地震时倾倒，造成损伤或阻隔逃生避难通道；加强易碎物品的抗震措施，以防碎裂。

（4）注意住宅结构安全，了解家中最安全的地方。

（5）办公室及公共场所应经常检验防火和消防设备。

（6）设置自动熄火的关闭设备，包括瓦斯等的自动熄火、关闭。

（7）切勿在有火或高热器具周边放置容易燃烧的物品，如纸、窗帘等。

（8）防止瓦斯桶的翻倒，应将瓦斯桶桶体确实固定于靠墙壁位置。

（9）托育机构应制订紧急计划，并预先分配、告知紧急情况时每个人的任务，同时采取预案模拟练习，如图 5-7 所示。

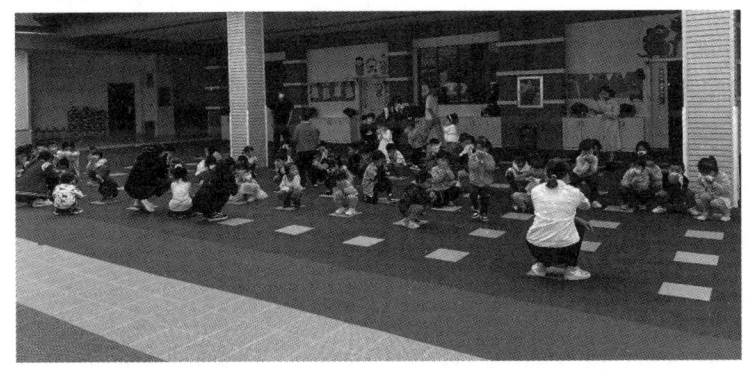

图 5-7 幼儿地震逃生模拟练习

2. 判断是否需要采取避难疏散应急措施的基准

（1）几乎所有人均会感到惊吓恐慌。

（2）地面摇晃剧烈以致站立不稳，行动困难。

（3）高处物品掉落，家具、书柜明显移位、摇晃或翻倒。

（4）听到建筑物有类似砰砰的巨响时，说明部分建筑物的砖墙或混凝土受挤压破裂。

（5）眼看部分建筑物受损严重，墙、梁、柱开裂或明显变形甚至倒塌。

（6）等待强烈地震稍歇时，迅速进行避难疏散（因地面强烈摇晃，难以展开行动）。

3. 其他情境下的地震应变参考程序

（1）在钢筋混凝土或钢构的连栋公寓或大楼内（住家、办公室）

1）大声提醒周遭人员保护自身安全，不要惊慌地涌向出入口，逃出建筑物，以免因慌乱中逃离而造成伤害。

2）远离窗户、玻璃（可能爆裂）、吊灯等危险坠落物，以及巨大家具、橱柜。利用软垫保护头颈部，躲在坚固的桌子底下或以低姿势躲在电梯间旁边、梁柱旁边、床或沙发边、固定牢靠的冰箱旁边，同时注意避免被掉落物砸伤。

3）随手关闭使用中的电源、火源，以防止火灾发生。

4）把出口处的门打开，以避免门框变形无法开启。

5）依紧急避难疏散的判断基准采取行动，逃生时应穿着厚底鞋子或皮鞋，以避免被碎裂玻璃或尖锐物品割伤。

6）不可使用电梯，以免因震动故障受困。若因地震受困或有人员受伤，可同时通报120及电梯公司进行救援。

7）若位于地下室或停车场，需尽快离开车内，以低姿势躲在车旁，引擎不易被压溃，因此，最好躲在车前外围，但应注意避免来车撞击。

8）家人或同事间互相关心行动。

（2）在室外、建筑物旁的人行道

1）不要慌乱地往车行道逃生，以避免被来车撞到。

2）若所处位置紧邻公寓或大楼，应注意上方坠落物（招牌、冷气机、屋瓦、瓷砖等）或爆裂的玻璃碎片。

3）若所处位置紧邻大楼，可往粗大柱子边以低姿势躲避，因大楼较不易倒塌，即使倒塌，也有粗大柱子可形成保命的空间。

4）必要时远离建筑物。

（3）在电梯内

当感觉到电梯摇晃时，应立即按停各楼层，待其停止后，随即离开。如电梯门不开，应立即按紧急开关，呼叫帮忙。

（4）在简易砖造房屋内

此类建筑物耐震性能较差，遇到地震时，应尽速避难至屋外。

（5）在百货公司、电影院、KTV、卖场内

1）不要慌乱地推挤到逃生口或阶梯。

2）遵从相关人员的指挥行动。

3）注意坠落物、玻璃碎片等。

（6）开车时

1）应减速后靠右侧路边停车，或将车停在空旷地，确保熄火后人在车旁不会被他车撞击，并需注意坠落物。

2）打开收音机，正确掌握相关信息。

3）避难时应与人群一起行动。

（7）在地下通道时

1）一般认为地下震动较地面上弱，地下结构也比较耐震，故切勿慌张。

2）不要慌乱地推挤逃生，假使停电可依出口标示灯及避难方向指示灯离开。

3）不要使用电梯。

4）遵从管理或服务人员的指示。

（8）在地铁内

1）切勿慌张。

2）紧抓住车内的固定物。

3）不要慌乱地推挤逃生，即使停电也会启用临时电源。

4）不要使用电梯。

5）地铁、捷运的隧道较不易被损毁，切勿慌张地逃出车外。

6）遵从服务人员的指示。

（9）在车站、机场内

依照服务人员引导，利用软垫（手提袋）保护头颈部及自身安全，依序离开建筑物。

（10）在海边时

1）发生大地震时，即使没有海啸警报，也要尽可能离开海岸线。

2）即使没有海啸警报，但若潮汐变动有异常（突然出现明显退潮、远方似有白色浪沫涌来等现象），应立即避至高地。

3）注意是否发布海啸警报，依指示行动。

**4. 受困时的处理办法**

（1）如有可能，用随身携带的手机拨打119电话求救。

（2）保持冷静，不放弃获救的希望。

（3）倾听是否有沙石剥落的声音，如果建筑物还在震动，应暂时停留在安全的避难处。

（4）判断建筑物处于静止状态后，再小心扳开障碍物，往水源或光源方向前进。

（5）无法脱困时，聆听外面动静，适时呼救求援，切勿持续喊叫消耗体力。

（6）规律地制造求救声响，例如，吹响紧急避难背包里的哨子或敲击水管、钢筋等。

（7）受伤时应先包扎止血，如果伤势严重，缓慢移动至安全处，静待救援。

（8）受困时，水是维持生命的关键。尝试寻找水源并节制饮用，等待救援人员抵达。

**5. 地震后处理的注意事项**

（1）地震后通常会非常担心亲友安危，尽可能不要使用电话而改用短信，以便让紧急救灾通信得以通畅。

（2）检查身边人员有无受伤，必要时，立即给予协助并送医院治疗。

（3）随时收听正确灾情报道，避免因道听途说而产生恐慌。

（4）离开陡峭山区以避免山崩、落石的危险。

（5）检查电线是否受损，若有受损应立即关闭，以免发生火灾。

（6）检查瓦斯管线，若有外泄现象，应立即关闭瓦斯总开关并打开窗户，通知消防队与瓦斯公司派员处理。千万不可开、关电器或插、拔插头，也不可使用蜡烛、火柴或手电筒，以免产生火花引起爆炸。

（7）若发现起火，在火势蔓延之前立即以水或灭火器灭火，并通报公安与消防单位，若火势已蔓延则协助救火，并注意自身安全，同时通知公安与消防单位。

（8）检查水管是否受损，若有毁坏，应关闭自来水总开关。

（9）检查冷气机、招牌是否松脱，若有松脱应立即修复或做出标示。

（10）检查玻璃是否破损，并且避开玻璃碎片。

## 四、火灾、踩踏等突发事件应急处理

### 1. 火灾时逃生对策

（1）平时

平时要有危机意识，多利用机会了解消防安全常识及逃生避难方法。另外，认识平时居住环境或办公处所的消防设施及逃生避难设备，事前拟妥逃生避难计划，并加以模拟练习，如图5-8所示，于状况发生时，便能从容应付，顺利逃生。

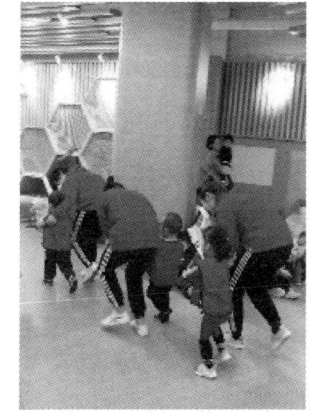

图5-8 婴幼儿模拟练习火灾逃生

（2）进入陌生场所时

进入陌生场所时，应先寻找安全门、楼梯，查看有无加锁，熟悉逃生路径，尤其是夜宿饭店、旅馆等公共场所，应特别注意是否有两个不同逃生方向的出口，这样的出口最安全。消防安全检查记录不佳的场所更应避免进入。

（3）发生火警时

可采取下列三项措施：灭火、报警、逃生。

1）灭火。灭火最重时效，若能于火源初萌时立即予以扑灭，即能迅速遏止火灾发生或蔓延，此时，可利用就近的灭火器、消防栓箱进行灭火。如无法迅速取得这些灭火器具，则可将棉被、窗帘等沾湿来灭火。但如火势有扩大蔓延倾向，则应迅速撤退至安全处所。

2）报警。发现火灾时，应立即报警，如利用大楼内消防栓箱上的手动报警机或电话打"119"报警，同时也可大声呼喊、敲门，以唤醒他人而逃离现场。如打"119"报警，切勿惊慌，一定要详细说明火警发生的地址、处所、建筑物状况等，以便派遣适当的消防车辆前往救灾。

3）逃生。当火灾发生时，掌握契机、迅速判断、正确逃生、保全性命是最佳之道。逃生时，务必保持镇定，切勿惊慌失措，更不要为携带贵重财物而延误了逃生的时机。一般而言，逃生状况可区分为三种：一是逃生避难时，二是室内待救时，三是在无法期待获救时。

①逃生避难时的方法如下。

• 不可搭乘电梯，因为火灾发生时电源往往会中断，使逃生者被困于电梯中。

• 循着避难方向指标，由楼梯进入安全梯逃生。

• 以毛巾或手帕掩口：将毛巾或手帕沾湿以后，掩住口鼻，可避免浓烟的侵袭。

• 浓烟中采取低姿势爬行。火场中产生的浓烟会弥漫整个空间，由于热空气上升的作用，大量的浓烟将飘浮在上层，因此在火场中离地面30 cm以下的地方还应有空气存在，尤其是越靠近地面空气越新鲜。因此，在烟中避难时尽量采取低姿势爬行，头部越贴近地面效果越好。但仍应注意爬行的便利性及速度。

• 浓烟中戴透明塑料袋逃生。在烟中避难逃生，人体如防护不当，易吸进浓烟导致晕厥或窒息，同时眼睛也会受到烟雾的刺激，产生刺痛感而睁不开。最好有简易的装备使人们在烟雾中逃生时，既能提供足量的新鲜空气，又能隔离烟雾对眼睛的侵袭。

• 沿墙面逃生。在火场中，人常常会表现得惊慌失措，尤其是在烟中逃生，伸手不见五指，往往会迷失方向或错失逃生机会。因此，如能沿着墙面行走，则当走到安全门时即可进入，而不会发生走过头的现象。

②室内待救时的方法如下。

• 用避难器具逃生。避难器具包括绳索、软梯、缓降机、救助袋等。这些器具通常都要事先准备，且需要平时训练、熟悉使用，以便突发状况发生时，能从容不迫地加以利用。

• 塞住门缝，防止烟雾进入。一般而言，房间的门不论是铜门、铁门、钢门，都会具有0.5~2 h的防火时效。因此在室内待救时，只要将门关紧，火是不会马上侵袭进来的。但烟雾却是无孔不入的，它会从门缝间渗透进来，所以必须设法将门缝塞住。此时可以利用胶布或湿毛巾、床单、衣服等塞住门缝，防止烟雾进来。潮湿能使布料增加气密性，加强防烟效果。另外，如房间内有中央空调使用的通风口，也应一并塞住，以防止浓烟侵袭渗透。

• 设法告知外面的人知道待救的位置，让消防员能设法救助是非常重要的。如果待救的房间有阳台或窗户时，应立即跑向阳台或窗户的明显位置，大声呼救，并挥舞颜色鲜艳的衣服或手帕，以突显目标，夜间如有手电筒，则以手电筒为佳。如所在的房间刚好没有阳台或窗户，则可利用电话打"119"告知消防员等待救助的位置。

• 在易于获救处待命。在室内待救时，如可抵达安全门，进入安全梯间或跑至楼顶平台，均是容易获救的地点。如不幸地受困在房间内，则应跑至靠阳台或窗户旁等待救援。

• 要避免吸入浓烟。浓烟是火灾中致命的杀手，大量的浓烟吸入体内会造成死亡，吸入微量的浓烟则可能导致昏厥，影响逃生。因此务必记住，逃生过程中，尽量避免吸入浓烟。

③无法期待获救时的方法如下。

当无法期待获救时，绝对不要放弃求生的意愿，此时当力求镇静，利用现场物品或地形地物，设法逃生。

• 以床单或窗帘做成逃生绳。将房间内的床单或窗帘卷成绳条状，首尾打结互相衔接制成逃生绳。将绳头绑在房间内的柱子或固定物上，绳尾抛出阳台或窗外，沿着逃生绳往下攀爬逃生。

• 沿屋外排水管逃生。如屋外有排水管可供攀爬往下至安全楼层或地面，可利用屋外排水管逃生。

• 绝不可跳楼。在火灾中，常会发生逃生无门、被迫跳楼的状况，非到万不得已，绝不可跳楼，因为跳楼非死即重伤，最好能静静待在房间内，设法防止火及烟的侵袭，等待消防员的救援。

### 2. 踩踏事件应急处理

世界各地均发生过严重的踩踏事故，最悲惨的踩踏事故发生在1990年的麦加，1 426名朝觐者被踩死或窒息而死。在大型演唱会、大型集会、球赛等人群聚集的场所，也多次发生踩踏事件。防止意外，重在预防。踩踏事故保护生命的4招是：别靠近、要镇定、防跌倒、靠墙角。

（1）人多是发生踩踏事故的基本原因，常发生于学校、车站、机场、广场、球场等人群聚集地方；发生的时间常见于节日、举办大型活动、聚会时等。尽量避免到拥挤的人群中，不得已时，尽量走在人流的边缘。

（2）人群受到惊吓，产生恐慌心理，如听到爆炸声、枪声，会出现惊慌失措的失控局面，在无组织、无目的和没有导引与疏导的逃生过程，容易相互拥挤而致踩踏。所以不要在楼梯或狭窄通道嬉戏打闹，人多的时候不硬挤、不起哄、不制造紧张或恐慌气氛。

（3）人群情绪因过于激动（兴奋、愤怒等）而出现骚乱，易发生踩踏，在拥挤的人群中，要时刻保持警惕，须时刻警觉人群骚动，当发现有人情绪不对时，要做好保护自己和他人的准备。特别要注意脚下，千万不能被绊倒，避免让自己成为拥挤踩踏事件的诱发因素。

（4）发觉拥挤的人群向自己的方向涌来时，应立即避到一旁，不要慌乱，不要奔跑，避免摔倒。

（5）顺着人流走，切不可逆着人流前进，否则很容易被人流推倒。

（6）假如不慎陷入拥挤的人流中，一定要先站稳，身体不要倾斜，不能失去重心，即使鞋子被踩掉，也不要弯腰捡鞋子或系鞋带。尽快抓住坚固可靠的东西慢慢走动或停住，待人群过去后再迅速离开现场。

（7）当发现自己前面有人突然摔倒了，要马上停下脚步，同时大声呼救，告知后面的人不要向前靠近；及时分散拥挤的人流，组织有序的疏散。

（8）在人群中走动，遇到台阶或楼梯时，尽量抓住扶手，防止摔倒。若不幸被人群挤倒后，要设法靠近墙角，身体蜷成球状，双手在颈后紧扣以保护身体最脆弱的部位。

（9）不慎倒地时的救命姿势：两手十指交叉相扣，护住后脑和颈部；两肘向前，护住头部。

（10）不慎倒地时，双膝尽量前屈，护住胸腔和腹腔重要脏器，侧躺在地。

（11）在拥挤人群中，左手握拳，右手握住左手手腕，双肘撑开平放胸前，形成一定空间以保证呼吸顺畅。

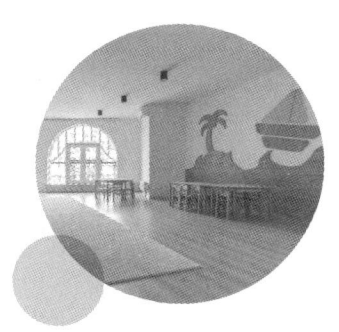

# 下篇
# 机构运营管理篇

作为托育照护机构管理人员，应熟悉和了解托育照护机构的设立要求、运营管理等相关内容。本篇对托育培训教学、托育机构设置、托育机构发展战略、托育机构人力资源管理、安全防护、托育班级管理、家园沟通技巧、托育照护机构危机管理、营销管理等方面作了详细介绍。通过本篇内容的学习，可提升托育照护机构负责人、托育园长等托育机构管理从业人员的培训教学能力和托育机构运营管理水平。

# 第六章
# 托育照护培训教学技能指导

## 第一节 托育照护职业讲师专业素质

作为一名托育照护领域的职业讲师，和其他领域的讲师一样，也需要具有扎实的专业知识和能力等素质。一位优秀讲师要不断提升自身的专业素质，只有通过长期、与时俱进地学习与磨炼才能成为一名合格的培训讲师。

托育照护讲师应具有与婴幼儿健康照护学科相关专业的知识、教育理论与研究知识、沟通技巧、教学技巧，以及自信、价值、角色认同与反省等专业的心理素质。

### 一、理解教学沟通架构

**1. 了解教学本质**

在教学沟通架构中，首先需要了解教学的本质，将其系统化、架构化，并且用最有效的方法传递给学员。

**2. 正确传递信息**

传递者运用自身语言、文字、绘图或动作来表达要传递信息的内容，信息内容中包含传递者想传达的意思，即传递者想要传达出来的主要内涵。

正确的意思传达是专业讲师必备的能力，在讲授课程中，可以采用以下方式进行正确意思表达。

（1）文字

原文可能为原著作的官方语言，例如，中文或英文，可引用原文的专有名词来做表达。若在课堂中使用的官方语言为中文，但原文为英文时，翻译时须将英文专有名词也列示上，再加上中文译文，学员方能理解讲师所阐述的专有名词的原意。因原文在翻译中可能产生多个专有名词，若每位讲师采用的翻译皆不同，学员可能无法理解，进而形成意思传递上的偏差。

（2）语言

与文字概念相同，注意统一使用课程官方语言，尽量避免使用方言，因为并非所有学员都能理解方言的含义。

（3）语气语调

可依照情境表达，尤其是在托育过程中，需要进行多方面的沟通，包括团队、婴幼儿、家长、主管人员之间的沟通，过程中语气语调可使学员了解何时该使用何种语气表达较为恰当。

（4）神情

依照情境选择适当的表情进行表达，即表情管理。

（5）肢体动作

与语气语调、神情表达相辅相成，共同运用。

（6）图像视觉

在教学过程可使用照片及影像，辅助表示教学的情境概念。

（7）听觉刺激

利用音效、声音、录音内容，使学员体会讲述现场的状态。

（8）图表列示

帮助学员建构知识，整理过后的图表将比文字更多一层建构理解的手段。

3. 接收信息

根据学员现场的反应进一步了解学员吸收的状况，同时讲师也可设计问答环节，通过学员的回答能够了解学员是否正确接收了信息。另外，在课堂后设计测评，借助测评结果进一步了解学员的学习成效，采用开放式的问题，请学员给予反馈。最后是在课堂中多方面举例，用原意阐述一次，再举例一次，若学员仍无法吸收理解，再多次举例并简化、生活化实例，贴近学员的日常经验，则可增加学员吸收信息的机会。

接收者运用其五种感官接收到信息之后，与其原先在脑海所设想的知识内涵进行融合与链接，在结合的过程中理解对方要传达的意思，进行到最后一个步骤，即解码，如图6-1所示。

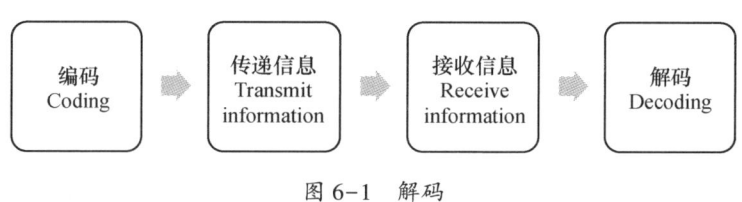

图6-1 解码

利用以上信息沟通的架构，可以反思在教学过程中，讲师与学员分别扮演了什么角色，以及该如何做好教学工作。利用课堂上的所见所闻，配合学员脑海中已有的知识架构，进行理解、吸收。此过程可能有缺口的发生，专业讲师须尽量避免，所谓的缺口可以分成两方面：一是课前准备完善，但课堂中表现缺漏；二是课程枯燥乏味或课时太长，学员因欠缺专注而无法吸收。

## 二、理解科学化教学

### 1. 概念化的生成

每一个概念化的生成都可以依照演绎法及归纳法，用这两种方法来延伸出逻辑概念。

（1）演绎法

生成概念时利用推论的技巧将因果关系分析出来，而推论的过程包含学理背景，只有在推论的过程中方能得到他人认可，尤其是专家学者的认可。例如，推论一个班级具有良好的生活照料质量是由何而来。

（2）归纳法

例如，找寻许多生活照料水平较高的机构，观察A机构、B机构、C机构都具有相当高的规律性，用总结归纳的方式得出结果，分析出规律性的因素，即是归纳法的过程。

无论是利用演绎法还是归纳法，在教学过程中都要遵循"精简但充分"的原则。概念精简化的过程能够帮助学员较快理解所要培训的内容，也不会有过多的细节需要记忆，因此越简化过程，学员越能理解、记忆，对培训的成效越有帮助。然而，过度简化有可能造成概念上的缺失，有些想法和内容无法讲清楚，由于某些概念已合并，细节部分恐怕注意不到。因此，概念精简的同时做到面面俱到且充分，是非常重要的教学编排原则。

### 2. 组织教学概念

为使概念容易理解，在组织教学概念的过程中，从实务现象出发是最主要的，这些观察的现象即是教学的最终目标。例如，如何进行婴幼儿的清洁、喂养、护理工作，或者是开展运营管理、家校沟通、教学活动等，均属于托育照护人员现场需要展现的现象。根据现象的需求，编制一套完善的教学培训体系，让学员了解一所表现优异的托育照护机构现场是如何做到的。现象之间彼此错综复杂，各自又互相影响与变化，身为专业讲师要将此厘清，重点归纳出几个主要的提纲，并将这些题目抽象化成容易介绍、理解的概念，这就是概念化的架构，如图6-2所示。

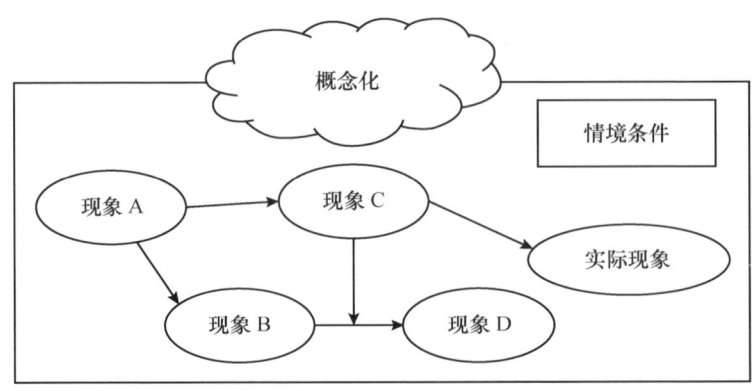

图6-2　概念架构图

承接以上的思维逻辑，讲师可运用概念化的能力，编制一套有效的、富含理论基础的培训系统，用概念化的能力帮助学员想清楚教学内容、顺序、步骤，进而建立学员的知识架构，在学员了解了相关知识之后，则可理解讲师所传递的知识内涵对未来有何帮助，并明白自己扮演的角色定位。

**3. 理解教学内涵**

为使学员尽量理解教学内涵，要做好以下四项工作。

(1) 学习知识单元

基础专有名词要掌握，例如，托育照护人员、托育工作等基础知识概念。

(2) 组织架构

了解专有名词后，就可以建构起一套逻辑清晰的概念，使学员后续吸收课程更容易理解，建构的架构在脑海中产生概况与全貌，从而了解实务现场如何应用。

(3) 理解内化

通过不断地开展实务案例与教学活动，期待学员能够将讲师教授的内容理解内化，成为自己的知识内涵，从而有机会在实务现场应用。

(4) 实际应用

若仅用背诵、记忆的方式，通常教学成效会存在极大的学用落差，即课堂考试表现得很好，但实务现场应用时却无法展现。因此，要开展实际应用。

**4. 科学化教学**

形成一套具有理论背景的教学系统实属不易，其主要的目的是希望讲师的教学内容能够科学化。通常需要运用科学化的方式解决的问题，都是较为复杂的大问题，可以利用专业知识将其分成几个小问题，而这些精细化的小问题可使用一些特定的方法加以解决，并研究其解决之后如何进行观察。根据此方法，延伸出近代科学非常重要的一些方法，即将复杂现象分割成几个小主题。例如，托育培训是非常复杂的大问题，将托育培训内容分割成许多不同的主题，在每个主题内安排专业的讲师，编制相对应的教材，利用科学的方法使学员学会知识、技术，以及解决问题的能力。讲师的期待是，学员每堂课的主题都分别理解学会了，而且能够将这些主题组合起来，最终回到托育照护现场解决复杂的问题。以上是笛卡儿的方法论给讲师的重要启发。然而，当讲师将托育培训分为许多小主题分别开展教学之后，却时常发现一个问题，即每位讲师仅负责自己的教学内容，而忽略了应与其他主题讲师的内容产生互动及关联。由于讲师所讲述的内容是复杂问题中的一部分，但此复杂问题中应为无分割且连动、系统的，因此，越复杂的问题越难以进行分割细化。若解决问题的方法有很多种，实务上如选择其中一种，并无法确保其他课程内容选择的是同一种解决方法。若讲师A、B、C所选择的解决方法不相同，分开来看似乎都能解决，但在学员心中合起来却形成矛盾，进而无法理解，或是在完成作业时导致彼此冲突，此套系统将是培训及实务现场最大的学用落差所在。因此，在安排培训体系时，组织一套系统的方式来进行培训规划，是科学化教学最大的进展。

### 三、在教学中呈现自信和专业

自信的来源是专业，专业的来源是科学，科学的来源是实务。一名讲师之所以拥有自信，是因其拥有专业，专业的讲师站在讲台上，要能够表达专业知识。课堂中展现自信的关键是准备好授课内容，使自身在专业素养上高于他人，并且能获得认可。专业基本上来自科学上得以验证的事实，因此若能确切掌握科学证据、来源、文献或实务上确实能观察到的经验事实，专业则得以建立起来。而科学的来源务必与实务接轨，在做职业培训的过程中，最重要的是让科学方法能够解决实务上的问题。若在实务上的运用缺乏有效性，那么此科学则是无法应用的，将导致教学过程虚化，学员便认为课堂无法与实务衔接，其价值性则不高。因此，自信与专业的表现必须来自对实务现象的了解。

有些讲师害怕与学员面对面讨论问题，担心接受挑战或答不出来有损讲师威严或名声。然而，教学过程有许多机会能与学员互相学习，得到成长，因此教学过程并非完美的教学，而是在过程中达到教学相长，在教学生涯中持续成长并且不断精进。

对于刚入行的讲师，会经常感到登台讲课不自信或紧张，以下四个步骤的

PIER 方法可减少或避免在台上紧张的情绪。

（1）充分准备（Prepare）

做好事前准备，武装自己，准备好专业知识。

（2）表达想法（Idea）

勇敢说出自己的想法与意见，无需记忆或背诵教材及文献上的内容，以所吸收的经验知识进行完整表达，从而展现实力与自信。

（3）累积经验（Experience）

不断练习，鼓励讲师多吸收培训经验，在过程中磨炼提升自我。

（4）放手表现（Relax）

不必过度担心自己的表现会产生负面评价，所有经历都是使自己成长的动力，也是不断精进的养分，因此只需放手表现即可。

### 四、要把握成人教育的特点

托育照护学员的学习属于成人学习模式，托育照护培训讲师要遵循成人教育的原则，讲课时不照本宣科，而是用自然生动、相互交流的方式讲解内容，引导他们积极参与学习活动，这样才能产生最好的学习效果。

尊重不同的成人学习者不同的学习方式，因此，托育照护人员的教学方式要有弹性，在合适的时机展示有针对性的材料，或是设计不同的情境模式，这样才能最大程度地适应学员不同的理解力。

通过经常在课堂上提问，可以了解学员对知识的理解能力，也鼓励他们主动思考。这种教学技巧有助于学员保持听课的兴趣和参与度，是非常有效的成人学习方法。课堂提问时多提出开放式的问题，能更多地了解学员的想法或情况。

# 第二节 托育照护培训教学指导

## 一、培训教学指导原则

### 1. 明确培训教学的目标与任务

教学目标在授课前应先以课程大纲的形式摘录出来。教学目标与教学任务是设计接下来教学方法与内容的依据，教学目标必须明确，以课程大纲标题的方式简短叙述希望达到何种教学成效。每一项培训教学中，应制定3~5个教学目标，然后以不同教学方法与内容来完成教学目标。必须讲解清楚使学员明白，培训课程结束后让学员掌握如何将所知所学应用在托育相关实务场域，所学会的知识、技术、能力提升如何产生价值。

### 2. 妥善安排与分配教学资源

身为专业的讲师，对于教学资源应能妥善安排与分配，因此当培训讲师有多个主题要进行教学的时候，必须将教学内容妥善分配到每节课时中。应该利用有限的资源进行分配，在分配过程中，配合不同的教材、教学器具及教学方法，视教学主题规划出最完善的教学内容。在教学过程中，务必留意学员的吸收状况，面对不同的教学班级或场次，讲师需要考虑安排不同的教学资源，即使为同一个教学目标，仍需根据不同学员的接受程度与背景调整及安排教学资源，这是专业讲师的重要技能。

### 3. 主导培训教学的过程

讲师必须掌握及管理班级教学流程与学习秩序，必须能按照学员现场的学习状况及时进行调整。若原计划的教学内容通过现场观察对于学员来说太难，应实时加以调整，多运用其他的教学方法加以示范或讨论，甚至改为到现场见习以作为教学的补充，使原本不易理解的教学项目在调整教学方法后，可达到预期的教学目标和学习成效。讲师若在教学的过程中发现学员状态不佳，也应有能力掌握并重新转换回到原本预期的学习状态，讲师可以通过播放与课程相关影片或是加上活泼生动案例的方式，提升学员的注意力。

**4. 理论架构强，因果论述清楚**

教学内容只有富含足够强度的理论，讲师方能拥有足够清楚的架构及因果关系，阐述学员为何必须学习此类知识及技术能力。由于托育照护技能追求的是学以致用，为避免出现过大学用落差现象，讲师应鼓励学员在课堂中主动发现问题，再给予足够的空间让学员拥有自行解决问题的经验，经由这种自发性的达成，使学员的思维逻辑获得很好的提升，对内化吸收十分有帮助。最后配合学习总结以及复习，取得良好的学习成效。

**5. 选用与执行科学化的教学方法**

所谓科学化的教学方法，其特点是教学法必须能够复制，在反复教学过程中不会出现不同课堂教学效果差异较大的情况，同一位讲师在讲授同一个主题时，教学内容与方法能够借助科学化的设计，使同一堂课不同学员吸收的过程都能达到同等效果。若能实现以上目标，表示该教学方法在不同学员及班级间都能成功复制，此堂课程具备科学化的逻辑。因此，在教学的过程中，务必不断吸收课堂上的反馈，发展出一套最有效的方法，这套方法虽然会因学员背景的不同、班级状况的不同作出微调，但大体上的方法必须是有效的。通过磨炼教学经验，并从教学成效中发现其中的一致性，这套教学则可被称为有效的、科学的教学方法。最后，教学内容必须有意义且能有所应用，职业技能培训的课程内容在设计相关教学上务必不可与实务脱轨，若能与实务紧密结合，学员便能进一步提升学习兴趣，也有助于在未来学习更高阶段的课程时，更有意愿参与其中。

设计研究法要求教育研究必须在实际的教学环境中进行研究，借以了解学员如何学习，建立教学理论，以及设计可以用来改善教学实务的产品。在培训教学进行前，可采用此设计研究法来培育完善的培训内容与教学方法。

设计研究法的设计流程可归纳为四个阶段：准备、执行、评鉴、推广。从准备阶段到执行阶段可以反复循环。准备阶段是指从建立理论基础到产生设计原型的过程；执行阶段是指将设计原型在研究场景中进行测试，并且进行资料分析；评鉴阶段是指在收集所有的资料后，进行回溯分析以检视整个研究过程；推广阶段则是将设计产品推广到教育界。

（1）准备阶段

研究者要针对某个教学实务问题（例如，托育团队协作的方式），寻找有关的理论基础。建立理论基础的方式有三种：直接引用理论、修改现有理论、进行文献探讨自行建立理论。之后，要厘清理论、设计、实务三者之间的关系，由此产生设计原则；根据理论、问题、研究对象和学科内容之间的关系，形成可能的猜想并产生设计原型。

在准备阶段，研究者就要决定研究场景以及资料的收集方式。决定研究场景时，要考虑推广研究成果的生态效度，思考可以从所要解决的实务问题、理论牵涉的因素，以及产品的潜在用户等不同层面着手。收集资料时宜同时兼顾质性资料与量化资料，质性资料将提供丰富的文字描述使人们了解产品的设计过程，有助于研究者形成有关产品成效的轮廓；而量化资料让研究者建立有关产品和学习之间的统计模式，使研究者能以更简洁的方式来了解脉络间不同因素的关系。

（2）执行阶段

这是一系列测试、分析与修正的循环过程。研究者要将准备阶段所得构想的设计原型落实为具体的设计，在所决定的场景中进行测试（例如，托育照护人员现场），并对测试结果进行资料分析，再根据分析结果修正设计。其中，测试是在研究场景中实际检验准备阶段所获得的设计原型，以确认理论猜想的正确性。如果分析的结果与预期差距过大，就必须再回到准备阶段，重新修改理论以及建立新的假说与设计新的产品，然后再回到执行阶段进行测试，如此反复进行，直到执行阶段的测试结果能与理论预测相一致。随着设计的成效越来越得到肯定，研究者要逐渐扩大测试的规模，以确认在不同的情境中能够将理论假说与研究结果予以复制推广。

由于设计研究法是一个长期的过程，不同的研究阶段可能由不同的人员负责，而参与这项设计研究的团队成员也可能是跨领域的，不同背景的研究人员要共同讨论，并且一起分析结果与其意义。所以，研究者要严格定义和检视所使用的概念，务求明确、容易了解，以确保整个研究过程中测量构念的信度和效度。只有详尽描述收集资料的过程以及明确定义分析的判准，才能够在扩大研究场景、进一步复制与普遍化研究设计时，确保整个长期的研究仍具有内在的一致性。

（3）评鉴阶段

这个阶段的工作重点是对整个设计历史进行回溯分析。在一个更广的理论脉络下检视整个研究历程，并以科学的和系统的方式来了解所设计的产品在解决实际问题的效能。为了达成这个目标，研究者必须考量教育情境的复杂性，以学习生态的观点来理解不同的情境因素之间是如何交互作用进而影响学习的。学习生态是一个复杂的互动系统，由许多具有不同类型和不同层次的成分所组成。在设计研究法中，研究者在理论中建构起学习生态的组成成分，同时预期这些成分如何互动，并在评鉴阶段从整体的观点解释为什么这样的产品设计会有效，以及思考如何将这些产品应用在新环境（例如，刚到职的一批托育照护人员）。

（4）推广阶段

这就是将所设计的教育产品推广到教育界（例如，托育实操培训课程），让托育照护人员、家长、学员或行政人员能够在实际教学中，采用这项产品来帮助学习，并评估推广的效果。推广是研究领域和实务领域的成员互相交换信息的过程。影响教育实务工作者采纳教育设计的因素，包括这两个领域之间的沟通是否顺畅、实务环境的组织文化、产品的特性和成本效益关系、实务工作者对采用新设计所投入的努力等。

## 二、提升讲师专业教学能力策略

讲师的教学直接影响到学员现在及未来能否主动学习与终生学习，因此讲师的教学目标、教学方法与教学历程都是环环相扣、不可忽视的。以下策略有助于提升讲师专业教学能力。

**1. 创新教学方式**

讲师必须从以往"讲师怎么教"的观念，转化到"学员如何学"的层次中来，思考教学方法，以导引式的教学过程，让每一位学员都有参与、讨论、发表的机会，并满足其成就感。因此，多样化的教学形态，如合作学习与协同教学、情景教学与设计教学皆非常重要。

**2. 养成自省的习惯**

课程结束后，讲师应回想本堂课程的教学方式，思索教学的成效，探究教学目标是否达成，了解学员的学习反应，甚至拟定个别辅导的策略等。透过思考自省的过程，教学能力必会有所蜕变与突破。

**3. 进行专业对话**

透过行政安排与讲师的主动出击，制定一个专供讨论讲师教学的时段，经由全体讲师敞开胸襟，提出平常教学时所碰到的疑难问题，彼此分享经验、研商对策、相互回馈、激发创意，进而促进教学技能的成长。

**4. 营造知性的课程**

教学计划、活动的安排、历程的实施，若能够让学员感同身受、身历其境，使学员发自内心喜爱知识内涵所传递的概念，进而为共同投入教育奉献心力，更能够激发教学单位支持讲师专业自主的动力，激发学员向上，使整个教育力量深植人心，创造永续的教育循环。

**5. 培养学员带着走的能力**

学员经过课堂上的学习，具备了能够带着走的能力，如托育班级合作的能力、家校沟通的能力、分辨婴幼儿生理心理状态的能力、独立思考的能力等，以适应多变的托育现场状况。因此，培养学员建构学习、应用于实务的方法，并培养终身学习、终身成长的能力是非常重要的。

**6. 制定专业检核标准**

专业检核标准如下。

（1）受过专业训练，且能运用专门知识技能从事教学。

（2）以服务社会为目的，服务精神重于物质报酬。

（3）制定并遵守专业规范以及专业伦理。

（4）不断接受在职进修培训，并提升自我内涵。

（5）有健全的专业组织，能协助讲师获得专业的成长。

（6）拥有独立自主权，对教学内容及过程负责。

## 三、运用教学方法提高并促进学员学习状态

**1. 提高学习动机**

（1）动机的意义与理论基础

动机是个体行为表现的内在心理驱动力，它是驱使个体表现各种行为以及愿意参与各项活动的一种驱动力。动机理论主要有行为取向的动机理论、人本取向的动机理论、认知取向的动机理论和社会学习取向的动机理论。

（2）学员学习动机低落的原因

在学习方面表现不佳，除了本身的智能与身心发展之外，最重要的因素是缺乏成就动机。讲师在探讨学员成就动机低落的原因时，要考虑到个人因素与环境因素。

（3）提高学员学习动机的有效策略如下。

1）启发兴趣并激发好奇。

2）提示努力之后的情境。

3）提供自我实现的机会。

4）增进学员的学习信心。

5）营造良好的学习气氛。

**2. 吸引并维持注意力**

吸引并维持注意力，应做好以下内容。

（1）充实教室的基本设备

1）提供有组织性的教室环境。

2）设法成为被支持的讲师。

3）安排具有挑战性的作业。

4）设法使作业更有价值。

（2）建立正面期望与信心

1）作业难易符合学员理解程度。

2）学习目标明确可行。

3）强调学习过程中的自我竞争。

4）与学习欠佳者沟通。

5）形成问题解决模式。

（3）具体说明学习的价值

1）学习活动应与学员兴趣相符。

2）教学活动应结合学员的兴趣。

3）运用寓教于乐的策略与方法。

4）善用新奇与熟悉策略于教学中。

5）说明当前学习与未来生活的关系。

（4）引导学习专注的策略

1）提供学员适当表现的机会。

2）提供学员创造与取得成果的空间。

3）避免过于强调分数的重要性。

（5）减少工作风险，但不宜将工作内容简化

1）形成适当的学习动机模式。

2）传授适当的学习诀窍。

### 3. 激发好奇心

（1）激发学习上好奇心的策略

1）运用各种案例解决实际问题。

2）运用提问策略。

3）运用竞赛技巧。

（2）以赞美的方式激励学员学习的动机、兴趣与好奇心（见表6-1）

表6-1　　　　　　　　　　　　　　赞美的种类

| 有效的赞美 | 无效的赞美 |
| --- | --- |
| 有条件的给予 | 随意而没有系统的给予 |
| 针对成就中特别的表现 | 针对学员整体的正面表现 |
| 以自发性、多样性以及其他各种特性来显示赞美的可信度，使学员的成就能引起大家的注意 | 表示过于千篇一律，无法引起学员的关注与重视 |
| 只要达到某种绩效的标准就给予赞赏（包括学员的努力） | 奖励学员的参与，并不考虑中间过程的表现或表现的结果 |

## 四、培训教学方法分类

培训教学的方法共有11种，以下简单介绍这些培训方法。

**1. 讲授法**

讲授法是各种培训课程中一定会采用的教学法，相较于让学员自行阅读文字和文章书籍而言，讲授法具有较好的学习效果，讲师也能透过自身的专业经验及对实务的理解进行讲授，学员借助听课过程理解知识内容。因此，讲授法最大的优点就是能透过讲师口述的方式，将一件复杂的事情通过分析、陈述及与学员间的互动，让学员在最短、最快的时间内理解主要概念与理论。讲授法也是最能够将抽象化的概念用叙述的方式讲解明白的方法，这种抽象化的概念光看文字时常难以理解，若能在讲授的过程中透过讲师清楚的讲解、举例及比喻，则能使学员易于接受。

**2. 讨论法**

在讲授的过程当中，学员难免会产生疑问，讨论法源自于学员认为与其所知的知识经验有所不同，或是与其看到的现象有冲突，或是与其所想象的情境无法融合。因此，在这样的前提之下，讨论则显得十分具有意义。学员可将心中疑惑表达出来，借助团体间的讨论、讲师间的讨论，来深化其接收到的信息，以进一步理解应用。可见，讨论的过程并非由讲师直接给出正确答案，不要很快告诉学员其想法是对是错，因其正确性其实并非重要。相反，在学员回答对或错之前，讲师的重要工作是在讨论过程中引导思考，反问学员其答案的由来，探究其逻辑产生的原因，以及如何论述其解答的因果关系。因此讨论法的核心价值就是引导的过程，而非得到最后的正确答案，其追求的是深化的过程，让学员进行思维上的辩证、逻辑上的思考。

### 3. 实训法

实训法又称为练习法，在托育技能方面有许多需要身体力行的工作，若这些操作上的技巧仅透过听讲师口头讲述，或用看影片模拟的方式，因无实际的经验，一旦实务上遇到棘手的状况，将会出现非常大的学用落差。为了使学员在现场能表现出较高的技能水平，必须在整个培训过程中，安排一定比例的实操演练。在实操演练的过程中，很难让所有实操内容都让学员得到练习，因此必须挑出重点来进行。例如，实操主题仿真演练的设计，包括喂养、清洁、护理保健、卫生消杀、家校沟通等，而学员在实操的过程中主要达到两个目的：一是借助实操过程熟练自身技巧，二是得到解决问题的方法与技能。因此，每一个实操主题皆是要解决一个实务上的问题，为了更熟练地解决问题，必须反复磨炼技能。

### 4. 参观法

透过实地调查研究和学习，让学员体验实际情境并吸收内化，使其将课堂中所学到的情境，在现场得到验证。这对于吸收现场实务经验，帮助学员把知识内化有着非常显著的效果。

### 5. 演示法

培训过程当中，场地、设备或操作内容可能会受到限制，此时则需要讲师作为主要的演示角色。透过讲师的示范操作及讲解，让学员理解操作过程的全貌。由于在演示过程中，学员并没有进行实操模拟，因此搭配口头要点讲解是非常重要的。当进行实操演练时，一般是要求在动作上表现出来，同时口头阐述执行这个动作的原因与重点。当讲师在进行实操演练给学员看时，动作需到位，同时能阐述此动作的原因与逻辑。

### 6. 个案研讨法

托育工作场所会遇到各式各样的现象，讲师会透过比较容易遇到的状况，或常见的情况进行整理，这些特别需要讨论的个案经整理后，可让学员思考厘清整个思路、遇到状况时该如何处理，使学员初步了解其在实务现场可能会遇到的种种情况。

### 7. 项目教学法

组织一个综合问题，通常以任务式的方式让学员进行思辨解答，由于讲师将任务目标已明确，因此会将学员分组，观察学员协同合作的能力以及如何完成任务。讲师需要在学员思考、讨论、衡量如何解决事情的过程中，给予指导及评分。

### 8. 角色扮演法

教会学员懂得换位思考。虽然大家皆是托育照护工作人员，但也会有责任分工，也就是不同的职位有不同的职责，但人们通常很难思考配合者的工作状态，例如膳食老师、主管人员，甚至设想成为家长时会怎么做。角色扮演法是让学员学会换位思考，设想处在不同角色定位上的人，会如何去做。这种教学法的设计，能使学员在了解自身职责的同时，较能清楚地思考，与其应对、配合的其他职责的人此时的想法是什么，他该如何解决眼前事情，从而让双方达到最好的成果。

### 9. 情境表演法

情境表演主要是培训讲师在一整日工作日程中，有许多重要的执行项目，例如午餐时间、喂餐、接送、清洁等，让学员设想该如何去应对当下要面对的情境，其所扮演的工作角色应呈现出何种工作技能。

### 10. 实务试教法

实务试教法主要是使学员能拥有表现自己的能力，让学员在课堂中表现出学习的成效。在实务试教方面希望学员在实操上熟练操作，能够正确地按照指导步骤和指引方法执行。因此，实务试教的时机通常是讲师已在之前透过示范、口述、模拟演练结束后，请学员上台展示。在测评之前有实务试教的检核机制，能让讲师在过程中进行指导或对错误进行修正。

### 11. 观摩法

通过现场观摩或在线视频的方式，理解工作现场的实际状况，能够将课程中提到的比较抽象或难以理解的概念内化成自身体验过的情境，增加其内化经验的程度。观摩在托育教学中是非常重要的，因为在模拟实操时，使用的道具是假的婴儿模型，仅是一个模拟状况，若学员完全没有看过现场，实操中如何帮助婴儿喂养、清洁，对婴儿可能出现的反应皆不清楚，在实务现场面对真正的婴儿时，自然会产生恐慌及害怕心理。借助观摩过程，虽仍没有直接接触到真正的婴儿，但至少可根据经验预想婴儿可能产生的反应，能提升其学习成效和吸收能力。

## 五、培训教学成果评价

### 1. 评价指标

#### （1）效度

效度注重和强调评价方法是否能确实反映出受测者的能力或状态，在一系列课程结束之后，想了解学员的学习成效如何，若选择的评价方法和所学习到的内容是无关的，则视为无效的评价。举例来说，欲了解托育照护人员相关法规与执业道德规范的掌握，但选用的评价方法是评价婴幼儿人形清洁能力是否良好，那么这两件事情实质上无关，以婴幼儿人形清洁的测验成绩来评断托育照护人员对法规的了解，无论成绩高低都是无效的，属于一个不具备效度的结果。

根据以上例子，在评价方法选用上的第一个首要因素，就是观察其是否具有效度。因此，每一位讲师都必须了解培训内容是否具有内容效度，在完成教学任务后所设计的考题是否能真正反映出学员对教学内容知识的理解，则是注重内容效度的重点。如何判断所设计的内容是否具有内容效度呢？可请同领域专家进行判断，若熟悉此领域的多位专家皆认为所设计的内容和教学主题符合高度关联性，确实能反映出学员的成效，则可称作具有内容效度。

在效度检核上可建立"效标"。效标关联度的重点是借助学员实际表现或客观信息来建立效标，以检视学员的表现与测验成绩是否有关联性。在效标表现上可分为两个关键指标：同时效度和预测效度。

例如，一位受过高级托育照护训练的学员与一位只受过初级托育照护训练的学员，在实操上的能力与熟练度应不同。因此，若安排测验，确实能检核出高级托育照护人员的学习成绩及成果是较好的，而初级托育照护人员的学习成果是比较差的。初级与高级的资格是原本即存在的，测验的结果也发现其具有高度的关联性，以证实设计的测验内容确实能检核出不同等级托育照护人员的能力，则称作具备同时效度。

预测效度也同等重要，若在培训过程及测验成绩中，能反映出未来该学员找工作时在薪资水平、升迁上，成绩越高未来表现越好，若此测验能达到如此水平，则称为具有相当高的预测效度。

（2）信度

信度是指评价方法需具有一致性，若测验考题题项很多，但不论使用哪组题目都能测验出差不多的成绩，说明评价具有一致性。若只具备一致性但不具备有效性，则无法达到讲师希望控制学习成效的目的，因此信度是一项必要条件但并非充分条件。讲师在设计评价题项时，仍应以效度为优先。

信度的基本发展是希望学员们能够了解其目前所接收的评价结果是稳定的，不论测验次数多寡以及是否更换其他题组，其获得的分数皆差不多。尤其是在实操演练时，会请多位（两位以上）专家同时进行评价，若两位评分者皆认为其实操表现优良或不通过，两位专家的看法一致，则称之为具有高信度。

**2. 评价方法**

评价方法分为质性评价方法与量化评价方法。质性评价方法基本上不看数字，以回答评价内容的深度或其所阐述的心得，或课堂中讲师与专家给予学员的评价作为评分的标准。量化评价方法将会用到数字分析，包括答题正确率、完成任务时间长短、操作任务正确的次数等。

**3. 分析方法**

质性评价方法主要以讲师主观评价为主，基本上是做文本分析，从所理解的内容文字、回答或身体动作的表现，进而理解学员是否有达到讲师的要求。访谈、面谈、实操心得报告等，皆可作为质性评价方法的指标。量化评价方法基本上是以统计的标准来进行，可能是以限时 3 min 的方式要求学员于规定时间内完成指定动作，或是其答题分数必须达到 80 分以上等。

#### 4. 汇总分析

有了以上统计数据之后，可将结果进行汇整，做整体的分析报告，可用以作为本次培训课程的成效指标，也可用以作为学员是否通过这次课程的指标，并将这些指标作为最后总结的内容。

#### 5. 结论建议

针对培训内容撰写整体报告，用以作为本次培训结果的标准，并作为下一次如何提升精进的主要依据。希望能产生出有建设性的内容，作为下一次培训的预计目标，借助本次的结论建议规划出一套更完善的方式，以提升教学培训成效。

### 六、培训教学控制方法

#### 1. 事前预防

上课之前，先进行沙盘推演，将一些重要且常发生的状况进行思考并规划完整，事前预防则可做到较完善的准备，应以重大且常见的项目来进行预防。因有较足够的时间可进行准备，所以可思考如何以较低的成本来做好预防工作。

#### 2. 实时调整

将预期课程中发生的状况做实时的调整，可由讲师或教学管理人员进行改善，若学员在课堂中做出实时反馈，可评估是否能当下做出调整改善。若无法立即改善，需要留到事后研讨时再加以进行。无论是否于现场做出改善，均必须将需要实时调整的项目记录下来：临场反应为何、为何如此动作、做完的成效如何，这样才能于总结时进行评估，或是在下一次事前预防时作为参考，是否将其调整为岗前培训的重要内容。

### 3. 事后评估

如何避免下一次再发生，或是下一次发生时能有更好的方法进行处理，事后评估虽无法在当次培训教学的过程中产生效果，但有效的事后补救可以帮助消除负面影响并且提升永续经营的可能性。有效的事后评估往往较临场反应有更多的时间与资源让下次的执行更加完善，成为成长的动力与宝贵的经验。

## 第三节　托育照护培训组织指导

### 一、培训机构设置规范

#### 1. 培训资质申请

开展托育照护职业技能培训，应首先到机构所在地人力资源和社会保障行政部门申请办理办学许可证，获得培训资质后才可开展相应培训工作。

#### 2. 培训教学场地准备

依照配备要求，以每班20人为基础。其中，理论知识培训场所要求：60~100 $m^2$ 标准教室，多媒体教学设备（计算机、投影仪、幕布或显示屏、网络接入设备、音响设备）。若超过20人则需要再调整空间。教室内部需要准备一套多媒体教室设备，播放教学简报、影音文件，搭配示范图。为了建立舒适的上课环境，需准备20套以上桌椅，并且教室内部符合照明、通风、安全等相关规定要求。

操作技能培训场所设备配置要求：实际操作培训场所应具有满足要求的场地（100~200 $m^2$），具有必要的婴儿模型、喂养用具、烹饪器具、流动水源、日常保健用品，婴幼儿睡眠、就餐、活动等用具或玩具。

由于实操过程采用分组的方式进行练习，因此合规的操作技能场所需要视分组状况准备对应设备。托育照护人员需具备保健相关基础技能，因此培训场所也会准备相关婴幼儿保健设备。确保室内卫生、通风条件良好、光线充足、设施安全。

**3. 培训实训器材物品准备**

（1）基础类

婴儿模型，依照人数配给。婴幼儿日常用品、保健护理用品、教育用品可由培训教室准备或通知学员自备。

（2）实际训练类

以分组方式进行演练较佳，组别数量按照现有设施设备进行调整。

喂养：每组配备具有上下流动水源的台面进行练习。

婴幼儿保健与护理：一般工作桌面就可进行练习，与清洁相关的操作需邻近上下流动水源。

睡眠及包裹：讲师教导学员安抚婴幼儿睡眠，一般桌面即可进行，但需配备婴儿模型及睡眠用具。

早期教育：教学活动早期教育内容监测用具、辅食添加记录本、作息时间计划表、身体指征记录本。

（3）展示类

包含宽口奶瓶、窄口奶瓶、奶粉盒、调奶器、消毒柜，作为清洁展示及哺喂奶工作的工具。

（4）其他用品材料

工作服、讲师操作台、学员操作台、婴幼儿用品展柜、护理模拟模型、急救护理工具、专业CPR急救模型等。

**4. 培训师资配备**

（1）培训教师任职基本条件

培训托育照护人员的讲师应具有相关专业技术等级或中级及以上专业技术职务任职资格。

（2）培训教师数量要求（以20人培训班为标准）

1）理论课教师1人以上；培训规模超过20人的，按教师与学员之比不低于1：20配备培训师。

2）实习指导教师 1 人以上；培训规模超过 20 人的，按教师与学员比例不低于 1∶20 配备培训师。

**5. 管理人员要求**

培训机构要有专职管理人员 1 人，负责培训机构整体培训教学和运营管理；教务管理人员 1 人以上，负责培训报名、课前准备、培训教室布置、培训服务等工作；教学管理人员 1 人以上：负责教学大纲、讲义、教材、课程研发管理、讲师安排等工作；财务人员 2 人：负责培训收费和支出等会计出纳工作。

## 二、制订培训计划

**1. 确认培训与人力发展预算**

制订培训计划工作的最佳起点是确认将有多少预算可分配于培训。在不确定是否有足够经费支持的情况下，制订任何综合培训计划都是没有意义的。通常培训预算都是由领导者决定的，办理培训的负责人可加以说明为什么应该花这笔钱培训，后续将得到什么回报以此衡量所需的预算。

**2. 分析学员现状**

在培训前要先了解学员需要培训什么内容，根据学员的状况设计培训内容。

**3. 制定课程需求单**

根据培训需求，列出一个单子，上面列明用来匹配培训需求所有种类的培训课程。这可能是一个很长的清单，包含了针对少数学员的个性化培训需求（甚至是一个单独的个人），当然也包含了许多人都想参加的共性化的培训需求。

**4. 修订符合预算的列表**

经常会遇到的情况是总培训需求量超出培训预算。在这种情况下，需要确定先后排序，并决定哪些课程将会运行和哪些课程不会。

**5. 确定培训的支持资源**

当有了最终版的课程清单，接下来需要决定如何去寻找这些培训的支持资源。首先是决定使用内部讲师还是聘请外部讲师。聘请内部讲师的好处是成本较低，而且有时比外部讲师优秀（因为内部讲师更了解团队现状和流程）。然而，有时内部无法找到讲授某个课程的专家，这时就必须寻找外部讲师。

**6. 制定和分发开课时间表**

应列明开课的时间和地点。通常的做法是制作一本包含相关信息的小册子，如课程描述。这本小册子将被分发给所有的学员作为一份参考档案。

**7. 为培训安排后勤保障**

需要确保培训的后勤保障，培训场地（不管是在内部还是在外部）、学员住宿（如果需要的话）和所有的设备和设施，如活动挂图、记号笔、投影机等都要安排妥当。还要确保教材或讲义可供给每个参训人员。

**8. 告知参训人员**

告知学员培训地点。通常会提前一定时间通知培训报名，以便参训人员可以安排好他们的时间，在培训日有时间参加。

**9. 分析课后评估，并据此采取行动**

最明了的方式是让参训人员上完课程后填写课程评估表格，作为对讲师授课质量的检查。持续的好评代表这门课程取得了成果。如果有持续差评的课程，就要利用这些数据来决定需要改变什么（内容、持续时间或讲师等），然后采取行动进行优化提升。

## 三、培训课程规范

1. 根据培训课程内容，确定课时分配，制订培训教学计划和培训教学大纲。

2. 根据培训教学大纲确定培训模块、课程内容、学习单元，以及教学法建议/重点难点内容，见表 6-2、表 6-3、表 6-4。

表 6-2　　　　　　　托育照护技能培训模块要求示例 1

| 模块 | 课程 | 学习单元 | 教学法建议/重点与难点 |
| --- | --- | --- | --- |
| 1. 生活照料 | 1-1 婴幼儿喂养 | （1）母乳喂养概述 | 讲授法、演示法、实训法<br>初乳的特点与其对婴儿的意义 |

续表

| 模块 | 课程 | 学习单元 | 教学法建议/重点与难点 |
|---|---|---|---|
| 1. 生活照料 | 1-1 婴幼儿喂养 | （2）母乳喂养初始阶段的指导 | 讲授法、讨论法<br>顺利开始母乳喂养的关键步骤 |
| | | （3）母亲工作期间的母乳喂养指导 | 讲授法、实物示教法<br>手挤奶的方法并选择合适的喇叭口 |
| | | （4）常见四种哺乳姿势的操作及适用对象 | 讲授法、演示法、实训法、实物示教法<br>特殊情况下平躺及半躺式哺乳姿势 |
| | | （5）哺乳期乳房保健与母乳喂养的方法与技巧 | 讲授法、实训法、案例教学法<br>哺乳前后的指导方法 |
| | | （6）配方奶喂养 | 讲授法、实训法、案例教学法<br>配方奶的选择与调配 |
| | | （7）奶具的分类和使用方法 | 讲授法、实训法<br>奶嘴奶瓶的清洁与拒绝奶瓶婴儿的喂养方法 |
| | | （8）婴儿吐奶、溢奶 | 讲授法、演示法、实训法<br>哺乳后拍嗝方法 |
| | | （9）辅食添加的概念、时机、原则和要求 | 讲授法、演示法、实训法<br>婴幼儿吸吮→吞咽→咀嚼的发展过程 |
| | | （10）食物过敏以及辅食添加常见问题 | 讲授法、案例教学法<br>对食物过敏表现的认知 |
| | | （11）婴儿蔬果汁制作 | 演示法、讲授法、实训法<br>蔬果汁的制作 |
| | | （12）泥糊状食物的分类制作及喂食方法 | 讲授法、实训法<br>制作泥糊状食物的流程和给喂方法 |

表6-3　　　　托育照护技能培训模块要求示例2

| 模块 | 课程 | 学习单元 | 教学法建议/重点与难点 |
| --- | --- | --- | --- |
| 2. 保健与护理 | 2-1 生长监测和发育评价 | 生长监测和评价 | 讲授法、演示法、实训法<br>体重的评价、身高的评价与评估，头围、胸围的评价与评估，其他体格指标的评价与评估 |
| | 2-2 常见症状和疾病护理 | （1）发热婴幼儿护理 | 讲授法、演示法<br>物理降温的方法，了解发热的伴随体征 |
| | | （2）便秘婴幼儿护理 | 讲授法、演示法<br>便秘的预防以及小儿推拿治疗便秘的方法 |
| | | （3）婴幼儿鹅口疮护理 | 讲授法、演示法<br>护理方法 |
| | | （4）尿布性皮炎护理 | 讲授法、演示法<br>护理及预防要点 |
| | | （5）新生儿脐炎护理 | 讲授法、演示法<br>脐炎的护理方法 |
| | | （6）湿疹护理 | 讲授法<br>病因、症状、预防和护理措施 |

表6-4　　　　托育照护职业技能培训模块要求示例3

| 模块 | 课程 | 学习单元 | 教学法建议/重点与难点 |
| --- | --- | --- | --- |
| 3. 教育实施 | 3-1 训练婴幼儿听和说能力 | 指导婴幼儿阅读活动 | 讲授法、演示法、实训法<br>指导婴幼儿阅读的方法 |
| | 3-2 指导婴幼儿认知活动 | （1）选择和改编婴幼儿认知游戏 | 讲授法、演示法、实训法<br>认知游戏的选择与示范 |
| | | （2）创设环境训练婴幼儿认知能力 | 讲授法、演示法、实训法<br>认知环境创设方法 |
| | | （3）观察、分析和记录婴幼儿认知能力 | 讲授法、演示法、实训法<br>观察、分析和记录婴幼儿认知能力的方法 |

续表

| 模块 | 课程 | 学习单元 | 教学法建议/重点与难点 |
|---|---|---|---|
| 3. 教育实施 | 3-3 培养婴幼儿情绪、情感与社会性行为 | （1）观察、记录、分析和培养婴幼儿情绪 | 讲授法、演示法、实训法<br>培养婴幼儿良好情绪情感的方法 |
| | | （2）观察、记录、分析和培养婴幼儿社会性行为 | 讲授法、演示法、实训法<br>观察、记录、分析婴幼儿社会性行为发展的方法 |
| | | （3）创设婴幼儿情绪、社会性游戏对活动和环境 | 讲授法、演示法、实训法<br>婴幼儿情绪、社会性游戏活动和环境创设 |
| | 3-4 发展评价 | （1）评价婴幼儿各领域和整体发展水平 | 讲授法、演示法、实训法、案例教学法<br>为不同年龄段婴幼儿实施准确评价 |
| | | （2）观察、记录、分析、评价婴幼儿个体 | 讲授法、案例教学法<br>观察与准确记录 |
| | | （3）评价婴幼儿气质 | 讲授法、实训法、讨论法、案例教学法<br>婴幼儿气质评价的方法 |
| | | （4）实施个别化教学 | 讲授法、实训法、讨论法、案例教学法<br>个别化教学的实施 |

## 四、培训方式的选择

培训方式可分为在线与线下，各培训教学方法如下。

### 1. 讲授培训教学

讲授法是讲师通过口头语言向学员传授知识、培养能力、进行思想教育的方法，在以语言传递为主的教学方法中运用最广泛，且其他各种方法在运用中常常要与讲授法相结合，见表6-5。

表6-5 在线与线下讲授培训教学示例说明

| 方法种类 | 讲授培训教学 |
| --- | --- |
| 在线培训教学 | 当培训教学内容为较基础的学习内容时,可利用在线培训教学预先录制,提升教学质量,并且可大量播放从而降低成本 |
| 线下培训教学 | 当培训教学内容为较高阶或需讨论的内容时,可利用线下培训教学方法执行小班制规划,允许课程中提问互动与讨论 |

### 2. 实操培训教学

实操培训教学是为模拟演练,让学员能有现场真实情境体验,了解在现场工作操作应备技能,从而内化成自己的知识与技能,见表6-6。

表6-6 在线与线下实操培训教学示例说明

| 方法种类 | 实操培训教学 |
| --- | --- |
| 在线培训教学 | 当培训教学内容为需要反复观看的操作内容时,在线培训教学可以回放并可特写部分动作让学员逐步揣摩与练习,适合初阶练习使用 |
| 线下培训教学 | 若学员对于学习内容已熟练,需要使用高阶器材,就要开展线下培训教学。在现场可使用教具,是在线培训无法取代的 |

### 3. 见习培训教学

见习培训是到实际现场了解工作真实状态,学员通过观察学习,将课堂知识技能进行内化,见表6-7。

表6-7 在线与线下见习培训教学示例说明

| 方法种类 | 见习培训教学 |
| --- | --- |
| 在线培训教学 | 当培训教学为具有危险性的场域或作业内容时,在线培训教学可以保护学员人身安全,并且可以不受干扰地近距离观察现场操作 |
| 线下培训教学 | 当培训教学内容为需要实际体验来增加经验时,线下培训教学可让学员亲临现场,借助观察与操作吸收经验,将细微的体验内化为实务经验 |

## 五、托育照护培训考核规范

1. 根据托育照护职业技能培训内容,确定理论知识的考核范围和考核主题,见表 6-8。

表 6-8　　托育照护职业技能培训理论知识考核规范示例

| 考核范围 | 考核主题 |
| --- | --- |
| 1. 生活照料 | 1-1 婴幼儿喂养 |
|  | 1-2 照料婴幼儿盥洗 |
|  | 1-3 照料婴幼儿睡眠 |
|  | 1-4 照料婴幼儿排便 |
|  | 1-5 照料婴幼儿出行 |
|  | 1-6 环境与物品清洁 |
| 2. 保健与护理 | 2-1 三浴锻炼与抚触 |
|  | 2-2 常见疾病症状护理 |
|  | 2-3 意外伤害处理 |
| 3. 教育实施 | 3-1 发展婴幼儿动作能力 |
|  | 3-2 发展婴幼儿听和说能力 |
|  | 3-3 指导婴幼儿认知活动 |

2. 根据托育照护职业技能培训内容,确定操作技能的考核范围、考核主题、考试形式,见表 6-9。

表 6-9　　托育照护职业技能培训操作技能考核规范示例

| 考核范围 | 考核主题 | 考核形式 |
| --- | --- | --- |
| 1. 生活照料 | 1-1 婴幼儿喂养 | 实操+口试 |
|  | 1-2 照料婴幼儿盥洗 |  |
|  | 1-3 照料婴幼儿睡眠 |  |
|  | 1-4 照料婴幼儿排便 |  |
|  | 1-5 照料婴幼儿出行 |  |
|  | 1-6 环境与物品清洁 |  |

续表

| 考核范围 | 考核主题 | 考核形式 |
|---|---|---|
| 2. 保健与护理 | 2-1 三浴锻炼与抚触 | 实操+口试 |
|  | 2-2 常见疾病症状护理 |  |
|  | 2-3 意外伤害处理 |  |
| 3. 教育实施 | 3-1 发展婴幼儿动作能力 |  |
|  | 3-2 发展婴幼儿听说能力 |  |
|  | 3-3 指导婴幼儿认知活动 |  |

## 第四节　托育照护实操培训指导

### 一、托育照护实操培训的指导原则

**1. 解构与建构的原理**

（1）首先必须由专家解析出一个复杂问题或连续性作业的结构关键与原理，做第一步骤解构分析。

（2）接下来将原有的结构逻辑重新思考为一个可以被打破与重复设计的作业模块。

（3）以科学化且能够重组的方式找出最佳的实务做法，需要明确因果关系，能够重复做培训且能在实际场域被验证，所有系统需要环环相扣，各学习项目都统合在同一项目中。

（4）将实操进行模块化，培训内容可以分为各培训项目，并将多个被解构的结构逻辑建构为一个能够模块化的作业流程。

（5）在建构的过程中重新将系统化的概念导入，但不以回到原始结构为思考方向，而是跳出原有思维并建立新的典范。

培训过程希望能将学员知识、能力、技术经由引导让学员有一个良好表现，但托育工作复杂且须有高知识内涵与背景，无法以单一培训理念一次性不间断地进行演练，在实操教学时需要将某些必要内容独立提出进行演练。因此，可通过解构的概念将托育行业重要的技术技能分析出来教给学员，把工作项目分析后由学员来重新组织，建立整体结构，让学员在未来工作场域进行展现。

但目前因托育行业培训架构与体系尚在建立的过程中，因此会参照育婴、早教中心等相关内容来建立体系，需在这一过程中重新思考哪些是重要的工作项目。这些参考的领域，如早教中心，目前已经有完整的组织架构，因此当需要以这些相关行业的整体概念复制到托育行业时，需要进行解构以了解各细节的处理方式，避免在模仿的过程中只是从其他类似体系复制而没有跳出原有的框架，使所建立的内容可能无法在实务上应用。

这时候就需要运用解构的原理，不从整体的模式思考，而是解构出模式下的各项内容，重新建立培训体系。在进行托育照护人员的培训解构时，需要了解在托育照护人员经营过程中需要处理的细节项目，例如，婴幼儿每日的生活作息、机构内的运营管理等，详细思考各内涵所包含的项目，并且能将内容组织成为系统。

**2. 实操培训的概念架构**

在进行培训概念的解构后，须根据解构出的内容进行实操培训。托育照护人员解构出的系统可分为生活系统、运营系统、教学系统、清洁系统、家教系统等，这些系统彼此会相互连结。因此，在设立实操培训前，应先了解各系统的内涵，让各系统环环相扣且与实务相吻合。

托育照护人员的实操培训大致可包括以下项目。

（1）生活照料

针对婴幼儿的生活照顾内容进行安排，例如，从一早接婴幼儿入托，到婴幼儿在机构内的一整日照护流程，最后至婴幼儿接送的过程。

（2）保健护理

保健护理为婴幼儿基础护理而不是医疗行为，例如，紧急救护、包扎，第一时间的处理。在实操培训过程中可利用假娃娃进行实际操作护理。

(3) 卫生清洁

疾病预防、免疫力培养、环境清洁等内容，透过实际操作了解托育照护卫生管控的要点与操作方法。

(4) 饮食营养

(5) 早教发展

幼儿的教学活动设计，内容包含教学前的教案设计，环境、设施与设备的设置，在教学活动过程中的教材安排、流程规划，以及结束后的环境复原等内容。

(6) 运营管理

管理班级的行政工作执行、托育照护人员主管等行政管理体系内容建构等。

(7) 培训教学

以上 7 大项目互有关联性，师资须了解各项目彼此环环相扣，因此应以模块的形式来思考这 7 项内容。

### 3. 模拟情境

在进行实操培训时不能与现场情境相脱节，以避免造成学用落差，避免学员在完成培训后进入实际现场却无法运用。例如，在培训的过程中通常会让托育讲师进行一对一的教学，但在实务现场则是一对多的状况，与培训时有所不同，若只针对一对一的实操培训，当学员真正进入托育照护现场时，将无法实际运用。因此，在实操培训过程中需要安排相应的流程说明。

(1) 模拟情境与实务需结合，因此，实操培训需明确定义要进行的重要作业情境，并将环境、情境、条件加以模拟与明确化，以方便在课堂上进行模拟，体验在现场会经历的状况，让学员真正做到在工作场域可以学以致用，见表 6-10。

(2) 设定实操培训的教学目标，并规划具有内容效度的作业项目与操作方法，以达成实务上需要的作业目标。

(3) 实操培训需有非常明确的内部效度，控制与隔离可能影响操作结果的变因，让操作质量与作业目标存在非常高的因果关系。

表 6-10　　　　　　　　　　　实操培训情境设定范例

| 实操培训项目 | 情境设定 |
| --- | --- |
| 生活照料 | 托育照护人员接两岁的幼儿入托整理书包，进行身体评估、换尿布、处理尿布疹状况，陪伴幼儿音乐律动、静态活动、午休、起床后鼓励婴幼儿喝水 |
| 卫生清洁 | 现在是准备吃点心的时间，托育照护人员需要依照"婴幼儿保持托育照护人员视线内原则"，分别为大爬家的两位婴幼儿、小爬家的两位婴幼儿以及因为身体不舒服而区隔照顾的婴幼儿设置用餐环境及放置相关用品，并于婴幼儿用餐完毕回家后进行教玩具及环境的清洁消毒工作<br>A、B 两位托育照护人员共同合作，处理用餐环境设置及环境的清洁消毒工作 |
| 保健护理 | 16：00 喂药时间，B 托育照护人员陪伴幼儿阅读，A 托育照护人员帮幼儿喂药，发现幼儿耳温 38.2 ℃，喂药后进行发烧处理并区隔照顾。而后幼儿突然发生热痉挛，随后失去意识、无呼吸，A、B 两位托育照护人员共同处理紧急状况 |
| 早教发展 | 小 D 跟两个月大的小 C 都是对新事物比较敏感的婴幼儿。这一天 A 托育照护人员准备带领小 D 进行活动，B 托育照护人员负责巡视婴幼儿状况、协助拍照、引导婴幼儿参与活动；接着换 B 托育照护人员带小 C 进行活动，A 托育照护人员巡视婴幼儿状况、协助拍照、引导婴幼儿参与活动<br>A、B 两位托育照护人员轮流合作进行活动，同时顾及其他婴幼儿 |

（4）利用见习或其他方法提升学员对于现场的理解与经验，提升实操培训成果的外部效度效果。

### 4. 标准作业流程

在实操培训过程中，需要安排与现场实务相吻合的流程说明，以让学员在培训后了解作业流程，可运用于实际工作现场。

将具有高度内部效度与外部效度的实操培训内容，形成托育现场常态可用的标准作业流程，成为基础的职业培训必备内容，逐渐建立托育作业模式的典范。

标准作业流程的建立可以加强与扩充托育作业模块化内容，使标准化项目互相链接，逐渐形成一套可以互相联结与系统化的培训项目，见表 6-11。

表 6-11　　标准作业流程设计范例

| 实操培训项目 | 流程设计范例 | |
| --- | --- | --- |
| 生活照料 | （1）接婴幼儿入托<br>（2）收纳书包备品<br>（3）检查口腔<br>（4）对婴幼儿进行身体评估<br>（5）清洁手部、消毒换尿布区域<br>（6）安置婴幼儿于安全区域<br>（7）若婴幼儿有特殊状况，例如尿布疹，进行通报、记录 | （8）回到活动区<br>（9）引导律动规则<br>（10）陪伴婴幼儿静态活动<br>（11）陪伴午休<br>（12）收寝具<br>（13）陪伴鼓励喝水<br>（14）陪伴静态活动 |
| 早教发展 | （1）预告婴幼儿即将进行活动<br>（2）带婴幼儿至活动区<br>（3）向婴幼儿打招呼并介绍活动<br>（4）介绍活动内容并示范，让婴幼儿轮流操作<br>（5）活动结束，进行整理 | |
| 保健护理 | （1）评价婴幼儿耳温<br>（2）检查婴幼儿口腔，进行发烧评估<br>（3）清洁手部<br>（4）确认托药单<br>（5）核对药物<br>（6）喂药 | （7）婴幼儿休息、区隔照顾<br>（8）清洁给药器<br>（9）清洁手部<br>（10）托药单签名<br>（11）致电家长<br>（12）稀释漂白水，消毒环境 |
| 卫生清洁 | （1）用餐区桌椅设置<br>（2）清洁消毒手部<br>（3）用餐时间<br>（4）准备清洁用品<br>（5）调配稀释漂白水<br>（6）清洁消毒环境 | |

### 5. 临场反应与实务经验

托育照护服务是一个以人为价值载体的服务行业，不论传递什么信息给家长和婴幼儿，都必须由托育照护人员执行。因此，这些托育照护人员应将托育照护服务相关价值通过自身价值观进行传递，必须强调个人的差异性与因地制宜，增强托育照护人员的临场反应能力。在设计实操培训过程须确实思考可能遇到的问题与反应方式，让学员思考往后在实务现场遇到不同的婴幼儿、家长和环境，如何在不违背核心价值的前提下做出适当调整。

## 二、实操培训场地物品配置

### 1. 光源

（1）桌面与台面应维持 500 lux 以上的亮度。

（2）多光源设计避免阴影产生。在进行实操培训时，需要有一些较大动作的展现，例如弯腰，这时若光源不足容易造成阴影，当学员在观看或测评委员在观察时会较不方便，因此，在光源设计上须特别注意。

### 2. 桌椅

桌椅座位数量应与教室最大可容纳人数相当，若教室空间不足以放置全部桌椅，则应规划学员摆放单坐座椅的空间，不一定每人都有桌子，但必须配有椅子以观看讲师操作。实操培训主要是观察讲师实际操作，因此桌子也可以省略，若是学员有做笔记的需求，可准备书写板。

### 3. 示范台

需准备供讲师示范操作的示范台，可让学员清楚地观察到操作细节，也可准备像表演舞台一样的示范台，让学员由下往上观看，较不容易被遮挡视线。示范台如图 6-3 所示。

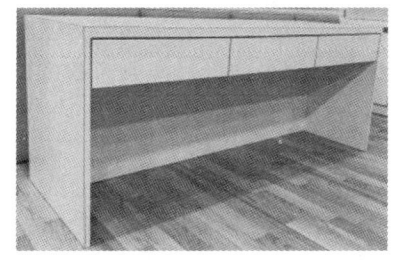

图 6-3　示范台

### 4. 扩音器

可为教室配备可携式扩音设备，让所有学员皆可听清楚讲师所讲述内容。可携式扩音设备如图 6-4、图 6-5 所示。

### 5. 多媒体设备

多媒体设备能支持影音播放、直播设备、手部动作特写投影等。手部特写投影器可让学员通过投影屏幕观察托育照护人员的手部动作，这些动作细节无法在多人培训时让学员进行围观，因此透过特写投影可让学员清楚了解讲师目

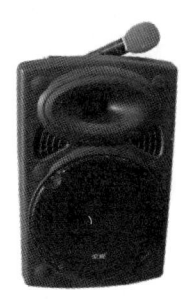

图6-4 可携式扩音器1

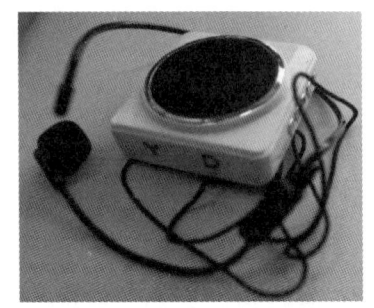

图6-5 可携式扩音器2

前的手部动作。手部特写投影器如图6-6所示。另外,多媒体设备还包括简报投放等功能。

### 6. 台面

按照托育照护培训现场的规格设置符合实际状况的操作台面,包括护理台(含沐浴槽,需有上下水源)、调奶台、备餐台(含料理台与双水槽)、婴幼儿洗手台、工作台,台面物品需一应俱全地准备在教室中,让学员可以在不同情境下使用相对应的台面。

台面基本尺寸为:长度 150 cm、深度 60 cm、高度 80 cm 左右,依据各区域婴幼儿高度不同进行微调。台面同时可有 1~2 名学员共同使用,如图 6-7 所示。

### 7. 模拟道具

按照实操培训的主题,准备所需要的模拟道具种类,例如,奶瓶、齿模、餐具、娃娃等,在实操过程实际使用,并按照学员分组需求准备足够的数量。模拟道具为可重复使用的训练器材,如图 6-8~图 6-11 所示。

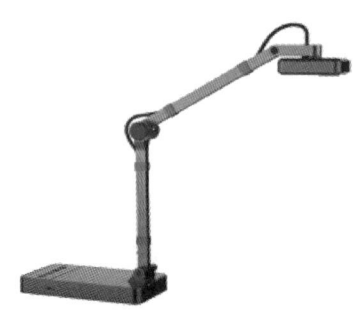

图6-6 手部特写投影器

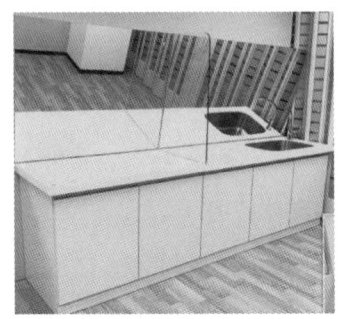

图6-7 台面

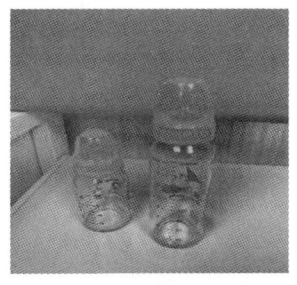
图 6-8 奶瓶

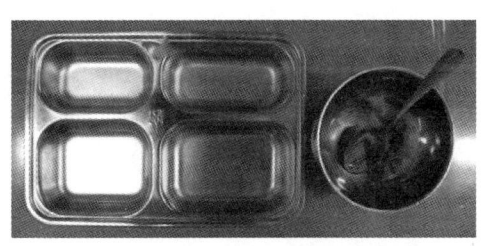
图 6-9 餐具

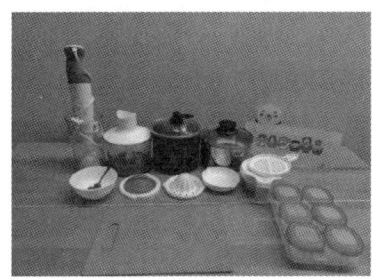
图 6-10 齿模

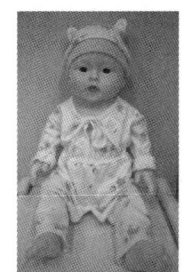
图 6-11 模拟娃娃

## 8. 耗材用品

部分实操培训所需要用到的耗材用品,可以由培训机构统一准备,也可由学员自备,耗材属于不可重复利用的物品项目,例如,棉签、纱布等。

实操培训主题应备物品见表 6-12。

表 6-12　　　　　　　实操培训主题应备物品范例

| 实操培训项目 | 设备与物品 |
| --- | --- |
| 生活照料 | （1）护理台：应有水槽、冷热水水龙头、清洁用品<br>（2）接送区：放置额温枪等物品<br>（3）工作柜<br>（4）音乐播放器<br>（5）模拟娃娃 |
| 早教发展 | （1）婴儿床　　　　　　　（4）音乐播放器<br>（2）模拟娃娃　　　　　　（5）清洁用品<br>（3）活动地垫　　　　　　（6）活动教材用品 |

续表

| 实操培训项目 | 设备与物品 |
| --- | --- |
| 保健护理 | （1）护理台：应有水槽、冷热水水龙头<br>（2）护理柜：放置婴幼儿物品，例如书包、药物等<br>（3）活动区：放置书本、围栏 8 片、软玩具等<br>（4）模拟娃娃 |
| 卫生清洁 | （1）护理台：应有水槽、冷热水水龙头<br>（2）工作柜<br>（3）餐椅<br>（4）垃圾桶<br>（5）稀释漂白水 |

### 三、实操培训的考核过程

**1. 设定情境**

情境需与现场相符合，且具备高度内部效度与外部效度，让学员学习后感受到自身确实能够将所学应用在实务工作场域。在设计考试项目时，可使用副本设计或多题组测验来达成目标，不同活动区域如图 6-12 所示。

**2. 考核人员**

安排考核员、受测者、辅试员；在安排小组测验时，会有一位受试者搭配辅试员进行考核。

**3. 设定测验场地器材设备**

测验场地应妥善规划，使受测者都能够在规定时间内完成，并且互不干扰。有时会遇到在单一时间有多场测验，因此应事前规划好人员、场地安排，让考试的学员不会互相影响。

**4. 说明规则与目标**

在考试前须先向所有人员说明测验过程中的规则与测验目标，通常说明文件准备越齐全的测评单位，越具备公信力。

**5. 执行操作与计分计时**

试场开始测验后，即按照学员受测安排依序开始操作，并由监评员与服务

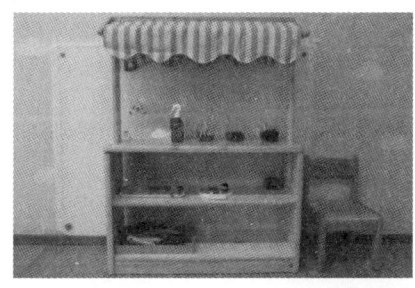 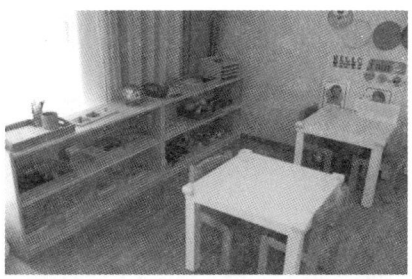
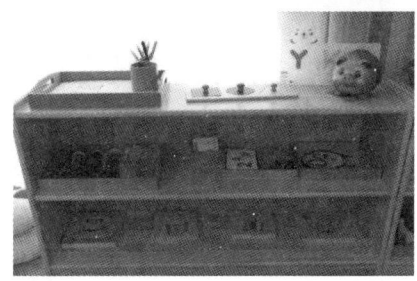 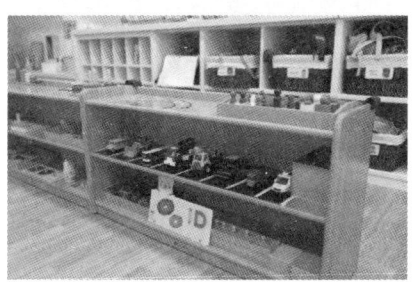

图 6-12 活动区域

人员开始进行计分与计时等工作。

**6. 完成或结束**

测验可在受测者完成测验或确定未通过时结束测验,而测验结果可在分项测验过程中公布,也可在全部测验结束后统一公布。

# 第七章
# 托育照护机构运营管理

## 第一节 托育照护机构设置

### 一、托育照护机构设立环节要点

一个托育照护机构从筹备设立开始到能够正常运行,要结合自身实际情况,做好以下各环节的工作。

**1. 地址位置评估**

选择合适地点及房屋建筑对托育照护机构的发展非常重要,选择不同的位置和建筑类型,会有不同的成本差异,对定价、服务内容,甚至对营销推广渠道和方式都有很大影响。其中比较重要的五项评估要点如下。

(1) 租金/总成本比率

建议场地租金占总成本的比率要适当,不要太高,否则,会影响托育照护机构的正常收益和长远发展。另外,普惠性托育要考虑政府对当地普惠托育定价标准,并且需要签订协议,一定期限内,托育收费不能超过政府定价。

(2) 地点选择

在地点选择上,多半以住宅区或工商业区为主。豪宅区和偏远郊区都不是最优选择。

(3) 所在小区

选择人口密度大的小区，以双薪家庭为主，或者辐射多个小区的位置是比较理想的，以便于后期的招生宣传。

(4) 交通便利性

方便家长接送，交通便利，道路通畅，容易停车等。

(5) 装修成本

选址的房屋建筑装修成本要提前做好规划和估算，这是开业成本中比较重要的一项支出。

**2. 托育建筑用房空间规划**

托育建筑用房包括托育服务用房、托育从业人员培训用房、托育产品研发和标准设计用房、婴幼儿早期发展用房、监督管理用房和设备辅助用房等。

(1) 托育服务用房主要包括婴幼儿活动用房、服务管理用房和附属用房等。托育机构的托位数可根据当地实际需要设置，原则上托位规模在150个以内为宜，每托位建筑面积不应少于12 $m^2$。

1) 婴幼儿活动用房包括但不限于班级活动单元和综合活动室，班级活动单元包括睡眠区、活动区、配餐区、清洁区、卫生间、储藏区等。

2) 服务管理用房包括但不限于晨检接待厅、保健观察室、隔离室、母婴室、警卫室、办公室、财务室、会议室、储藏室等。

3) 附属用房包括但不限于设备机房、开水间、餐食准备区、卫生间、清洁间、车库等。

(2) 托育从业人员培训用房可包括实训室、培训室、教师办公室等。

(3) 托育产品研发和标准设计用房可根据研发业务需要设置，一般包括研发室、标准设计室、教具制作室、从业人员培训教材编写室、绘本创作室、影音制作室、模拟体验室、产品展示厅等。

(4) 婴幼儿早期发展用房可包括养育照护指导室、早期发展指导室、营养膳食指导室、婴幼儿情景体验区、互联网家长课堂等。

(5) 监督管理用房可根据协助监管相关业务需要设置，一般包括监控管理室、信息机房、资料存储室、办公室等。

（6）设备辅助用房包括空调机房、消防水泵房、给水泵房、智能化系统机房等。

### 3. 装修工程

室内装修图设计送审后即可进行装修工程申请。施装施工材料应符合国家相关安全质量标准和环保标准。

### 4. 建筑申报与消防申报

托育场所建筑的抗震、消防应符合现行国家相关标准的规定。建筑申报、消防申报与装修工程同时进行申报，皆由专业机构如消防部门、建筑设计师协助处理。

### 5. 设备采购

托育机构准备运营需要使用的所有物品设备，包含教具玩具、办公设备、电器设备、厨房用具等。

### 6. 营运规划

拟定托育机构的管理规章制度，如托育制度的收托时间、班级配置数与生师比例等事项。

### 7. 团队培育

班级规模设置与生师比例决定团队人数及专业要求。进行人员招聘、团队组建和教育训练。

### 8. 营销招生

营销招生要在运营建设与团队培训后才开始，可在托育机构环境准备完成后开办招生说明会。准备家长会询问的常见问题，如一个班级托位数量、生师比例、师资背景、收托时间、收费数额和时间等。

### 9. 核准备案

托育机构在备案验收合格之前不能收托婴幼儿。因此，在装修工程期间，应同时进行营运建设、团队培育、营销招生的试营运。备案一经核准，立即安排婴幼儿入托以及师资上岗，实现顺利开业，步上正常运营轨道。

## 二、托育照护场所功能区域设置

良好的托育照护环境能让婴幼儿有"家的感觉"。适宜婴幼儿生活和学习的环境应该设置不同的功能区域,符合婴幼儿身体和心智成长需求,其中,包括光线适宜、音量适中、通风良好、环境舒适、不拥挤。良好的物理环境和人文环境可共同促进婴幼儿健康体魄、健全人格和心智成长的全面发展。

**1. 托育照护环境功能区布局**

良好的环境规划,应该是符合婴幼儿需求的安全健康的环境,包括以下区域。

(1) 活动区

婴幼儿活动区域的室内房间高度和走廊宽度应符合婴幼儿活动和照护的要求,楼梯扶手、栏杆、踏步高度和宽度应满足婴幼儿使用、保护婴幼儿安全的要求。活动区域应安全宽敞、动线流畅,允许主动探索。情景布置应符合婴幼儿视线方位,如图7-1所示,情景布置可配合活动内容定期更换。需划分出静态活动区和动态活动区,注意静态活动区的阅读角和婴幼儿桌面,动态活动区的游戏设备、教具等的地方光线明亮合适。

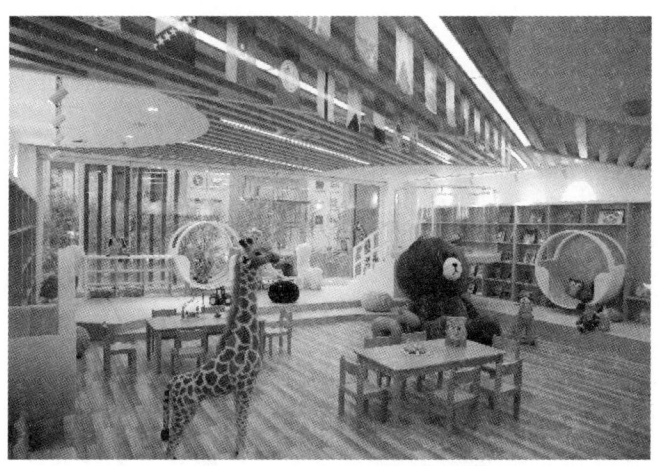

图7-1 托育机构活动区域

（2）就餐区

就餐区要远离游戏区，当然有时两者会有一定的交集，因为托育照护人员可能会用餐桌来开展一些其他活动。就餐区应该临近备餐区或其他灶具，应与清洁区有适当间隔，配备适合婴幼儿高度的进餐桌椅。

在就餐区或临近区域，放置冰箱和加热设备是必要的，同时，配备必需的水槽和柜台。准备食物的餐具和器皿，不易破碎的盘子、杯子、勺子以及婴幼儿的奶瓶和奶嘴（家长送婴幼儿入园时带来的）等也都是必需的。就餐和准备食物的区域也是储存食物、餐具和其他厨房用具的地方，如图7-2所示。

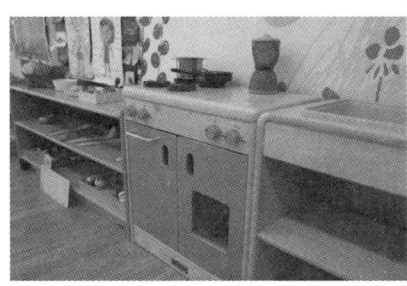
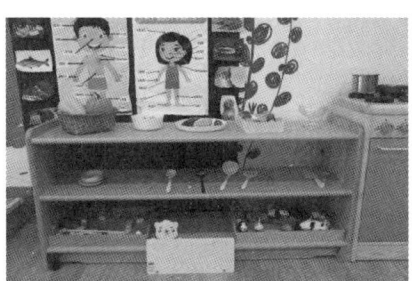

图7-2　食物准备区

使用与婴幼儿高度相匹配的桌椅便于婴幼儿自己练习进餐，以此培养他们的独立性。此外，也要为托育照护人员安排舒适的就餐区，使他们感觉像在家里一样，可以配有沙发或者椅子以便舒适地坐下来陪伴婴幼儿。

（3）睡眠区

每名婴幼儿都应有一张床位，不应设双层床，床侧不宜紧靠外墙布置；睡眠区和活动区可合并设置的，应设置床位的收纳空间。睡眠区应拥有柔和的、让人放松的、安静的环境且无干扰，光线舒适，不宜过亮，音量不宜过大，床应摆放在远离窗户、吊绳、冷暖空调的位置，床与床之间的间隔以50 cm左右为佳。

不同年龄的婴幼儿需要不同的睡眠家具。小婴儿睡在摇篮里会更安全，大一点的婴幼儿则需要睡在婴儿床里，学步儿可以睡在童床或地板的床垫上。

每名婴幼儿都应该有自己的寝具，婴幼儿之间不能共用婴儿床或其他寝具。在婴幼儿照料机构中，虽然每名婴幼儿独立睡觉是一种好习惯，但是考虑到文化和健康因素，照料者应根据婴幼儿的年龄特点、气质类型、习惯反应采用慢慢引导入睡的模式，最初可以陪伴入睡。要为婴幼儿提供自然睡眠的条件，保持房间空气清新、温度适宜、光线柔和、洁净温馨。

（4）日常护理区

换尿布的区域需要配备柜台或桌子，以方便为婴幼儿换尿布。通常情况下，这种换尿布的柜台便于婴幼儿躺在托育照护人员的身旁。换尿布区放置一些柜台，婴幼儿垂直地躺在柜台的边缘面向托育照护人员。托育照护人员可以直接为婴幼儿换尿布，不需要转向另一侧。

更换尿布的必需品都应该放置在台子附近，托育照护人员伸手就可以够到。这些物品包括尿布、抗菌的清洁用品，以及用来放用过尿布的垃圾桶。

不在喂养区和更换尿布区摆放玩具和其他刺激物，以便婴幼儿能够将注意力集中在托育照护人员及他们共同的活动上。

哺乳区独立设置，或者做适当间隔，有供喂奶的带有扶手的沙发，且沙发的高度适宜。

（5）保健观察室

设置于办公区附近，需备有急救箱、身高体重秤等保健设施。

（6）餐食准备区

餐食准备区应尽量远离洗手间及清洁区域，或有一定间隔，要设有自动关闭纱门。

（7）晨检接待区

该区设置于大门口，旁边放置登记物品、防疫消毒物品、门禁管理制品等。要设置专门的接送婴幼儿的区域，在这一区域附近配置存放婴幼儿物品的柜子。

（8）办公区

为行政工作服务需要，办公区放置行政事务相关的物品和设备。

（9）储藏室

作为物品储存和仓库之用，储藏室要与婴幼儿日常活动空间保持一定间隔。

（10）卫生间

婴幼儿卫生间宜临近活动区或睡眠区，宜分间或分隔设置；卫生间不宜设置台阶，应设婴幼儿护理台和婴幼儿冲洗设施。

2. 五台设置要求

（1）沐浴台：附近有适宜的清洁设备和沐浴用品，动线流畅。

（2）护理台：给较小婴幼儿处理尿布、穿脱衣服、清洁护理等。

（3）调奶台：可设置于厨房，不可设置在洗手间或清洁区域，要备有冷热水设备及消毒设备。

（4）洗手台：设置于洗手间外，高度应适合婴幼儿使用。

（5）工作台：高度适合托育照护人员使用。

3. 各班级独立空间的设置要求

每个班级应该有自己独立的教室和使用空间，每个班级独立的使用空间需要具有不同的功能分区。

乳儿班应包括睡眠区、活动区、配餐区、清洁区、储藏区等。托小班和托大班应包括睡眠区、活动区、配餐区、清洁区、卫生间、储藏区等，睡眠区与活动区合用时，其使用面积不应小于 50 m²。乳儿班和托小班生活单元各功能分区之间宜采取分隔措施，并能互相通视。乳儿班和托小班活动区地面应做暖性、软质面层，距地 1.2 m 的墙面应做软质面层。乳儿班和托小班宜设喂奶室，使用面积不宜小于 10 m²。

乳儿班和托小班生活单元各功能分区应符合下列设置要求

（1）睡眠区布置供每个婴幼儿使用的单层床位，床位四周不宜贴靠外墙。

（2）配餐区应临近对外出入口，并设有调理洗涤池、洗手池、储藏柜等。

（3）清洁区应设淋浴、尿布台、洗涤池、洗手池、污水池、成人厕位等。

（4）成人厕位应与婴幼儿卫生间隔离。

托小班和托大班应设适合幼儿使用的卫生器具，每班宜设 2~4 个大便器、

2~3个小便器、3~5个适合幼儿使用的洗手池或盥洗台水龙头，高度40~45 cm，宽度35~40 cm。便器之间宜设隔断，可结合需求设置成人卫生间。

**4. 活动区——语言与故事区设置**

（1）语言与故事区的有效设置要求

1）舒适、能吸引婴幼儿的阅读区。阅读区应设置在安静且采光较好的地方，区域大小应该能容纳5~6位婴幼儿同时进行阅读。阅读区一定要舒适美观，有令人放松、舒适的座位。阅读区要给婴幼儿提供积极参与阅读和讲故事的机会，与故事书配套的道具，能使婴幼儿积极投入到文学作品中；要有数量充足的高质量图书，并且定期更换图书和道具，用新的刺激去吸引婴幼儿阅读兴趣。

2）有效、好玩的创作区。在这个区里提供各种创作工具，可以提供记号笔和油画棒，以及其他的辅助材料，以鼓励幼儿通过绘画的形式来创编故事，供幼儿自己制作图书等。

3）丰富、有趣的日常生活区。在语言与故事区里如果还有一个可以进行语言操作的区域就会增加婴幼儿的兴趣。操作材料可以分为口语能力材料、语音意识材料、单词知识材料等。

4）有效、丰富的倾听区。创设倾听区是促进婴幼儿倾听能力发展的重要途径之一，可提供各种故事和活动录音、手指游戏、音乐和倾听游戏。应保证倾听区的舒适度。

（2）创设语言与故事区的意义

精心创设的语言与故事区，为婴幼儿提供了成为有效的说话者、倾听者、阅读者和写作者所需技能的学习机会。婴幼儿在语言与故事区游戏期间能不断提高口语表达和倾听能力，提升文字、语音、字母规则与音素意识，保持积极的阅读态度。

（3）创设班级内语言与故事区时的注意事项

1）差异性和年龄差异。在设计个别化材料时要考虑到每份材料的层次性，从而适应不同年龄婴幼儿需要。

2）操作性。婴幼儿的语言是在与环境的交互作用中发展起来的，设计的材料要能激发婴幼儿兴趣，让婴幼儿自主地说，能够边玩边学习。要及时更换或添加语言与故事区的操作材料。

3）为发展婴儿和学步儿的读写能力，托育照护人员要通过图书、图片中的语言和生活体验，为他们创设丰富的环境。

5. 活动区——日常生活区、感官区

（1）日常生活区

日常生活区包括促进婴幼儿小肌肉发展的材料。小肌肉动作技能包括手指、手和手臂的协调性。它对婴幼儿的书写、绘画、拼图和自我服务技能（如用器皿吃饭、扣扣子、拉拉链和系鞋带）的发展很重要。它受到感知系统、神经系统、完成任务的积极性和环境支持的影响。

1）日常生活区的教育作用。学习运用五官，发展感知觉；训练小肌肉，促进手眼协调能力，使手指动作灵活；训练思维能力和了解事物之间相互的关系；激发求知欲，培养探索的兴趣；培养专心、坚持、克服困难、独立解决问题的能力。

2）创设日常生活区的基本原则。选择一个安静且不易受干扰的区域工作；选择一个采光良好的区域（最好是自然光）；用低矮、开放并贴有标签的柜子摆放材料；用托盘或篮子盛放各个独立活动所需的材料；配备存放材料的储物间；水平面包括桌子、椅子和地面空间；垂直面、水平面和垂直面活动之间的转换，将普通的活动转化成促进婴幼儿小肌肉动作技能发展的有力工具；使用精美迷人的材料；使用婴幼儿感兴趣的、具有吸引力的材料；各种符合婴幼儿身心发展且能满足他们需求的材料；使用高质量的工具。

3）日常生活区设计如下。

活动材料的提供：不同大小的套娃、套碗、套环、大串珠、配对几何螺丝、巧手夹夹等，收集或制作一些带纽扣和拉链的小马甲、小背心，带粘扣的鞋子或可系扣、拉锁的布制玩具等。

活动材料投放的注意事项：材料投放要有丰富性，种类丰富多样，每一种类数量充足；可以巩固婴幼儿对颜色的认识，数的形成，锻炼手的灵活性；材料投放要有层次性，不同层次的婴幼儿能根据自己的能力和需要进行选择。

场地的设置：日常生活区应设在光线充足的地方，适宜与语言图书阅读区等较安静的区域相邻；日常生活区的安全性一定要得到保障；日常生活区的可观察视线范围必须足够充足；日常生活区的可活动范围需要得到足够的保障。

（2）感官区

感官区有时也称玩沙玩水区或媒介桌，是一个能使人安静、缓解压力的开放性区域。感官区能为婴幼儿提供发展小肌肉动作技能和认知技能的机会。此外，感官区能激发婴幼儿好奇心、想象力和探究的欲望。

1）创设有效感官区的建议。将感觉桌置于远离墙壁的地方，这样就能充分利用桌子的四边；提供低矮的储存架，放置篮子和盆罐等材料；将感官区设置在水槽附近，便于注入和排出水桌的水；提供容易清洗的地板；提供便于婴幼儿使用的长袖防水罩衫；提供电子手握吸尘器、小扫帚、簸箕和小海绵拖把，供婴幼儿自助清扫；提供各种婴幼儿感兴趣的道具；投放文字材料，可用情境文字和照片标记物品；提供安全健康的体验。

2）适宜感官区的材料。水：婴幼儿在玩水中获得治疗、社交、身体和认知上的益处。沙子是另一种具有治疗作用并能提供很多学习机会的自然材料。有感觉的其他触觉物品：不同的物品能给婴幼儿提供独特的感知和体验。

**6. 活动区——连接与建构区**

（1）连接与建构区对婴幼儿发展的促进作用

1）促进数学能力的发展。积木连接与建构区为婴幼儿创设了探究数与量，并提高掌握空间意识与几何概念知识的机会。

2）促进科学能力的发展。积木建构游戏有助于婴幼儿学习材料的属性、稳定性与平衡性。

3）促进读写能力的发展。积木连接与建构区是促进婴幼儿读写能力发展的自然区。

4）促进社会情感技能的发展。积木建构能促进婴幼儿发展关系技能、表达自我、处理情感并发展自信心。

5）促进审美意识的发展。积木建构是一种短暂艺术，当婴幼儿建构积木游戏时，他们通常会增加与功能无关的审美细节。

6）促进大肌肉动作发展。户外建构活动空间为婴幼儿提供了建造堡垒、为大肌肉动作发展和更多的集体合作提供了机会。

（2）创设有效的连接与建构区

为了创设一个有效的积木连接与建构区，托育机构需提供合适的空间，并投放充足的积木和装饰物。

足够大的空间对于积木连接与建构区来说特别重要，因为这使一定数量的婴幼儿能同时舒畅地使用空间，还能使婴幼儿有足够的空间建构细节。

积木连接与建构区需要一个平稳的建构表面。一块平整的地毯不但能提供平稳的表面，还能防止积木建筑翻倒时造成的过大噪声。

为了提供丰富的建构经验，托育照护人员要保证有足够数量的积木；积木应该存放在便于婴幼儿取放的开放式架子上；积木应整齐地摆放在架子上，并呈现出数学关系；应投放积木配件，它们通常放在开放式架子上的篮子和筐子里，并用图片或单词作为标志。

（3）适合连接与建构区的材料

连接与建构区的材料，需根据婴幼儿的建构水平和兴趣进行选择。除了积木，通常还可以投放积木游戏配件、能提供想法和信息的激励性材料以及书写材料等。

（4）创设婴儿和学步儿连接与建构区的注意事项

托育照护人员应该为婴儿和学步儿提供不同种类和大小的积木，应用各种材料制成（如海绵和木块），供他们探索重量。

（5）托育照护人员支持连接与建构区学习的教学策略

托育照护人员可以通过提供背景经验、认可建构者、设定有助于建构的规则、与婴幼儿互动、进行集体建构谈话以及设置挑战和提供刺激物的方式，促进婴幼儿在连接与建构区的学习。托育照护人员应尽可能满足所有婴幼儿的需求，还应该定期观察并记录婴幼儿的活动和学习过程。

（6）连接与建构区面临的挑战

收拾整理积木较为费时。

**7. 活动区——认知/科学/自然区**

科学教育可以渗透到教室的各个角落，但同时也要有一个集中进行科学教育的认知/科学/自然区。在认知/科学/自然区，婴幼儿可以集中时间观察、预测、实验、使用科学工具，实践"过程"以及学习。

（1）创设有效认知/科学/自然区的基本原则

设置在教室里的安静区域，并且是封闭式的，使婴幼儿能少受干扰且能更好地专注于活动；设置在水槽附近，因为很多科学活动都需要用水进行实验或清洗；空间大到能容纳一些婴幼儿和托育照护人员同时进行活动；在窗户附近（如果可以），因为很多探究活动需要自然光线；提供有标签并用于存放材料的科学桌和架子；提供足够的工作空间，通常要提供一张桌子和一把椅子，因为婴幼儿需要将很多材料摊在桌子上再进行操作；有布告栏，用于张贴科学信息和发现；支持同伴间的合作与沟通；能够吸引人。

（2）有效认知/科学/自然区活动的选择

1）为有效地满足婴幼儿的需求，帮助他们获得科学知识与技能，并促进性格发展，需要给认知/科学/自然区选择可以满足以下标准的活动。

为操作而不是为悦目设计，婴幼儿在积极的活动参与中得到发展；对于婴幼儿来说，认知/科学/自然区应注意为他们提供可触可感的体验；建立在现有知识、背景和既往活动上，适合小组婴幼儿参与活动；活动和材料应当能鼓励"如果……就会怎么样"的探索；提供各种活动所需的材料；为婴幼儿提供与目前探索主题相关的具体内容；与大概念建立联系；提供开放式材料或各种难度的活动，满足不同个体的需求；促使婴幼儿能独立使用区域；鼓励婴幼儿用不同方式表现他们的知识；有提供信息资源的材料；有探索工具，包括科学内容背景清单和词汇表。

2）户外是一个很好的探究和学习各种科学话题的空间。户外认知/科学/

自然区可以开设的活动包括：通过风筝、风车、风标、风丝带、纸飞机和羽毛探索风；通过园艺活动了解各种植物；在自然状态下观察昆虫和动物；用橡胶软管和聚氯乙烯管创建水系；做一些简单的实验；准备放有不同食物的喂食器，探究鸟喜欢吃哪种食物；观察天气，并将观察结果在气象站记录下来；通过观察他们自己的影子或创建一个日暮，探索影子。

（3）有效认知/科学/自然区材料的选择

液体：为了帮助婴幼儿探索液体，托育照护人员需提供图片和材料；泡泡：婴幼儿可以学习的两个关于泡泡的概念，一是泡泡里有气体，二是气体占据空间；沉浮：沉浮可将固体与液体的探究结合在一起；运动：婴幼儿学习关于运动的概念；动物；植物：植物有依赖于环境的需求，植物有生命周期，以及动植物会相互影响；泥土：用泥土探究相关科学概念，包括土壤可以根据颜色、质地和黏稠度进行分类；岩石：有关岩石的概念，包括岩石通过各种方式形成，岩石是无生命物体，岩石可根据它们共同的特征进行分类等。

（4）婴儿和学步儿认知/科学/自然区的建议

婴儿从出生起便主动开始通过观察和预测，探索环境，了解世界。在婴儿和学步儿的班级里，大多没有独立的认知/科学/自然区。托育机构通常将有助于婴儿和学步儿学习科学概念的材料，与其他区域材料结合在一起。

用感官探索材料的物理属性；开始意识到因果关系（例如，"如果我按开关，灯就会亮"）；认识真与假（例如，活的动物和填充动物玩具，真实的石头和仿制的塑料石头）；能进行简单的分类；能认识自然材料，如树叶、松果、石子、羽毛、贝壳、水、泥土、冰以及干和湿的沙子与泥巴等。

8. 活动区——艺术感官区

艺术是一种交流想法和感受的语言，并且总是被用来解释婴幼儿对知识的理解。在开始阶段，婴幼儿会花时间来探索艺术媒介与元素。托育照护人员也可通过提供与艺术主题相关的背景知识和经验以及教授绘画技巧，支持婴幼儿的学习。在这个方法中，婴幼儿通常会回访他们的作品，这使他们能学习更多的艺术知识，并拓展对世界的理解。

(1) 艺术感官区对婴幼儿发展的促进作用

婴幼儿在参与艺术活动的过程中，不但激发了创造力，丰富了艺术知识和技能，还促进了情感、社会性、认知和身体能力的发展。

(2) 创设有效艺术感官区的基本原则

充足的自然光和灯光；有易于清理的地面，还有一张容易清理的桌子并且靠近供水处；有一个可以让婴幼儿集中注意力和专心创作的安静区域；有足够的空间，可以让婴幼儿创作大型的艺术作品或者合作完成作品；有空间可以晾干并保存绘画作品；有可以展示绘画作品的地方（二维或三维的）；有大量的各种各样的材料；有保存完好的高质量且真实的材料和工具，材料安全无毒；有低矮且干净的架子，让婴幼儿随时获得他们想要的材料；美观地摆放材料，以吸引婴幼儿注意；有充足的参考资料和启发资料。

(3) 艺术感官区需要的基本材料

基本的绘画材料包括：铅笔、马克笔、粉笔、蜡笔、基本的颜料、蛋彩画颜料、手指画和丙烯画颜料、水彩颜料、拼贴画等。

(4) 户外艺术区

户外环境能帮助艺术家找到灵感，拥有足够的自然材料来创作。户外有创作大型作品的空间，也是长时间展示婴幼儿作品的好地方。

将画架摆在树下，用于安静地作画；在游戏房里放置黑板和粉笔；提供一个拼贴画区，让婴幼儿用自然的实物进行创作（如松果、树枝、干梅、掉落的花瓣、种子和坚果）；一个黏土区，可以为制作树皮、花、松果和其他黏土创意物提供空间；一个室外储存室，存放各种天然材料（如干草和柔软的树枝），以此邀请婴幼儿进行编织活动；沙子、冰和雪，用于创作临时雕塑。

9. 活动区——音乐/戏剧游戏区

(1) 音乐/戏剧游戏区对婴幼儿的促进作用

就算没有成人的培养，婴幼儿也是天生的音乐和戏剧游戏创造者，音乐/戏剧游戏区具有以下功能。

1) 认知发展。许多研究证明了音乐/戏剧能力和学术成就之间有着紧密联系，音乐/戏剧也有助于婴幼儿在其他各个领域的发展。

2）动作发展和节奏。当婴幼儿创作音乐时，可以发展他们的小肌肉动作技能、协调能力和节奏感。音乐也可以将无规则的移动统一变为舞步。在练习舞蹈的同时听音乐，可以增强婴幼儿排序、认识并回应节奏和区分旋律的能力。

3）语言发展。当婴幼儿开始聆听音乐时，他们会听到各种不同的声音，这不仅有助于他们的音乐创作，还可以帮助婴幼儿发展语言表达的流畅性、发音的准确性并增加他们的词汇量。

4）社会性发展。音乐和戏剧还能向婴幼儿展现其他文化，为他们提供了解这些文化的机会。

（2）有效创设音乐/戏剧游戏区

音乐/戏剧游戏区必须整洁并有足够大的空间；音乐/戏剧游戏区应该与安静区域分开；备有各种各样的高质量的乐器和服装；乐器和服装应放在婴幼儿触手可及的地方；婴幼儿需要一个可以自主播放音乐的设备；为婴幼儿提供用来聆听、演奏乐器或者跳舞的各种音乐。音乐书籍应该都放在音乐/戏剧游戏区里，包括普通音乐书籍、有音乐的童话书；提供足够的材料，供婴幼儿创编自己喜欢的音乐。

（3）适宜音乐/戏剧游戏区的材料

音乐/戏剧游戏区的材料，必须符合婴幼儿的发展水平。

1）歌唱。音乐/戏剧游戏区应该包括有准确歌词的歌曲或者没有歌词的歌曲。提供耳机，使婴幼儿能听到自己的声音。托育照护人员可以通过连接两个塑料管来创造一个半圆形状的"耳机"，婴幼儿可以将一端放在耳边，另一端放在口前。当婴幼儿开始学唱歌时，可以提供一些相关玩具。例如，学唱《微小的蜘蛛》时，提供塑料蜘蛛模型；提供回声玩具，供婴幼儿对着它们唱歌，并能听回音，如海螺；创设一个有麦克风的小舞台（可以用玩具麦克风）。

2）乐器演奏。音乐/戏剧游戏区是让婴幼儿自由表演的理想之地。提供一系列高质量的乐器；提供婴幼儿可以演绎的音乐；制作一个刻录短小节奏的录音带；鼓励婴幼儿创造自己的乐器。

3）音乐创作。托育照护人员可以在音乐/戏剧游戏区投放以下材料，促进婴幼儿的音乐创造。印有身体不同部位的卡片（手、肘、膝盖和脚）；运用打印出来的音乐，例如歌曲本；提供各式供婴幼儿即兴创作和录音的乐器。

4）回应音乐。婴幼儿一出生就可以自然地对音乐做出反应。因此，婴幼儿需要有机会主动参与音乐活动。一个指挥台、一个乐队的指挥棒和一个小展台，可让婴幼儿指挥音乐；各种卡片，卡片上有跳球、拍手和踏脚等图片。

5）理解音乐。为了进一步帮助婴幼儿理解音乐，托育照护人员可以在音乐/戏剧游戏区投放下列材料。提供各类乐器的图片；用于声音配对游戏的自制乐器，例如，填充了不同粒状物的胶卷盒；有不同音调的磁带，每个音调后面都有停顿，供婴幼儿模仿；一些婴幼儿可以玩的游戏，例如，站得高表演高调子，蹲得低代表低调子；各种不同乐器的拼图；带有标志的各种乐器等。

6）戏剧游戏。为了支持婴幼儿进行角色扮演等戏剧游戏，可以投放以下材料。用于戏剧游戏的服装和饰品；提供松塔、石头、纱巾等开放性材料。

(4) 音乐/戏剧游戏区可能会面临的特殊挑战

音乐/戏剧游戏区需要高质量的乐器，如果资金不足，可以自制乐器，或者请家长志愿者协助制作乐器。过多的噪声会对婴幼儿和成人都造成压力，并给学习带来负面影响。鼓励婴幼儿探究音质，而不只是制造噪声；选择合适的室内乐器。例如，不要选择口哨，尽量选择形状较小的鼓；听音乐的时候可以提供耳机。

## 三、托育照护机构设置注意事项

### 1. 应以低楼层空间为主

托育机构未设有娃娃车接送机制，一般是家长亲自到托育机构内接送。高楼层接送时，多对父母亲同时间到达托育机构，车子不好停放。若是高楼层，同时要搭电梯,不仅通行的距离较长、时间也会较久。托育照护人员与家长说明婴幼儿状况的交接时间需 5~10 min,高楼层等待的时间拉长。由于以上原因,托育照护机构应以低楼层为主。

**2. 宜搭配经过安全设计的户外空间**

(1) 若到公共户外空间,务必留意安全。许多公园的婴幼儿游戏空间是给 6~12 岁儿童使用的。若是婴幼儿使用这些设施时发生状况,责任将归属于托育机构。

(2) 即使是托育机构自行准备大型教玩具摆设在户外,也要留心其安全规范是否属于 3 岁以下婴幼儿使用。

(3) 安全的户外空间须经检查,并由托育机构负责。若确定要使用户外空间,托育照护人员须先进行布置,例如,贴上防撞措施、摆设围栏划定区域等。

(4) 不要将婴幼儿的活动空间划分成小隔间,并以这种方式将婴幼儿关起来。

**3. 室内空间保持宽敞明亮**

宽敞标准:婴幼儿的活动空间比住家大。

**4. 依照婴幼儿生活空间需求进行区域划分**

(1) 活动、睡眠、饮食,三个区域空间须有良好的划分。

(2) 若同时使用同一空间,一定要做到清洁消毒,避免互相感染。尽可能避免同一天交叉使用同一区域。若将空间规划设计成教室与操场,则同天内因各班皆有运动时间,都会用到操场的空间与器材,则很难做到对病菌进行隔离与控管。因此,生活用房、生活空间、活动空间尽可能独立分开。

**5. 每个班级区域都要有完整的独立生活设施设备**

(1) 避免排泄物传染。例如,肠病毒若经由排泄物传染,其潜伏期相当长且存活期高达 30 天。因此,护理台、清洁台面都需各班设置,不能共享。

(2) 成人洗手设备也应分开。

(3) 婴幼儿洗手间,仅作为教学使用,而不是常态性地给婴幼儿使用。

（4）班级间不一定要设置隔间。例如，在一个大的活动空间中，可左边设置一个台面给 20 人使用，右边设置一个台面给 20 人使用，中间以柜体分隔即可。

**6. 消毒与卫生相关设备要尽量齐全完整**

（1）空气：滤净与消毒，一定要设置新风系统或空气清净机，以预防上呼吸道感染或过敏。

（2）水：水源的过滤以及擦拭物品使用的水最好具有消毒效果，如漂白水与酒精。然而上述两者都具有高刺激性，不适合人体直接接触，因此目前大都采用次氯酸水。

（3）光：紫外线灯的光其主要功能是产生臭氧，能更细致地清洁环境。

**7. 生师比例不宜过高，日常活动中要有合理的教学活动引导婴幼儿发展**

生师比（5∶1、4∶1）不宜过高。婴幼儿不在睡眠休息时，都会要有教学活动或是处理生活需要，不要强制安排婴幼儿上课。

**8. 不要高频率地让婴幼儿接触到陌生人员与陌生环境**

生活活动空间开放，避免使用一个个小隔间。小隔间空间不流通，婴幼儿间接触更加频繁，也限制婴幼儿对托育机构整体空间的认识。大空间虽然人多，但空气流通，是保护婴幼儿较好的方法。尽量避免婴幼儿接触陌生人与陌生环境。

## 四、托育照护机构备案要求与流程

托育照护机构在完成工商注册或民政部门登记，取得合法主体资格之后，还需要向当地主管托育机构的卫生健康行政主管部门取得备案资格。

目前，国家卫生健康委员会相关部门已经建立全国性的网上备案系统，申请备案的托育机构首先需要通过当地卫健委的资格条件评估审核之后，再上传资料到国家备案审核系统进行审核。

托育照护机构备案要求是以《国家卫生健康委关于托育照护机构设置标准（试行）》和《托育照护机构管理规范（试行）》两个政策文件为基础，以

《托育照护机构登记和备案办法》为具体指引。各地卫健委根据当地实际情况，在实施细则和审核评估标准上会有一些差异，但通过备案的托育照护机构需要满足以下基本条件。

（1）托育照护机构的设置要求、场地设施、人员规模等，应当符合《托育照护机构设置标准（试行）》的规定。

（2）托育照护机构的收托、保育、健康、安全、人员、监督管理等应当符合国家《托育照护机构管理规范（试行）》的规定。

备案所需要提供的材料参考如下，实际操作中，以当地卫健委最新的备案审核评估要求为准。

（1）已取得营业执照，且经营范围含"3岁以下婴幼儿照护服务"或"托育服务"内容的托育照护机构。

（2）场地的合法证明：租赁合同需要超过3年，且满足当地卫健委关于楼层、面积等要求。

（3）托育照护机构工作人员专业资格证明及健康合格证明。各地卫健委的要求会有细节差异，托育照护机构相关人员应提供学历证书和专业从业合格证书等。

（4）当地卫健委评价为"合格"的《托育照护机构卫生评价报告》。

（5）消防安全检查合格证明。根据托育照护机构面积的不同，按照规定应当进行消防验收、备案的托育机构，提供消防验收意见书或消防备案凭证；按照规定无需进行消防验收、备案的托育照护机构，要提供消防情况说明。

（6）提供餐饮服务的，应当提交《食品经营许可证》。提供配餐的，提供配餐公司的资质证明。

托育照护机构的备案流程如图7-3所示。

第七章 托育照护机构运营管理

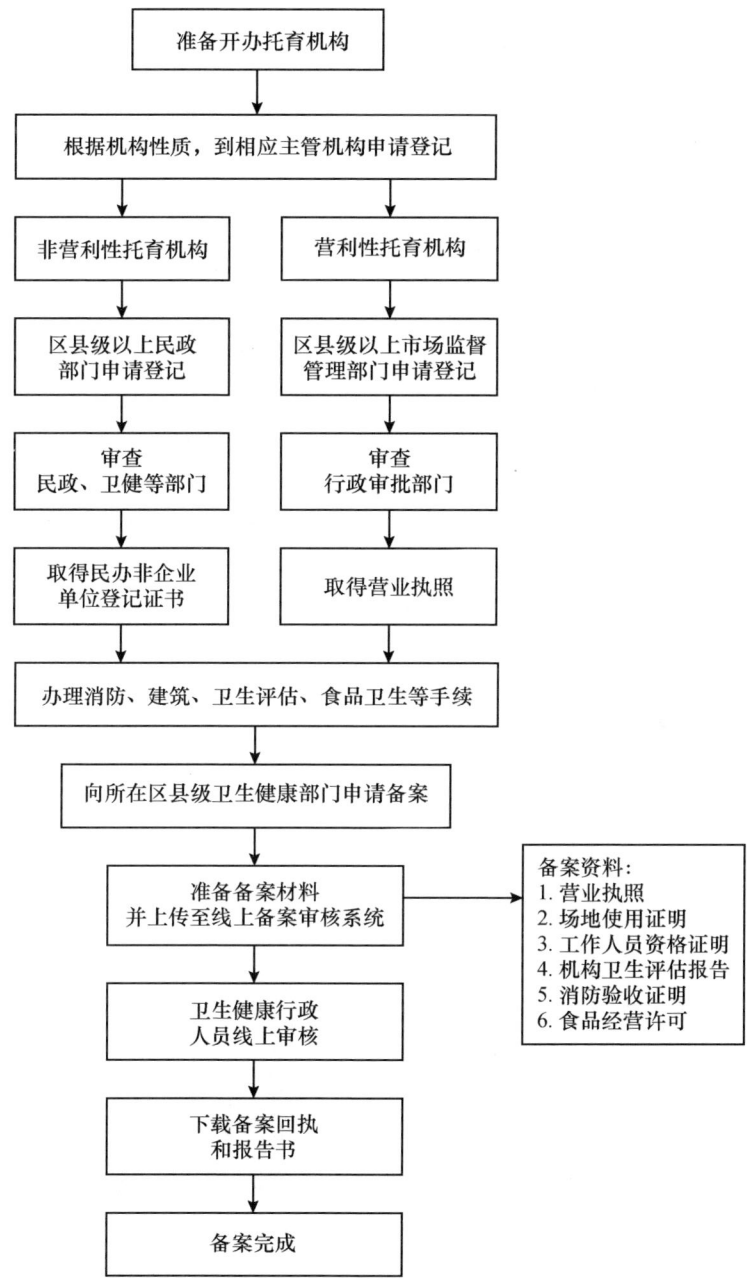

图 7-3 托育照护机构备案流程图

## 第二节 托育照护机构发展策略与服务模式

### 一、托育照护服务的特性

托育照护服务对象是婴幼儿及其家长,其提供的服务具有一定的特殊性。

#### 1. 无形性

托育照护服务是没有实体的,它不像一般的商品那样可以看到物品本身,如杯子、碗。托育照护服务不是一个可以卖出去的物品,是没有实体产品可以交付的。

婴幼儿家长虽然是消费者,但是并没有办法拥有托育照护服务的所有权,因为家长托付的是机构提供给婴幼儿的照护服务,事实上真正享有照护服务的对象其实是婴幼儿本人,甚至婴幼儿也无法将托育照护服务带走,必须到托育照护现场才能享有这项服务。

托育照护服务虽然是无形的,但要让家长感受到这项托育照护服务的精致及托育照护活动的丰富优良,其做法是:除了做好托育照护服务本身外,通过举办家庭教育指导交流会、亲子教育讲座、亲子活动或是和家长沟通讨论,让家长体会到这些无形活动带来的价值和内涵。

#### 2. 异质性

托育照护服务是一种以人为载体传递价值的服务,人和人之间本身就是不同的。每个托育机构里都会有来自不同家庭的不同婴幼儿,每个婴幼儿的气质和特性都不同;每个家庭家长的个性想法和认知都是不同的;每个托育照护机构的个性也都是不同的。

人与人之间的互动会擦出不同的火花,产生不同的服务状态,所以,并没有办法用标准化测量托育照护服务的特性,家长无法完完全全地要求两位托育照护人员说出一模一样的话,或是提供一模一样的服务。同一位托育照护人员在面对不同婴幼儿的时候也会有不同的说话方式,这是人与人之间不同互动的结果。

托育照护机构可以思考,在这样的情况下,如何能够保持良好的托育照护质量,或是让家长感受托育照护服务是在高标准的状态下。

托育照护机构在设计制度时可以将一些比较重要的项目,如安全、卫生,工作流程尽量标准化,以保障婴幼儿在受到照护时,即使照护对象不同也能够受到高质量的照顾。同时,也可以保有一些个性化的服务,根据每名婴幼儿不同的气质、每个家庭不同的状态做出调整,让家长可以感受到针对不同家庭所设计出的差异化服务。

**3. 同步性**

托育照护服务的提供与消费是同时产生的,如接送婴幼儿时,只有家长在场才能感受到服务的内容;也只有婴幼儿必须到园,托育照护机构才能照顾到他们。如果婴幼儿常常请假,将导致托育照护服务未能完善传递,不会因为家长付了费就能够有所进步与发展,所以婴幼儿一定要在现场才能够享有这项服务;家长一定要到现场或透过和托育照护机构的沟通,才能够实际感受到这项服务的价值。可以通过增强婴幼儿的到课率,或提高家长参与度,让他们在托育照护机构的服务范畴内享有托育照护服务的价值。

另外,也可以记录下一些重要的时刻,例如,进行教学活动时婴幼儿的反应、成长的重要时刻,或是发展的过程。家长虽然不在现场参与,但是可以透过影片、照片或是纸本呈现的方式让家长感受到同步性带来的体验。

举例来说,若是一位托育照护机构的能力很强,可以照顾比较多的婴幼儿,相对来说就可以制造出比较多的服务内容;若是托育照护机构的能力不强,那么所能够提供的服务内容就相对较少。如果托育照护机构可以照顾比较多的婴幼儿就能够提供比较高的产能,但两者之间是有抵换关系的,当照顾的人数比较多时,有可能会降低服务的质量和满意度。所以为保持平衡,让托育照护机构的产能最大化,就是透过给予托育照护机构优质的培训,让其拥有良好的培训制度、作业流程和方法,帮助托育照护机构以优异的服务照顾较多的婴幼儿。

**4. 易逝性**

托育照护服务不能被储存、转售或者退回，因为不可储存的特性，造成托育照护服务无法由优秀的人员统一制造后传递给他人。

如果托育照护服务质量不良，是无法在不影响消费体验的前提下更换、维修的，只能用后续的服务补救。事情发生就是发生了，无法将时间倒回去补救。在进行托育照护服务设计或是进行婴幼儿照护的时候，照护者的能力、照护的特性及内容是非常重要的，标准作业流程也是相当重要的，可以避免错误的发生。

所以对托育照护机构的培养非常重要，要制定标准作业流程及制度以供传承，也可以让优秀的托育照护机构现场传递其价值和教学经验供其他托育照护机构借鉴。

## 二、托育照护机构发展策略

结合托育服务特性，不同的托育照护机构将根据自身特点选择不同的发展策略。

**1. 水平扩张策略与垂直延伸策略**

（1）水平扩张策略

水平扩张策略是指专注于托育照护机构单一产业经营，以扩大经营地区、范围、据点为主，不断地复制成功运营模式，不跨足其他产业类别。优点：复制快速、稳定性高。缺点：容易产生连锁影响，顾客生命周期固定3年左右，开发新顾客成本较高。

（2）垂直延伸策略

垂直延伸策略是指除经营托育照护产业之外，同时涉足同产业类别的衔接服务，例如，月子中心、幼儿园、早教中心、家庭育婴员培训等多方面延伸产业。优点：各产业各自独立，彼此间不互相影响，分散风险；事业体多，彼此互相支持；顾客生命周期长，顾客忠诚度高，且开发新顾客成本低。缺点：消耗核心管理团队的能量，月子中心、幼儿园、早教中心、家庭育婴员培训等各个不同项目的制度、教材、设施设备规划都不同，因此推展相对较慢。

**2. 多品牌集团化策略与连锁加盟品牌策略**

（1）多品牌集团化策略

多品牌集团化策略是主品牌搭配副品牌或多元品牌，品牌属于同一家企业或个人，但旗下拥有两个以上的托育照护机构品牌。由于多品牌策略的主要目标是避险，或者是差异化竞争，因此会分成不同公司或个人来担任各品牌的负责人，但可能由同一位主要负责人实际掌控所有品牌，形成集团化。各品牌线为了避免同区域直接竞争，会进行不同特色、服务内容与目标客户的划分，对不同目标客户进行差异化策略规划。

（2）连锁加盟品牌策略

连锁加盟品牌策略是选择以单一品牌在托育照护市场运营，进行直营连锁与品牌加盟模式。连锁加盟品牌的目的是力求做到市场服务的一致性与共同性。优点：降低获得新客户源的成本，同时让目标客户群可以很快认识和接受品牌服务，让客源在消费前就已经先认识品牌，产生信任度。缺点：以牺牲弹性为代价，造成某些地区、地域有时无法进入该领域。

**3. 繁星布点策略与旗舰据点策略**

（1）繁星布点策略

繁星布点策略是指选择在住宅小区设置据点，优势在于可以就近服务，方便婴幼儿接送。其选址策略多以中小型空间为优先，但由于招生人数少，平摊成本高，资金回收较慢。在财务预算能满足两年内回本的前提下，应密集地在各大小区布点，并且首选双薪家庭会迁入的地区。因离家比较近，收托的婴幼儿月龄通常较小，以婴儿居多。收托人数不宜少于25人，以30~40人为佳，若大于60人，因前期设置投入成本高，小区人口有限，资金回收速度较慢。中小型机构大多选择繁星布点策略。

（2）旗舰据点策略

旗舰据点策略指在核心工业区设点，主要服务企业厂区或商务大楼的员工子女，具有很好的集客优势。但对于月龄较小的婴幼儿而言，较不适合随父母长途上下班，因此多半招收月龄较大的婴幼儿，故需要比较大的活动空间，选址上更倾向于中大型场所，以适合大月龄幼儿在室内活动。尤其女性工作者比较集中的核心商务区非常需要托育照护机构，可设立大型的托育照护机构，面积在1 000 m² 左右，可收托100人左右。宽广的活动空间可以跑跳，能拥有大型的滑滑梯，可以开办婴幼儿兴趣课程班，合并早教中心等。规划做品牌形象、上市准备、募集资金等有气派需求的，宜选择旗舰据点策略。

**4. 高端化精致策略与普及化大众策略**

此策略关系到品牌形象定位，托育照护机构是一个照护婴幼儿的产业，每名婴幼儿都是父母心中的宝贝，而且送托的家庭都是都会区、核心小区有经济能力的双薪家庭，或是对婴幼儿的教育与生活质量有高需求的高端家庭。

托育照护机构不能用廉价策略来经营品牌，一般家庭也无法接受与家庭育婴员无差异的托育照护机构，不符合家长送托期待。

（1）高端化精致策略

托育机构若是设立在高端小区（非豪宅）或核心商业区，适合用较高师生比、高级装潢、大规模空间、特色教学等，组成高端精致托育照护服务内容。

高端化精致策略能够制定高于市场行情的托育照护费用，吸引具有相当经济能力的家庭送托，并且拥有较高的资金门槛，不易被竞争者模仿，但也不易复制扩张。

（2）普及化大众策略

其主要是提供家庭便利、平价的托育照护环境，让大众可以快速接受并降低设立门槛。普及化大众策略的竞争壁垒较低，主要特色来自团队、运营体制、教学特色、服务质量等软实力。优点在于可以利用强健的人员培训体制进行复制扩张，摆脱庞大资金需求的扩张障碍。其门槛在团队建设。

目前国家正大力提倡普惠型、社区型、家庭型托育照护服务，适合普及化大众策略。

**5. 一体化品牌经营策略与多样化明星机构策略**

此策略是品牌形象经营特色的选择。托育照护机构是100%以人为服务主体的产业，家长对于托育照护机构的认知多半来自品牌本身或直接照顾婴幼儿的托育照护机构。因此，托育照护机构能够执行的特色化策略必须在品牌与托育照护机构之间做出选择。

（1）一体化品牌经营策略

采用此策略的托育照护机构主要强调品牌一体化特色，以制度与团队为主要要求，即使在多点扩张的同时，依然可以保持市场对于品牌服务的一致性认知。

采用一体化品牌经营策略必须要有非常健全的驾驭训练系统，确保团队有完整标准作业规则可以遵循，并且能够不依赖个人经验判断就能完成大部分任务，解决托育照护问题。

（2）多样化明星机构策略

托育照护机构在运营期间，跟家长接触的主要人员就是照顾婴幼儿的托育照护人员。因此，若能组建有托育照护经验、多样化教学特色的托育照护人群，无疑是托育机构在运营中彰显特色的最理想状态，这种模式也能够跟家长维持高质量的师生互动关系。

密切的师生互动关系与强调托育照护机构个人特色的最大隐忧，就是不同托育照护人群在经验或者背景上都很难统一，较难形成一致性的品牌特色，而家长主要忠诚于熟悉的托育照护人员，很容易对于品牌失去依附关系，造成因核心托育照护机构的人事变动而产生不稳定。

**6. 多角度经营策略**

托育照护产业的多角度经营，主要是围绕着托育机构所需要的供应链体系，以及人才培训体系这两大范围内进行触角延伸。

供应链包括：教材、教玩具、婴幼儿食品、日常生活用品、信息系统、托育照护相关器材设备等项目。这些产业与本业无关，仅是上下游供应链的关系。

人才培训主要是托育照护技术以及教学方法两大项目进行系统培训。

**7. 小区化经营策略**

小区化经营策略指托育机构的经营主要倾向于单纯的、服务于小区的、精致和小型化的经营策略，应该避免幼儿园的学校化经营或类似于幼儿园的小班化模式。

现有幼儿园附属的托育机构，并不能成为主要服务项目，需清楚区分幼儿园与托育机构的不同。托育机构强调的是适龄适性教学。

托育机构的主要价值在于提供小区与家庭婴幼儿照护服务，并与家长形成共同照顾模式的家庭支持单位，因此，非常适合小区化的经营模式。

优点：长期顾客稳定，建立好口碑，有助于托育照护机构的稳定性。缺点：变成地区型小品牌、小中心，只服务一个小区。

## 三、托育照护服务模式设计

托育照护机构服务模式设计与国家、社会、地区所在的文化等连结，只有注重与当地普遍性家庭教养原则的联结，方能达到良好的共同照顾效果。

**1. 托育照护机构组织文化具有高度共通性的原则**

（1）以婴幼儿为中心和出发点，优先考虑婴幼儿的需要。

（2）团队合作优于个人表现。

（3）倡导以人为本的服务价值观，不强调产品、设备。

（4）谨慎保守大于冒险尝试。

（5）关心温情重于流程形式。

**2. 社会家庭对于托育照护机构的普遍期望**

（1）科学喂养

以婴幼儿发展的科学规律为基础，做任何事情都要讲求证据、理论、科学背景，绝对不可以经验为主。确保婴幼儿在托育照护机构得到科学正确的照护。杜绝体罚、责骂，杜绝发生会对婴幼儿身体和精神造成伤害的行为。

（2）公开透明

及时将必要信息公开，避免家长的不信任和猜疑。托育照护机构要设立监控系统，当事故或者问题发生之后，可以及时回溯查明原因。

（3）师资齐全

低师生比，保证托育照护机构可以更全面、更细致、更优质地照护好婴幼儿。托育照护人员及各类后勤人员配备齐全，能够保证托育照护服务的品质。

（4）个性化养育

不同婴幼儿的个性与不同家庭的教养原则有时差距较大。托育照护机构应与主要照顾者积极沟通，从而进行个性化的家庭教育指导。

（5）空间宽敞

3岁以下的婴幼儿正处于感觉运动发展的时期，需要有一个安全而宽敞的空间，为婴幼儿提供大量的感觉和运动刺激，以利于婴幼儿身心的健康发展。

（6）设施设备先进

先进的设施设备也是家长衡量托育照护机构实力的一个方面。

（7）管理严谨

托育照护机构严格清晰的管理制度和规章，可以确保各项托育照护服务执行到位。

（8）关心爱心

关心爱心也是考量托育照护机构的一个重要内容，婴幼儿和家长通过各种体验，感受到了托育照护机构所有员工对婴幼儿的关心和爱心，这对托育照护机构的发展至关重要。

关心爱心是托育照护机构工作的出发点，虽然很难去具体量化和标准化，但却贯穿在每一项具体工作带给婴幼儿和家长的感受和体验中。

**3. 托育照护服务设计思路**

托育照护机构在设计托育服务内容之前，要先了解何为托育照护机构。根据这样的原则，无论是设计规章制度还是制定服务内容范畴，都会有一个可以遵循的思路。

托育照护服务的起源或是需求主要是来自家庭。现在家庭有父母都需要出门工作的状况，或者是有教育、教养的需求，托育照护机构应该是家庭支持的单位。托育照护机构是在协助家长、协助家庭健全功能，照顾婴幼儿、教育婴幼儿的一个辅助支持单位，所以有几个重要理念需要注意。

（1）托育照护机构是支持家庭，不是取代家庭

托育照护机构不是要取代家庭的功能，也没有办法取代家庭对于婴幼儿照护或是教育教养的功能，但是可以提供家庭教育服务和支持，这也是托育照护服务产业诞生的原因。

（2）安全、健康是托育照护机构永续经营的必要条件

这一点听起来简单却非常重要。不论在教学活动上有多丰富，也不论额外服务上有多精彩、品牌形象有多好，都不能忘记：必须确保婴幼儿安全并且健康地成长，没有任何一位家长会将婴幼儿放到一个会受伤或会生病的环境中。所以，托育照护机构进行任何的设计，包括婴幼儿的睡眠区域、活动区域、照护流程都要遵循"安全""卫生"这两项最高指导原则。

（3）以婴幼儿福祉为第一要务

托育照护机构的托育照护服务对象既是家长也是婴幼儿，但是托育照护机构最需要守护和保护的对象是婴幼儿。所以若家长的要求与婴幼儿的福祉相抵触时，托育照护机构有义务对婴幼儿进行保护。

（4）以服务为核心本质

托育照护机构最主要的服务内容就是提供照护服务，包括对婴幼儿的服务以及对家长、家庭的服务，以服务为核心，提供家长或家庭所需的照护服务。

（5）制度化机构管理

不同于家庭中的照护行为，托育照护机构既然是机构，就应有制度化的管理方式，不论是质量还是环境都必须得到保障，为婴幼儿在安全、健康、福祉上，提供最完善最完整的保护。这就要求其经营管理必须是制度化的，因而不是任何一位托育照护机构主管人员都能擅自修改的。

## 四、托育照护服务时间设定

**1. 依照托育照护机构所在位置进行收托时间设计**

（1）市中心或工商园区、社区需要设计较短的收托时间。

（2）偏郊（所需通勤车程时间较长）需要设计较长的收托时间

**2. 配合家长上下班接送，弹性调整服务时间**

配合家长上下班接送时间，可以灵活调整婴幼儿的收托时间。

**3. 服务时间**

根据托育机构的位置确定送托时间，以满足部分家长工作、家庭的需求，增加家长送托意愿。托育照护时间的设置一般分成周间以及假日，但是基本上一天之内都不能超过 12 h，因为托育照护机构无法取代家庭功能，如果婴幼儿一天在托育照护机构待太长的时间，那么家庭功能就无法得到发挥。

（1）周间收托时间

在设置时间时，周间的收托时间一般设定在 7：00—19：00，也可以设定在 7：30—18：00，是可以弹性调整的。也有另外一种形式，设定收托时间为 7：30—18：00，但如果有部分家长有早送托或是晚接回的需求，可以设计早托或是延托的功能，例如收托时间定为 18：00 但最晚可以延托到 19：00。有这类需求的家长可以另外付费，如此一来家长的需求可以被满足，也不会影响托育机构主要的收托时段。

（2）假日临托收托时间

周末的收托时间通常会比较短一些，因为托育照护机构也是需要休息的，时间设定上建议定为 9：00—17：00。

**4. 托育照护时间服务项目**

（1）全日托

婴幼儿早上送到托育照护机构，傍晚离开。

（2）半日托

收托时间分上半天或下半天，比较常见的半日托通常是在上午，因为下午婴幼儿多半在午睡休息。决定是否要收半日托需考虑是否有足够的托位。因为一间托育照护机构所能收托的婴幼儿人数是固定的，若是收了半日托的婴幼儿便会占去托位，托育照护机构需要考虑成本及收益的平衡。

（3）临时托

不是长时间在托育照护机构内部的婴幼儿，有可能因家长有特殊状况或临时需求，而将婴幼儿短暂送至托育机构照护，可能是一周或是只有几天，这样的托育照护模式可以为有特殊状况或需要临时托育照护的家庭提供支持。但是，这会造成托育照护质量的不稳定。原因是通常托育照护机构在收托婴幼儿时需要完整地了解婴幼儿的状况，包含出生情况、身体状况、生活习惯、睡眠作息、饮食状况，全日托和半日托的婴幼儿因为是长期生活在机构内的，所以托育照护机构能够完整持续地了解婴幼儿的状况。

临时托的婴幼儿因托育照护机构没有办法实时了解其长久以来的健康状况、饮食状况、生活习惯，再则是婴幼儿本身也会有适应上的问题，容易导致情绪不稳定，或者是因为作息受到很大的调整，导致婴幼儿处在一个很不舒服的状态，班级整体的状况也会受到影响。当婴幼儿一直处于这种状态中，也会影响到家长对于托育照护的满意度。

临时托的另一个风险在于卫生管理上。如果托育照护机构能够了解婴幼儿的身体状况，就可以追踪其一直以来的身体情况；但是临时托的婴幼儿，有可能前一天其实已有发烧的症状，到了送托当日已经退烧了，但因为前一天并不是在托育机构就托的，所以托育照护机构并不知情，可能会有照护上的风险。

（4）计时托

计时托即以小时来计算的托育照护服务。

（5）早托

假设托育照护机构固定收托时间为7：30，但家长在7：00时就有送托需求，此时就可以向托育照护机构登记于7：00进行早托。

（6）延托

于收托时间范围之外提供的托育照护服务称为延托。假设托育照护机构收托时间到 6：00 为止，但有的婴幼儿家长到了 7：00 才来接，这就产生了 1 h 的延托时间，这 1 h 就可以加计延托费用。

**5. 提供附加服务内容**

托育照护机构可以根据本身的具体情况有选择地提供一些附加服务，这些服务并不是所有托育照护机构都要提供的。

（1）喂药

当婴幼儿有特殊状况时需协助喂药，喂药时，要特别留意喂药安全。第一是家长的嘱托，且不能只有口头交代，必须以文字记录来传达，目的是确定是由家长指示托育照护机构协助喂药，要明确交代用药时间及用药剂量。第二是医生的医嘱，进行喂药服务时要确定药品是由医生开立的药物。

（2）才艺教学

才艺教学可以有很多不同的种类，音乐、体能或外语，是指除一般照护外，额外提供的教学内容。

（3）假日临时托育照护服务

特殊状况时可以进行假日临托登记，提供家长假日有特殊需求时的额外托育照护服务。

（4）纪念产品

婴幼儿在托育照护机构成长的过程中会留下许多精彩的瞬间，除了一般日常的照片、影片外，还可以帮婴幼儿制作月历、月刊或是相片集这类婴幼儿专属的纪念产品，让家长留作纪念，令其感受到托育照护机构较高的照护质量，也可以留下一些精彩、重要的学习时刻。

## 第三节　托育照护机构人力资源管理

### 一、组织目标与组织结构设计

#### 1. 组织目标

托育照护机构的创立应建构一个足以提供社会家庭育儿解决方案的组织体系，从而在市场上获得营利与支持。托育照护机构的组织目标要因地制宜，符合当地的风俗民情与文化。

托育照护机构组织目标设计原则应符合托育照护机构的基本核心价值与品牌的特色，只有这样才能在接下来的长期经营过程中，以合理的方式成长并且避免风险与内部冲突。

加入托育照护机构的成员，要能充分理解托育照护机构的核心价值，以及具有的品牌组织文化与营运特色，只有这样才能长久地为组织做出贡献，提出对组织最有利的决策。

#### 2. 组织团队设计

托育照护机构是相对稳定且较少变动的服务产业，适合以"常态性团队任务编组"的方式来进行组织和工作团队设计，是多人共同执行任务的形态，需要特别设计、分工协作，使多人在处理同一项任务时都能了解团队伙伴的作业内容与流程，便于团队成员互相支持、衔接流程或培育新人。工作团队以任务形态来区分，分配好后即可保持一段时间的稳定产出，大部分工作时间都以处理常态性的任务为主。当团队成员加快了学习速度并提高了熟练度，掌握高质量工作方法后，即可维持较长一段时间稳定。

托育照护机构是由托育照护人员直接对婴幼儿与家长提供服务，主要享受服务的消费者是婴幼儿，而主要付费的消费者是家长。家长借助托育照护机构提供服务给婴幼儿取得益处。因此，托育照护机构的组织结构可以分为直接服务婴幼儿的团队、服务家长的团队与服务其他外部权益相关人的团队。

（1）服务婴幼儿的团队

服务婴幼儿的团队在托育照护机构的组织设计内可以概括为"托育照护团队"，人员占托育照护机构大部分，人事费用占托育照护机构总营收的60%左右。

托育照护服务的稳定性来自托育照护人员的稳定，托育照护人员的稳定必须要靠团队管理来维持。托育照护人员会依照所在班级不同而被划分为小团队，管理上应该以团队为单位，不应过度地将工作与职责细分到个人，建立起团队互助、互相监督、共同负责的氛围，较有益于班级运作。

（2）服务家长的团队

服务家长的团队在托育照护机构的组织设计内可以概括为"管理团队"。与家长的深入沟通由管理团队负责，托育照护人员仅进行日常交接工作。

（3）服务其他外部权益相关人的团队

服务其他外部权益相关人的团队在托育照护机构的组织设计内可以概括为"行政及辅助人员"，包括特别助理、秘书、行政人员等。托育照护机构的权益相关人可分为组织内部权益相关人与组织外部权益相关人。组织内部权益相关人包括有指挥管理权与组织所有权的董事会成员、投资人、各级主管、各类职员等。组织外部权益相关人包括政府主管部门、社区和物业管理部门、银行、上下游企业、各类供货商等。

**3. 组织结构设计**

（1）一阶管理的组织结构

一阶管理的组织结构通常是地区性托育照护机构采用的方案，负责人旗下仅有一所托育机构，主要有园长、行政人员、托育照护人员、保健人员、膳食工作人员等。

（2）二阶管理阶层组织机构

当托育照护机构发展壮大，已经发展出多个托育园，就可以参考如图7-4所示的二阶管理阶层组织结构图。

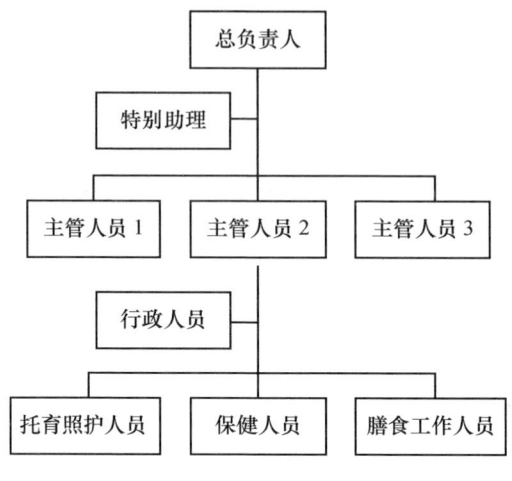

图 7-4　二阶管理阶层组织结构图

1）总负责人：负责同时管理多所托育园。

2）特别助理：最主要的工作项目是督导，负责监督各分园是否有效执行上级安排的各项工作。

此组织结构便是未来管理集团、连锁品牌的雏形，但各分托育机构仍保持着原有的独立管理体系。

（3）三阶管理阶层组织机构

三阶管理阶层组织结构如图 7-5 所示。

## 二、人力资源配置

### 1. 人员配置规划

托育照护机构应当根据自身场地条件，合理确定收托婴幼儿规模，并配置综合管理、托育照护、卫生保健、安全保卫等工作人员。

人力资源配置上的关键要点是安排各班级合适的师生比例与总人数，并且要将师资的背景与专业能力一并考虑。通常比较大月龄的班级，会安排只有幼儿教育相关背景的师资，在设计教学活动内容上较有专业能力与经验。小月龄的班级，会倾向安排具有护理相关背景的师资，对于掌握新生儿生理状况比较专长。在师生比例的安排上，婴幼儿月龄越小比例越高，婴幼儿月龄越大比例

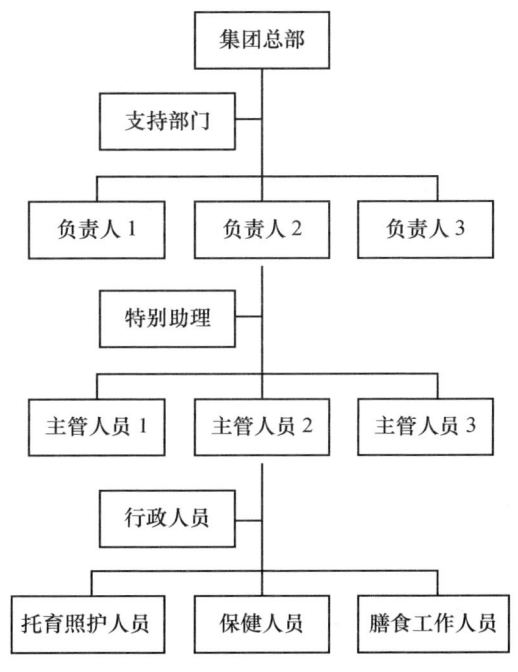

图 7-5　三阶管理阶层组织结构图

越低，但各班级总人数皆不宜过多。

**2. 岗位配置**

（1）托育园园长

园长负责托育园全面工作，根据实际情况配置副园长若干名，协助园长分管相关工作。

（2）托育照护人员

其主要负责婴幼儿日常生活照料、安排游戏活动、促进婴幼儿身心健康、养成良好行为习惯等工作。

（3）卫生保健员

其主要负责婴幼儿卫生保健、疾病防控、意外伤害处理、食品安全相关工作。

（4）营养员

其主要负责婴幼儿营养与喂养、膳食管理工作。

（5）保安员

其主要负责托育园的安全保卫工作，应当取得相关部门颁发的"保安员证"。

（6）财务人员

其主要负责园内会计记账、出纳、预算相关工作。

（7）行政人事人员。

其主要负责园务行政、后勤、日常管理和人事管理工作。

（8）市场营销人员

其主要负责托育园市场营销与策划等工作。

（9）招生销售人员

其主要负责招生咨询、接待、销售与签约、客户服务与维护等工作。

### 三、人力资源招聘

1. 招聘依据

根据人力资源配置规划和用人部门要求，确定实际用人岗位的需求人数、岗位职责、任职要求、到岗时间等信息，以制定的"岗位说明书"作为招聘的依据。

2. 岗位任职审查

对岗位要求和任职资格可以从"资质"与"能力"两方面来进行审查。其中，具有资质只是任职的必要条件，表示该应聘者符合当地政府法令规范的条件，可以到托育照护机构任职工作，而具有专业工作能力的应聘者才是真正合格的应聘者。因此，在审查应聘者条件时，应该以具有专业工作能力为优先聘任条件。

3. 招聘方式和渠道

（1）内部招聘

托育园内部员工都可以根据所需岗位要求并结合自身能力参与竞聘，但需要参加园内组织的面试和考核。托育园应优先从内部选聘合适人才，在此基础上进行对外招聘，从而充分运用和整合园内现有人力资源。

（2）外部招聘

外部招聘可包括内部员工推荐、社会登报招聘、校园招聘、校企合作推荐、行业协会推荐、人才交流会现场招聘、专业猎头公司推荐、网络招聘等形式。

企业在布局招聘流程时，首先需要想到的是"我需要什么样的人"，其次是"怎样去找到这样的人"。这就需要做好招聘渠道的特性与招聘岗位特性的结合。第一要清晰招聘岗位的特性，不仅要明白"我需要什么样的人"，还要熟知"这些人"的岗位层次、岗位重要程度、职级类别、到岗的紧急程度、薪酬区间、市场供求状况等。第二要分析各招聘渠道的优点和缺点，分析网络招聘、现场招聘、猎头招聘、员工推荐、内部招聘等方式的优点和缺点。只有对各种招聘渠道的优点和缺点了然于胸，才能做到科学选择。第三是做好结合工作，对招聘岗位要力争达到"岗位"特性与"渠道"特性的最优组合目标。

4. 招聘面试

根据岗位要求的不同，可以视情况安排相应的笔试后再安排面试，面试及评价要点包括以下内容。

（1）通常由人力资源部门与用人部门领导等人员组成面试小组。

（2）根据岗位性质，可以选择一对一面试、结构化面试、无领导小组讨论等面试方式。

（3）面试主要是对应聘者是否具备专业素质及综合素质进行评价。

（4）面试评价标准应根据托育园实际情况和岗位需要确定。

（5）面试小组成员应对面试结果做出评价并表明意见。

5. 招聘评估与录用

（1）招聘评估主要从招聘各岗位人员到位情况、应聘人员满足岗位的需求情况、应聘录用率、招聘单位成本控制情况等方面进行评估。面试评估结束后，由用人部门和人力资源部门及托育园负责人共同确定录取人员名单。

（2）对拟录用人员进行背景调查是非常重要的环节。首先要调查拟录用人员是否有行业失信惩戒记录，工作经历中是否出现歧视、体罚、侮辱、虐待婴幼儿等行为，是否有在重大安全事故和严重婴幼儿伤害事件承担相应的责任，以及个人是否有出现其他造成社会重大负面影响言行。其次要对拟录用人员的心理健康、精神病史、传染病或其他重疾情况、是否有刑事（劳改、拘留、判刑等）记录等情况做相应的调查。最后要对拟录用者的家庭情况负担能力进行调查，是否在哺乳期，是否可以全身心投入工作，居住地离工作地点的远近等。只有在正式录用前，针对以上内容调查清楚，才能有利于做出全面、准确的录用决定。

### 6. 人才库管理

为确保在人员职务变动或有新增职位需求时，托育园有足够的候选人名单可以补充新进人力，或是从现有人力中做调配，托育园必须在招募、教育训练、考核等过程中，建立充沛的人才名单与能力评估内容，当有需要时可以从人才库资料里选用与调配合适的人选进行派任。

### 7. 外部派遣

由连锁总部派遣人员进行岗位任职是其人力资源管理的重要方法，可提升人职匹配的适配性。

## 四、员工培训与职业发展

托育照护机构是一个以人为服务主体的产业，因此对于人力资源素质的投入应远高于对设施设备的投入。由于照顾婴幼儿存在相当的人身意外风险，因此光用模拟训练是不够的。托育照护机构的培训应包含岗前培训与在职培训两种，并且要在职业生涯中不间断地接受职业培训。

### 1. 员工培训

（1）岗前培训

岗前培训需要涵盖的内容有：与托育业务相关的法律法规，人员安全、人身安全、消防安全、食品安全，托育园各项管理规章制度，岗位实操模拟培训等。

(2) 在职培训

1) 通用性能力。通用性能力是指人们普遍掌握的能力。托育能力的通用性包含科学育儿知识、婴幼儿生理与心理发展、亲师沟通的技巧、托育照护工作的基本操作流程、教育工作的专业知识和技能、托育现场环境布置的基础概念、婴幼儿哺乳膳食相关知识、护理急救基础训练,以及托育照护人员所需要的行政作业能力。

2) 专属性能力。专属性能力是指特定品牌、机构、职位、工作要求所具有的托育作业内容,必须透过该单位的专业培训方能完成的教育训练内容。例如,托育服务的标准作业流程、日程表规划与执行、特色教学活动内容、托育照护人员所采用的先进设备、团队协作方法、亲师沟通方法与流程规范、危机处理步骤、机构营运原则、符合品牌特色的作业模式等。

品牌的优势与竞争壁垒在于专属性能力,其具有相当高的独特性、价值性、难以模仿性与不可取代性等关键竞争资源特性。然而,新进人员培训成本高、心理压力大,以及人员要达到机构标准有难度,同时,损失资深托育照护人员的代价也很大。

**2. 员工职业发展规划**

职业发展是优秀人力面试时关心的重点,应明确员工职业发展路径,因人员特质提供职业发展选择。

(1) 升迁渠道

托育照护机构是一个有组织系统的专业机构单位,因此有至少一至两层的管理阶层存在。在托育照护人员的组织结构中,会存在至少一至两位主管阶层,是托育照护人员主要的升迁渠道。要提供给有心想担任管理职、讲师、督导等高阶职务的人员升迁的机会。

(2) 职务轮岗

当在一个职务相当熟练时,可透过职务轮调维持人员活力,并保持发展。为了维持员工工作动机与长远发展,适度的调整职务,进行学习轮岗,将有助于降低因为工作疲乏所产生的人员离职,并且可以充实机构的人力资本厚度。

不宜频繁调动新进人员职务。

（3）职务升迁

当有些员工职务轮调到一个层次，且学习状态佳，想要施展一定的抱负时，一定要提供升迁渠道，使其保持工作热情。容易离职人员，一般都有两种极端情况：爱抱怨或者能力难于发挥。

（4）不胜任者给予辞退

若遇到不能胜任本岗位的人员，要有合法的依据进行离职解聘。

（5）人员流失及留才方案

托育照护人员的岗位拥有很强的专业性，而且机构作业通常有高度的制度化与规范化，是一个可以在产业内流通的专业技能，因此也必须注意人员的流失问题。人员流失是托育照护机构必须严格控管的项目，过高的人员流失率会造成托育服务质量下滑与较高的人员培育成本，且婴幼儿的照顾依附关系短时间也难以建立。托育照护机构的留才方案一般有提高薪资水平（至少处于行业中上）、增加员工福利、提供升迁机会、良好工作氛围、多元化的工作内容和建立稳定的品牌与工作场所等。

（6）职务代理

在托育服务的过程中，托育照护人员会成为婴幼儿的主要照顾者之一，因此，在缺勤的状况下，很难找到合适人员来取代原本的主带托育照护人员。良好的职务代理制度能够在平时就以"共同主责制"建立起多位该班级的主要托育照护人员，或是借助工作轮岗培养跨班支持的人力，形成强健的职务代理制度。职务代理好处是：人员缺勤时有人力支持，人员离职时不会直接影响营运状况。

## 五、人力资源考评

人力资源考评包括试用期评估、心理素质考评、工作绩效考评等。

**1. 试用期评估**

试用期是新员工和托育园互相了解、双向选择的考察时期，主要评估托育园是否适合新员工发展，新员工是否可以胜任应聘岗位工作。需要注意的三个时间节点是：第一天，评估个人心态和精神状态，给同事建立的第一印象，对工作内容和工作环境了解等；第一周，除评估个人的职业形象和工作能力、专业知识以外，还要评估制度的服从性、团队协作性、主动性等；第一个月，评估个人工作习惯和工作方法、工作的稳定性、学习能力和态度等。

### 2. 心理素质考评

心理素质考评主要考评人员的抗压性。托育环境容易引起躁郁等心理情绪状态，要注意员工的心理情绪变化。

### 3. 工作绩效考评

托育照护工作应该订立合理的绩效考评指标，宜与托育服务质量直接相关，并依考核结果给予合理的奖惩与改进建议，以促进管理效能提升与提供职员自我检视工作表现的机会。托育人员每月考评由直属主管人员进行，可参考以下考评内容。托育照护人员考评内容：托育服务品质、家园沟通、卫教保健、团队向心力和合作能力等。托育照护人员主管考评内容：家长关系维护、托育品质管控、人力分配管理、团队凝聚力、各部门合作协调等。

## 六、薪酬管理与人员激励

### 1. 薪酬策略和原则

托育园要根据经营发展战略来制定相应的薪酬策略和原则，有效发挥薪酬和福利在人才吸引、保留和激励管理中的重要作用，为员工提供明确、充足的发展空间，实现企业与员工双方和谐、双赢、可持续的发展。

（1）战略性原则

薪酬管理要体现托育园的战略导向和企业文化价值取向，并与公司现阶段经营管理状况相适应。

（2）市场化原则

在充分掌握区域、行业市场薪酬状况的前提下，以市场定位为依据，提供或调整具有区域、行业市场竞争力的薪酬水平。

（3）绩效导向原则

将托育园每年经营目标落实到全体员工，将员工的绩效奖励与托育园年度绩效、个人考核成绩相挂钩，强化员工的业绩意识、全局意识和协同意识，实现贡献与个人收益相对应。

（4）素质优异倾斜原则

员工薪酬水平应倾向于在园任职时间长、经验丰富、专业素质优异、业绩高的员工，以强化员工长期服务，并主动、持续提升个人能力素质和工作绩效的职业动机。

（5）以职位管理为原则

薪酬标准内部差距的合理性与公平性要基于职位评估，优化的薪酬体系体现岗位导向，遵循职级架构统一、定期调整的原则，设置管理人员、托育照护人员、营销人员和内勤人员等职位类别的薪酬。

2. 薪酬构成

薪酬构成一般可以包括：基本工资、职位工资、绩效奖金、全勤奖金、年终奖金、工龄津贴等；福利和其他薪酬内容可以包括：带薪休假、子女入读优惠、节假日福利、外派进修学习、旅游等。

3. 人员激励

奖励员工、刺激动机，可令员工持续、有动力地在这个行业服务。大部分的激励都是来自无形的，常用的激励方式有如下内容。

（1）薪酬激励：并非常态性薪资，以奖金为主，例如，年终奖金、红包等。

（2）职务激励：比较高的职位、社会地位。

（3）自我提升激励：为自己的技能进步感到开心。

（4）荣誉激励：不吝啬表扬，要在公开的场合表扬员工，并且越正式、越隆重越好，切忌私下表扬员工。

4. 双因素人员激励

（1）保健因素

托育照护人员的保健因素包括机构政策、管理制度、人际关系、工作环境、薪资、福利、常态性奖金、劳健保、加班费等。保健因素的特性是当这些因素恶化到人员认为可以接受的标准以下时，就会产生对工作的不满意。但是，当人员认为这些因素都在可以接受的水平以上时，基本上只是对工作不满意，并不会导致人员积极工作的态度，形成一种既不是非常满意却也不是不满意的中性稳定状态。

（2）激励因素

激励因素是指那些能满足高层次个人自我实现需要的因素，包括在托育服务过程中的成就感、被家长或同事赞赏认同、除托育服务外附加的具有挑战性的工作、高层赋予的高阶人员职责、被授予奖励，以及在组织机构中成长和发展的机会。如果这些因素能够在工作设计与组织结构中具备，就能在日常工作中给予员工产生更大的激励效果，使工作达到非常满意的状态。

该观点认为满意跟不满意是可以同时存在的，而且不会互相抵销，但是影响放弃与保持现况的条件很多，常常跟满意与否是无关的。

## 七、劳动关系和人事管理

### 1. 劳动关系建立

人员开始任职机构之后，即使是试用期，都需要签订合法合规的劳动合同。

在办理入职时，需要签订或提交的资料包括但不限于：劳动合同、员工信息登记表、《员工手册》签收单、保密协议、知识产权协议、身份证原件查验（复印件留存），学历证明和职业资格证书（技能等级证书）原件查验（复印件留存），医院所出具入职体检健康证明。

### 2. 人事管理

（1）岗位职责说明

需要将各个工作岗位的职责列明，以指导员工清楚知道自己应该负责哪些具体的工作，工作操作中有哪些具体要求。岗位职责的编制是对该岗位主要工作内容和工作任务所进行的拆分和罗列,坚持简单、清晰和有效的原则。

(2) 人事管理制度

人事管理制度是机构人员必须遵从的必要项目,在符合法律要求的前提下,把机构人员必须遵守的细则与奖惩办法明确地设计出来并公告周知。管理规章的公告与更新,必须确保所有新进人员都完整了解,且在职人员也能时时查阅,务必恪遵谨守,不可流于形式。

托育服务由于是人对人的直接服务,无法弥补人员缺勤的影响或以临时人力代替,对于人员的管控必须有相当高的强度,对于工作人员的出缺勤必须确实掌握并且保持稳定。可将必要的人事管理规章归纳入《员工手册》之中,员工在入职时需清楚明白。《员工手册》的内容应包括:考勤管理、请假/休假制度、加班制度、奖罚制度、培训制度、保密制度、离职/工作交接制度等。

## 第四节 托育照护机构日常管理

### 一、健康管理

1. 托育照护机构应当按照有关托儿所卫生保健规定,完善相关制度,切实做好婴幼儿和工作人员的健康管理。托育照护机构工作人员上岗前,应当经医疗卫生机构进行健康检查,合格后方可上岗。托育照护机构应当组织在岗工作人员每年进行1次健康检查。在岗工作人员患有传染性疾病的,应当立即离岗治疗;治愈后,须持病历和医疗卫生机构出具的健康合格证明,方可返岗工作。婴幼儿入托前,要持入园健康体检报告方可入读。

2. 托育照护机构应当坚持晨午检和全日健康观察,发现婴幼儿身体、精神、行为异常时,应当及时通知婴幼儿监护人。

3. 托育照护机构发现婴幼儿遭受或疑似遭受家庭暴力的,应当依法及时向公安机关报案。

4. 婴幼儿患病期间应当在医院接受治疗或在家护理，病情康复且没有传染性之后，才可回园。

5. 托育照护机构应当建立卫生消毒和病儿隔离制度、传染病预防和管理制度，做好疾病预防控制和婴幼儿健康管理工作。

## 二、信息管理

托管机构的运营管理已经从传统纸质进阶到数字化、在线化的信息管理模式。

### 1. 主管机构的信息化管理

国家卫健委已经采用了全国性、标准化线上审批的备案管理。各地卫健委对于托育照护机构的日常监管也大量使用信息管理方式：在线上报、年审等。

### 2. 托育照护机构使用信息管理方式来运营

托育照护机构的运营管理大部分仍采用的是传统管理模式，管理制度不健全，以纸质表格的方式进行学员管理、财务管理和销售管理等。人力为主的低效工作和沟通机制极大地消耗了从业人员的工作热情。采用信息化管理工具，规范教务流程和客户服务系统，让运营管理更加精细，将极大地提高工作效率。通过信息管理，将对招生拓客、教务管理、财务管理、学校管理、家校互动的运营模块有很大帮助和提升。

### 3. 信息收集工作管理要求

（1）托育照护机构应接受各级妇幼保健、社区卫生服务机构、疾病预防控制、卫生监督、市场监督等机构对托育照护机构卫生保健工作进行业务指导和监督执法，做好工作记录。

（2）托育照护机构应当建立人员健康档案，包括托育照护人员健康合格证、卫生保健人员岗前培训证、保育人员岗位证明、婴幼儿健康档案（包含婴幼儿日常照护记录）等。

（3）托育照护机构应当对卫生保健工作进行记录，包括出勤、晨检及全日健康观察、膳食管理、卫生消毒、常见病、传染病、意外伤害和健康教育等记录，定期上报婴幼儿意外伤害季报表和监测报告卡。

（4）托育照护机构定期对婴幼儿出勤、健康检查、生长发育、心理行为筛查、膳食营养、常见病和传染病等进行报表统计与分析，掌握婴幼儿健康及营养状况。

（5）托育照护机构工作记录和健康档案应当真实、完整、字迹清晰。工作记录应当及时归档，至少保存3年。

（6）托育照护机构每年度应制订学年工作计划，并对全园婴幼儿健康状况进行全面分析，包括婴幼儿体格发育、常见病及传染病发病、出勤和月发病情况、心理行为问题、安全事故发生情况、婴幼儿膳食调查、健康教育等，找出导致发生上述情况的原因，提出有效的干预措施，并组织落实，保证婴幼儿健康成长。

### 三、疾病防控

**1. 预防接种**

预防接种可以为在园所的婴幼儿提供健康保障，有效控制传染病的发生和流行。

（1）预防接种的管理

1）对新入托或学期中新转入的婴幼儿，需要查验其预防接种证，并将疫苗接种记录填写在卫健委要求的"婴幼儿免疫规划疫苗接种情况登记表"中。

2）在查验中发现未按照要求接种免疫规划程序规定疫苗的婴幼儿，督促监护人带婴幼儿进行补种。

3）在婴幼儿入托期间，及时登记婴幼儿的预防接种情况，定期向家长进行按时预防接种的重要性和有关传染病知识的宣传，告知监护人及时接种疫苗等宣教工作。

4）接种数据上报。按照当地卫健委的要求，填写机构所有婴幼儿"婴幼儿免疫规划疫苗补种情况汇总表"并上报。

（2）应急接种

当托育照护机构发生可通过疫苗预防的传染病,如水痘、麻疹、风疹、流行性腮腺炎等传染病疫情时,卫生保健人员应按规定填写"传染病登记册",立刻向托育照护机构所在地的预防接种单位报告。及时督促监护人带婴幼儿到预防接种单位进行应急接种。

**2. 传染病管理**

(1) 托育照护机构应当建立传染病管理制度。发现传染病疫情或疑似病例后,应当立即向属地疾病预防控制机构报告,确诊后填写"传染病登记册"。

(2) 班级托育照护人员每日登记本班婴幼儿的出勤情况。对因病缺勤的婴幼儿,应当了解他(她)的患病情况和可能的原因,对疑似患传染病的,要及时上报,以做到对传染病的早发现。

(3) 托育照护机构内发现疑似传染病例时,应当及时设立临时隔离室,对患儿采取有效的隔离控制措施,以控制传染在园病(所)内的暴发和续发。

(4) 发生传染病期间,托育照护机构应当加强晨午检和全日健康观察,并采取必要的预防措施,保护易感儿。对发生传染病的班级按要求进行医学观察,医学观察期间该班活动与其他班不得形成交叉。

(5) 卫生保健人员应当定期对婴幼儿及其家长开展预防接种和传染病防治知识的健康教育,提高其防护能力和意识。传染病流行期间,加强对家长的宣传工作。

(6) 患有传染病的婴幼儿及工作人员隔离期满痊愈后,必须持有医疗卫生机构的痊愈证明方可返园。

重点管理好下面的工作。一是把好三关:入园关,晨、午、晚检关,日常卫生消毒关。二是抓好三个环节:控制传染源、切断传播途径、保护易感人群。

## 四、安全防护管理

托育照护机构的婴幼儿缺乏认知能力,生活经验少,没有安全意识,不懂得自我保护,又活泼好动,好奇心极强,什么都想摸一摸、看一看,常常不自觉地接触危险实物，做出危险的动作，很容易出现意外，因此所有保育工作者均应非常重视安全防护。

托育照护机构的各项活动应当以婴幼儿安全为前提，要落实安全管理主体责任，建立健全安全防护措施和检查制度，配备必要的安保人员和物防、技防设施，落实预防婴幼儿伤害的各项措施。托育照护机构的房屋、场地、家具、玩教具、生活设施等应当符合国家相关安全标准和规定，并定期进行安全排查，消除安全隐患。

**1. 安全防控预防**

在托育照护机构筹建之时，就需要充分考虑安全防护的需要，对装修装饰、设备、物品、玩具教具等，要充分考虑到婴幼儿的身体和生命安全。需要做到以下几方面：室内装修空气是否达标，监控设施是否完好齐全，物品、玩具、教辅具的安全品质把控，室内室外场地的安全防护措施。

**2. 安全制度保障**

对涉及婴幼儿安全防护相关的内容，需要做出相应的制度和保障方案，明确安全工作的流程和标准化的操作方案，在安全问题出现之后，需要进行分析和总结，修订制度和流程等，以杜绝之后再次发生。

（1）接送制度

托育照护机构应当建立完善的婴幼儿接送制度，婴幼儿应当由婴幼儿监护人或其委托的成年人接送。

（2）进出门禁制度

通过进出门禁制度，防止无关闲杂人员进出托育照护机构，以免给婴幼儿带来传染、意外伤害等风险。

**3. 安全防护知识培训**

婴幼儿安全问题对托育照护机构的经营非常重要，若一旦发生或者处理不恰当，会给托育照护机构的经营带来很大的生存危机。所以，托育照护机构要持续性地对人员进行培训和教育，建立安全意识，掌握处理的方法，将安全事故的发生和处理不当概率降至最低。

**4. 监控系统**

托育照护机构应当建立照护服务、安全保卫等监控体系。监控系统确保 24 h 设防，婴幼儿生活和活动区域应当全覆盖。监控录像资料保存期不少于 90 天。

**5. 安全防控的内容**

（1）室内活动场所的安全

活动室的家具要摆放合理，尽量放置在角落和墙角处，保持活动室宽敞、少障碍物，以便于婴幼儿活动。盥洗室要保持清洁，地面要干爽，防止婴幼儿因跌倒、滑倒而造成事故。午睡前要对婴幼儿进行必要的检查，防止婴幼儿把一些小食品、小物件（如花生米、黄豆、珠子、棋子等）带在身上。有些婴幼儿玩耍时会误将其放入口、鼻、耳中，造成异物进入呼吸道，给婴幼儿带来危险或伤害。

给婴幼儿准备的水和饭菜都必须降温后再端进活动室。暖壶应放在婴幼儿拿不到的地方，暖气片、电暖气应加罩，避免婴幼儿直接接触而造成烫伤。给婴幼儿洗浴的水温应适宜，应先注入冷水再加热水。

妥善保管好婴幼儿的药物。要根据用药情况的说明，监督婴幼儿服药，并认真做好记录，防止婴幼儿不肯服药、乱服药或重复服药情况发生。消毒药品和用于厕所清洁的化学药品等，一定要保管好，切不可随便放置。

设置 360°监视系统，安全监视数据应上传至行政管理部门认可的安全数据管理中心。

（2）户外活动场所的安全

在组织婴幼儿户外活动前，托育照护机构应检查器械的安全和活动场地情况，清除活动场地的砖头、玻璃碎片、树枝等。

检查婴幼儿的衣服鞋帽是否符合活动的要求，如把过长的裤腿挽起，过宽的裤腿用皮筋扎住，提醒婴幼儿提裤子、系紧鞋带等。

组织活动时做到不让全班婴幼儿离开自己的视线，不让个别婴幼儿离开集体，不要把婴幼儿单独留在室内。组织外出活动或交接班，要不时清点人数，防止婴幼儿丢失。活动后返班或上课、上床前，要检查婴幼儿身上有没有影响安全的物品，如小刀片、别针、小扣子、小珠子、玻璃片、小虫子等。

#### 6. 应急管理

托育照护机构即使做好安全防控工作，也不能完全杜绝发生意外事故的可能，所以，托育照护机构应当制定重大自然灾害、传染病、食物中毒、踩踏、火灾、暴力、劫持等突发事件的应急预案，定期对工作人员进行安全教育和突发事件应急处理能力培训。

托育照护机构应当明确专兼职消防安全管理人员及管理职责，加强消防设施维护管理，确保用火用电用气安全。托育照护机构工作人员应当掌握急救的基本技能和防范、避险、逃生、自救的基本方法，在紧急情况下必须优先保障婴幼儿的安全。

### 五、营养膳食管理

为保证婴幼儿身心健康发展，必须合理调配婴幼儿的膳食，加强托育照护机构膳食营养管理，从而确保婴幼儿得到优质的托育照护。尤其是婴幼儿家长会非常重视托育照护机构的营养膳食，所以，营养膳食管理是托育照护机构管理中必要且重要的部分。

#### 1. 在营养学的基础上，确保膳食的品质

根据婴幼儿膳食的科学标准，在多样化、平衡膳食、营养均衡、经济实惠、安全的原则下，科学合理地制定食谱，合理搭配膳食结构。一般2周内菜式不重复。如有需要，可以向家长公示餐单，让家长更多地了解，进而产生更多的信任。如果选用配餐，需要严格审核和监控配餐的品质。

#### 2. 食材的采购和制作

（1）采购

炊事员要准确掌握婴幼儿出勤人数，做到每天按人按量供应主副食，杜绝浪费、吃剩饭和隔夜饭的现象。

食品由专人按实际需要从正规供应渠道采购，购买发票要留存，以备发生

食物中毒时可以进行追溯。

采购的食品要求新鲜优质,每天由专人验收,食品验收后入库,库存不宜过多,各类食品按需要量领取,每月月底盘点库存。库房建立进出库账目(食品原料进出库登记表附后),库房保持整洁,库房中要有防蝇防鼠设施。

不采购、不加工腐烂变质食物,不得制作含亚硝酸盐、鲜黄花菜、发芽土豆、来源不明的野生蘑菇等容易引起婴幼儿食物中毒的食材,不为幼儿提供凉拌菜,防止食物中毒及肠道传染病的发生。

2. 制作

炊事员严格按照洗、切、制作、配餐等程序制作膳食,注意科学烹调,注重保存营养素,特别要防止维生素的损失。

每天供给幼儿的食品要生熟留样备查,留样必须做到冷藏保存 48 h 以上,每个品种留样量不少于 100 g。

3. 就餐

按时开饭,婴幼儿进餐时间应保持在 30 min 以上,保证每位婴幼儿吃好吃饱每餐饭。鼓励婴幼儿自己进餐,协助婴幼儿学会自己进餐的技巧和方法。不要强迫、诱导、哄骗婴幼儿吃饭,以防婴幼儿对吃饭厌恶,或者搞错吃饭动机,反而诱发婴幼儿持续长期地不爱吃饭。对于低龄婴幼儿,既需要喂辅食,还需要喂母乳或者乳制品,要配备存放母乳的冰箱。就餐时,杜绝婴幼儿四处跑动、大声呼喊,以防口内的食物落入气管导致窒息。

4. **饮食卫生管理要求**

(1)提供餐饮服务的托育照护机构,应当严格遵守《中华人民共和国食品安全法》等法律法规,规范执行食品安全标准,实行园长负责制,取得"食品经营许可证",建立健全各项食品安全管理制度。

(2)托育照护机构应当为婴幼儿提供符合国家生活饮用水卫生标准的饮用水。保证婴幼儿按需饮水,并根据季节变化酌情调整饮水量。提供给婴幼儿饮用的水(包括冲泡奶粉的水)为经煮沸后冷却到 20~40 ℃适宜婴幼儿饮用的温开水,应采取有效措施避免发生婴幼儿烫伤。

（3）托育照护机构应保证每名入托的婴幼儿每人一个专用饮水杯（瓶），不得混用饮水杯（瓶）。每日用后及时清洗并采用流动蒸汽、高温煮沸等方式做好消毒。清洗消毒后饮水杯（瓶）需存放在洁净的橱柜内。

（4）托育照护机构应当指定专人负责婴幼儿膳食，建立有家长代表参加的膳食委员会并定期召开会议，进行民主管理。工作人员与婴幼儿膳食要严格分开，婴幼儿膳食有独立台账，膳食费专款专用，账目每月公布。

（5）托育照护机构应建立食品采购和验收记录，婴幼儿食品应当在具有相关资质的单位采购，选择安全、优质、新鲜的食材，建立出入库账目。食品进货前必须采购查验及索票索证。

（6）托育照护机构厨房应当每日清扫、消毒，保持内外环境整洁，采取措施消除苍蝇、老鼠、蟑螂和其他有害昆虫。食品加工用具必须生熟标识明确、分开使用、定位存放。餐饮具、熟食盛器应在食堂或清洗消毒间集中清洗消毒，消毒后保洁存放，符合卫生标准。库存食品应当分类、注有标识、注明保质日期、定位储藏。

（7）机构应严格按照相关规定做好食品的采购、储存、制作、烹饪、留样等工作。食物应保证新鲜、煮熟，使用安全的水，禁止加工变质、有毒、不洁、超过保质期的食物，禁止提供隔夜剩饭菜，不制作冷荤凉菜，不建议使用腊肉、咸菜等腌制食材，不得加工制作四季豆、鲜黄花菜、野生蘑菇、发芽土豆等高风险食品。应当对每餐次加工制作的每种食品成品进行留样，留样量不少于125 g，分别盛放于清洗消毒后的密闭专用容器内，置于专柜冷藏存放48 h以上，并做好记录。

（8）托育照护机构应建立陪餐制度，每餐有相关负责人与婴幼儿共同用餐，可邀请家长参与做好陪餐记录，及时发现和解决用餐过程中存在的问题。婴儿的辅食应统一在机构内安排，如含铁米糊、果泥、菜泥、肉末、面条等，并按时给婴儿添加。

（9）托育照护机构接触食品的炊事人员和保育人员应做好个人卫生，接触食品前均应用流动水洗净双手，穿戴清洁的工作衣，不留长指甲，不涂指甲油，不戴戒指。炊事人员操作熟食时需穿清洁的工作衣，戴口罩、帽子，禁止穿工作衣如厕，各项操作符合要求。

（10）搞好婴幼儿饮食卫生，饭前工作人员及婴幼儿都要用肥皂、流动水洗手，饭桌要用配好的 84 消毒液擦拭，再用清水擦拭干净。

**5. 厨房从业人员健康管理要求**

（1）厨房从业人员应按规定，每年至少进行一次健康检查。体检合格领取健康合格证后，方可上岗工作。健康证有效期为一年，期满后必须重新体检，换证后方可上岗。

（2）厨房从业人员必须掌握有关食品卫生的基本知识。

（3）厨房从业人员必须保持仪表整洁，按规定穿戴清洁的工作衣帽、口罩，并把头发置于帽内，工作衣、工作帽必须保持清洁卫生。

（4）厨房从业人员必须勤洗头、洗澡、剪指甲，不得留长指甲、涂指甲油、戴戒指加工制作食品。

（5）厨房从业人员必须在工作前、处理食品原料后、接触直接入口食品之前，先洗手消毒。如厕前脱去工作服，便后用肥皂洗手消毒，不得在食品加工场所内吸烟。

## 六、园务管理

托育照护机构在设立时，其在行政管理上就会面临五大方面的问题需要处理。

**1. 校务行政管理**

在行政管理的类别里面属于比较高阶层的，通常是由主管人员处理的，包含收托制度办法制定、政府或是外单位往来公文、托育协议拟定、聘用合同、政府评鉴、托育园补助款申请等事宜及公共意外责任险、家长会、家长意见申诉处理。

**2. 教务行政管理**

跟婴幼儿切身实际相关的事务，如婴幼儿入托流程、入园准备物品清单、婴幼儿状况记录（如意外事故记录、发展状况记录、特殊状况记录）、升班规划、教学管理、托育日志设计、托育照护机构日常记录、教学发展、信息系统、托育园行事历、结束托育管理。

#### 3. 总务行政管理

财产设备清册、设备核检、设备维护与报修报废、日常检查表（火源检查、环境清洁维护）、环境维护与清洁、财报会计、零用金出纳、人事薪资、税务申报、采购管理、存货管理（托育园的备品）、膳食与卫生管理。

#### 4. 学务行政管理

包含和婴幼儿相关的记录，如婴幼儿保健、发展核检与早疗转介咨询（婴幼儿需要转介到特殊单位）、托育补助款申请、特殊活动设计规划、意外事故及保护通报、育儿讲座、亲子活动、弱势家庭与婴幼儿辅导、托育环境安全维护。

#### 5. 人力资源管理

人才招募和聘任、教育训练、升迁渠道、留才方案、管理规章、考勤管理、职务代理、考核绩效、人力配置（各班级的规划）、团队管理系统、职务异动与轮调、人才库管理、海外派遣、职员进修。

## 七、财务管理

### 1. 托育照护机构的资金来源

开办托育照护机构的运营资金有以下融资渠道。

（1）个人投资

个人有资金实力投资，没有融资的需求，靠自有资金足够完成投资。

（2）股东投资

若有其他股东共同投资，托育机构的账务一定要规范清楚，管理流程要规范，以免引起不必要的纠纷和麻烦。

（3）个人贷款

个人贷款很难做到全额贷款，在没有抵押品的情况下，额度一般都不高，通常只占所有资本额的 20%~30%，其他的费用支出还是要有另外的资金来源，如自己的存款或是股东出资。

（4）企业贷款

企业贷款可分为两大类，第一类是与金融银行进行借贷（单纯贷款）；第二类是常见的"隐形负债"，即以租赁的方式，在资产负债表上做"应付账款"的"隐形负债"。

**2. 财务特性**

（1）营收多为预收款性质

教育产业一般皆为预收款项性质，家长在报名后多能接受交纳一定期间的预付款项。因此，在缴费收据上一定要注明，所收款项的服务使用权利期间、款项内容明细、优惠条件等细节，并且要与托育契约条款搭配一致。结束托育时的结算单需注明细项，如有家长退费一定要留存明细并且与记账单位沟通说明，登记为收入减项，如有发放礼金，也需要签收现金支领凭据提供给记账单位留存。

（2）直接营业成本项目比率较低，毛利较高

托育产业属于高毛利产业，扣除婴幼儿食材成本与提供服务的直接成本项目后，毛利率仍较可观。主管人员、托育照护机构等团队薪资费用与房屋租金等项目会编列在管销费用中扣除，妥善的规划管销费用开支，将是管理托育照护机构提高税前、息前净利的重点。

（3）费用多为人事薪资与房屋租金项目

人事薪资与房屋租金支出项目占托育照护机构总营收的 60%以上，规模越小的托育照护机构，管销费用中的人事薪资占比越高，故要更积极地控制人事成本。相反，规模越大的托育照护机构，房屋租金占比越低，初期洽谈租金时，只有拿到较优惠的租金条件，方能降低营运成本与亏损期的资金压力。

**3. 财务预算**

（1）收入项目主要包括托育费、生活费、延托费、临时托育费，代收付的保险费等。

（2）支出项目主要包括人事费、薪资、保险费、员工福利费、培训费、考取证照费、租金和物管费、办公费用、车辆费、税费、水电费、邮电费、购置修护费、教具材料费、课程耗材费、食材费、营销推广费、卫生保健费、交通费、停车费等杂项。按照以上收入和支出的项目，根据当地的实际情况，做出托育园年度和月度财务预算，在月度或年度结束时，将实际收支情况和预算相对比，进行成本利润分析，确保托育照护机构的财务状况健康正常。

4. 财务管理内容

（1）设施设备财产清册

要对机构的设施设备建册、登记，掌握设备的使用及库存情况，并适时检查和淘汰。

（2）收入与支出管理

要建立机构收入和支出的账目管理，并记录机构内小额零用金花费项目与零用金余额。

## 八、外部联系管理

托育照护机构在承担内部婴幼儿照顾工作的同时，还和外部有很多的联系，这些外部的联系工作对托育照护机构的运营也有很大的影响作用，也需要托育照护机构做好这方面的管理工作。这方面工作对人员的要求较高，一般需要机构负责人主要负责外联工作，其他职位，例如保健人员、行政人员、保育人员给予支持和配合。

1. 主管机构

托育照护机构的业务主管单位是当地的卫健委，负责托育照护机构的备案审核、卫生保健培训、卫生检查、疫情防控、年检等监管和审核工作。托育照护机构要密切配合当地卫健委的工作要求，及时完成卫健委的工作安排，上报需要的各类信息。

2. 其他外部联系

托育照护机构运营中会涉及的其他机构有：消防年检、市场监督部门、税务部门、社区居委会、场地物业等。

#### 3. 家校沟通

托育照护服务产业的特色是直接服务婴幼儿和家长，照护婴幼儿有非常多具体、细节、琐碎的事情，托育照护机构需要经常性地和家长进行沟通。

（1）沟通的形式

沟通的形式包括口头、纸笔、电话、微信、服务软件等。托育照护机构可以根据沟通的需要，选择合适的沟通形式，确定具体负责人员。

（2）沟通的内容

1）日常托育沟通。就婴幼儿日常在托育园的情况和家长沟通。

2）特殊状况沟通。就家庭或婴幼儿的特殊需求进行沟通，例如，吃素、便秘、红屁股、拉肚子等。

3）危机事件沟通。若发生意外伤害，一定要由主管出面与家长沟通。危机沟通的处理原则：托育园能够保证婴幼儿的利益，会尽力做到最完善。

4）家庭教育指导。家庭教育指导对婴幼儿的健康成长非常重要，国家甚至通过立法来普及相关知识。而托育照护机构是专业单位，育儿方面更专业，可以给予家长教育方面的专业指导。

5）共同教养。一定要与家长配合，例如，婴幼儿调整生理时钟、练习如厕、饮食习惯、健康状况。

## 九、营销工作管理

托育照护机构不仅需要提供优良的托育服务，还需要通过营销工作，让更多的客户了解到机构，进而选择本机构的托育服务，所以，营销工作是托育照护机构存在和发展的重要内容。托育照护机构的营销工作一般围绕下面的内容展开。

#### 1. 品牌选择

创办托育照护机构的自主品牌和加盟品牌的选择策略不同。托育照护机构在创立之初就会面临品牌的选择的问题，要结合当地需求，整合人力、物力、财力、地点等，综合考量之后，选择是采用自创品牌还是加盟品牌，各自有不同的优缺点。

#### 2. 品牌建立

建立品牌统一标识、树立品牌形象。

#### 3. 营销策略

客户定位、定价、营销推广渠道、推广方式、推广活动策划、执行、客户资源挖掘等。

#### 4. 销售招生

邀约、到访接待、促单、成交等。

#### 5. 售后维护

拓课、转介绍、续费等。

### 十、其他工作

#### 1. 申请普惠托育补贴

为激发社会力量参与托育服务的积极性，增加3岁以下婴幼儿普惠性托育服务有效供给，全国开展支持社会力量发展普惠托育服务，国家对普惠型托育照护机构给予补贴。

（1）普惠托育补贴申请主管机构

普惠托育补贴文件，是国家发改委和卫健委共同下发，申请可以向各地（区一级）发改委社会处和卫健委人口监测与家庭发展部门咨询。

（2）申请机构的资质

国家有关文件明文规定，对企事业单位、营利非营利机构、国企民企、内资外资均一视同仁。因此，普惠托育申请，并没有针对机构性质的硬性要求，无论是营利机构还是非营利机构均可申请。

新建和改扩建的托育项目均可申请，但要特别注意已竣工的项目不在补贴范围内，这就意味着，在托育照护机构筹建之初，就要开始着手申请普惠托育补贴。

(3) 园区面积要求

申报面积根据各当地规定，例如，广州需要园区面积超过 800 m²。

(4) 普惠托育的定价

质量有保障、价格可承受、方便可及的普惠性导向，综合考虑当地居民收入水平、服务成本、合理利润等因素，通过市场形成普惠托育服务价格。招标情况下，通过投标竞争方式确定价格水平；非招标情况下，与城市政府通过协商确定价格水平。

普惠托育的定价，目前全国范围内没有一个统一的标准。据了解，各地普惠托育价格都还在摸索当中，市场导向，消费者能够接受的价格，就可以看作是普惠价格。例如，广州市规定普惠托育收费不超过 3 000 元/月。

(5) 托位补助数额

根据中央预算内投资，按照每个新增托位最高给予 1 万元的补助，这个补贴是一次性的，补贴具体数额每个省市有所不同。

(6) 申报的托位数核算

每个机构申报的学位数量按照国家卫健委发布的托育照护机构设置标准，根据不同月龄班级收托的上限计算申报托位。

(7) 对机构场地和物业的要求

目前根据相关的文件要求，不论是自持还是租赁场地，凡是能合法登记注册的场地，符合消防审批和托幼机构建设标准，三层以下的场地均可开设托育照护机构，户外场地没有硬性规定要求，但需要特别远离危险及污染区域。

(8) 普惠托育的申报，办证和登记备案流程

机构申报普惠托育点，需要首先到当地的发改委部门立项申报，同时到当地的民政或市场监管部门注册主体机构，按相关国家标准和地方标准等筹建后到当地的卫健委人口家庭科登记备案。

(9) 普惠托育申请所需材料

普惠托育项目申报参考资料，以各地具体规定为准。

1) 证照资料

①营业执照（申报机构的工商登记证书或社会服务登记证书等）。

②物业取得方式［土地证、房产证、租赁协议（含出租方不动产登记证书）］。

③托育照护机构负责人个人简历（附学历证书、相关资质证书）。

2）项目情况介绍（可参照可行性研究报告编写）

①项目基本情况介绍（项目名称、建设规模、建设内容、托位数量、总投资及资金来源）。

②建设项目选择地及其周边的情况介绍、项目设施设备、区域设置（室内、室外）、机构提供服务方式（全日托、半日托、计时托等）。

③设定的班型及数量。

④拟配置人员情况。

⑤该项目用于普惠的托位数量，承诺的普惠价格。

⑥其他需要说明的事项。

3）场地及周边环境视频。申报单位要对拟申报的场内空间和四周环境，进行现场视频拍摄，同时在视频中对申报项目的功能分区进行简短语音说明，将视频文件同其他资料一同上报。

4）报送形式。各地发展改革委会同卫生健康委对项目资料进行初审，将符合条件项目的相关资料按图片示例进行整理报送。

**2. 托育照护机构质量评价**

为规范托育事业发展，各地卫健委对托育机构开展质量评价、示范性、评优托育照护机构审核，以监督托育照护机构可以达到合格的托育品质，评估为优质的托育照护机构可以被授予示范园所或者优质园所。

各地对托育照护机构的质量评价和评优标准有具体的要求，但一般会根据以下几个要点来进行评估。

（1）机构资质：是否通过当地卫健委备案，是否符合各类审核要求。

（2）机构设施：场地、设施、设备。

（3）机构管理：管理计划、制度、落实情况。

（4）机构规模：班级数量，班级人数。

（5）人员管理：人员的配备与资质，人员的岗位职责，专业技能的培训等。

（6）托育服务品质：尤其重视对婴幼儿的保护，所有工作人员是否无虐待、歧视、体罚或变相体罚等损害婴幼儿身心健康的行为。其他还包括照护、教育、膳食营养、安全防护等。

（7）卫生保健：卫生保健管理、入园离园检查、卫生消毒等。

（8）家园及社区沟通：与家长的沟通联系，与社区的合作和资源共享。

## 第五节　托育照护班级管理

### 一、班级运作

一个班级是否稳定，可以从班级运作的因素里面进行判断和评估，在意外发生之前，使主管人员先意识到哪些是可以预防及调整的部分，因此班级运作是管理方面特别需要留意观察的事项。

**1. 班级稳定**

主管人员可借助下列因素大致评估出班级的稳定程度。

（1）婴幼儿健康状况

1）婴幼儿生病情况：当婴幼儿有比较严重的传染疾病，像是手足口，当传染给另一位婴幼儿，或是几乎整个班级的婴幼儿都被传染时，托育照护机构是否可以控制住。

由平常的一些较小疾病中可以慢慢观察出，当有婴幼儿感冒时，其他婴幼儿被感染的情况如何；托育照护机构对于婴幼儿生病时处理的状况如何；在作业流程上，卫生管控落实执行的状况如何等，这些都可以作为线索来判断。

2）婴幼儿用药情况：托育照护人员是否能正确喂药；是否有很多婴幼

需要用药；同一个婴幼儿的用药时间是否很长，若是长达两周、一个月仍未停止用药，托育照护人员如何处理。

3）婴幼儿出勤状况：请病假的次数、人数，也可以作为评估整体婴幼儿的健康是否稳定。

（2）婴幼儿情绪状况

主管人员在经过班级或是活动区域时，可以观察婴幼儿的情绪状况。婴幼儿哭的次数、哭的人数、哭的时间长短、集体一起哭的时段等去判断班级整体状况是否是稳定的，尤其是可以在托育照护人员比较忙碌的时段进行观察，如早上婴幼儿进来的时间或是回家的时间。

（3）婴幼儿的安全稳定程度

婴幼儿是否经常发生意外，甚至有受伤状况，这也是班级稳定程度指标之一。另外，也可特别留意托育照护人员是否能够预防婴幼儿的安全，例如，婴幼儿正在爬较高的软垫时，是否提醒婴幼儿要注意安全，达到预防性提醒及引导婴幼儿避免发生意外的目的。

（4）班级环境整洁

当班级较为杂乱时，可能表示托育照护人员没有多余的时间和精力顾及环境，甚至是整理环境。因此，较为稳定的班级，托育照护人员能有多余的心力去观察环境。整洁包含整齐和干净两个方面，可作为判断班级整体状况是否稳定的重要线索。

**2. 人员稳定**

人员在班级担任重要角色，可观察下列事项。

（1）规章

观察托育照护人员是否能确实遵守机构的管理规章。确实遵守表示人员同意机构的管理措施，通常人员较稳定。不愿意遵守表示人员对公司的理念不认同，容易使人员产生变动。

（2）制度

对于机构中的作业流程规范，托育照护人员是否遵守，例如，接送流程、盥洗作业流程等，托育照护人员是否都可以遵守托育园的制度。

（3）向心力

可观察托育照护人员是否认同托育园的理念和制度；是否展现出积极的学习态度，从而观察出托育照护人员的向心力。

（4）流动率低

表示机构人员工作稳定，机构开始慢慢累积出资历深的人员。

**3. 团队意识**

（1）互相合作：从小事情到大事情，托育照护人员是否都能互相配合地完成工作任务。

（2）沟通顺畅：是否愿意提出问题，并且保持有来有往的互动沟通状态。

（3）团结意识：当面对特殊状况的时候，托育照护人员是否能团结一致，共同面对会破坏和谐氛围的因素。例如，当有新进托育照护人员加入并开始进行破坏团队和谐，像是通过抱怨的言论等去影响团队状况的时候，原本的托育照护人员是否可以意识到异状，能够站在机构的角度去提醒对方或向主管反映。

（4）和谐：托育照护人员之间是否保持和善的互动及平衡的合作关系。例如，较资深的托育照护人员不会欺压资历浅的托育照护人员；新进老师愿意尊重、听从资深老师的指导等。老师之间是互相尊重、和谐的合作关系。

**4. 家长的正向回馈**

班级整理运作中三个重要人物：婴幼儿、托育照护人员、家长。

与家长的沟通渠道十分多元，例如，微信、接送婴幼儿时、满意度的调查等，以此了解家长对于托育机构的整体评价是否都是正向的。当托育园遇到的大大小小状况时，家长整体表现可以作为观察班级运作是否稳定的因素。

## 二、团队组织

可借助让托育照护人员了解整体组织架构及各自工作职责，让管理状况步上轨道，使团队在运作及合作方面更顺利。

1. 了解自身工作任务

（1）清楚知道自己的工作职责、需负担的责任及工作内容。

（2）不断提升自己的工作能力，不同阶段负责不同的工作内容。

（3）主动吸收新知识、发现问题、解决问题，当遇到没碰到的问题会与他人询问或是找寻答案，并试图处理遇到的困难。

2. 了解机构组织架构

（1）除了掌握自己的工作职责外，也能够了解其他职务内容，并且能够有效的互相合作。当需要互相协助时愿意帮助其他人，从而达到有效团队合作的效果。

（2）尊重主管、同事：当了解了自己职责和组织架构后更能尊重主管、同事，能产生团队意识，因而可以做到不迟到不早退、留意自身工作状态会给他人造成影响，并彼此保持尊重。

3. 人员组织

（1）托育园园长或主任/管理人员，负责托育园运营和管理全面工作。

（2）行政及辅助人员，负责执行行政相关事务，不能主带婴幼儿。

（3）托育照护人员，负责婴幼儿托育照护专职工作。

（4）营养膳食人员，负责婴幼儿营养食谱编制相关工作。

4. 遇到问题的处理方式

此为重要的关键因素，可透过观察托育照护人员遇到压力或是问题时的真实反应，如对反应的对象、对事情的观点及处理态度，了解其是否可以不随波逐流，具备判断是非的能力。

## 三、团队意识

在托育照护机构中，人员互相合作时需要有明确的共同目标及认识，当机构遇到突发状况或事情需要处理、调整的时候，必须聚集向心力，一起面对、共同解决问题，因此，团队意识是托育照护机构中非常重要的一个因素。

1. 维持团队氛围

（1）保护婴幼儿

应尽到互相提醒、共同监督职责，不可放任他人做出违法、违规或可能伤害婴幼儿身心的举动，在场同事不论职位高低皆应及时制止或通报主管。

（2）共同守护正向工作气氛

正向的工作气氛可以使团队状态积极，并能开展良好的沟通合作。工作气氛是由每一位成员共同塑造的，当团队中有成员遇无法解决的问题而抱怨时，容易造成负向的工作气氛及形成小团体，因此，当遇到这样的状况，成员应共同协助处理问题，而不应助长负向工作气氛。

2. 与同班托育照护人员的带班协作

（1）同班托育照护人员分工明确

1）主带托育照护人员：可执行亲师沟通、婴幼儿护理等所有照护工作容。

2）助理托育照护人员：主要执行辅助照顾内容，如换纸尿裤、摆放寝具。助理托育照护人员进行辅助照顾前，主带托育照护人员应确认其有照护基本知识和技能，非必要时不可进行亲师沟通。应尽量避免空间中仅留有助理托育照护人员的状况。

（2）进行规划的重要概念为保持婴幼儿的稳定度

1）随时让婴幼儿有事情做，避免不必要的等待。

2）视大部分婴幼儿情况适时调整活动内容或时间。

3）任何时段均须至少有一位托育照护人员维护秩序或保证安全。

4）特殊状况婴幼儿，于人力充足时段个别引导后，尽快回到活动中。

3. 未妥善规划协作的班级会出现以下状况

1）工作内容集中在少数托育照护人员身上。

2）托育照护人员工作能力悬殊拉大。

3）各时段或全时段班级状况混乱。

4）托育照护人员长时间感觉带班吃力。

5）婴幼儿哭声或托育照护人员大声叫喊频率高。

6）意外或生病状况频发。

7）环境、物品杂乱。

**4. 班内交接沟通**

1）每月班级行事历与工作分配应记于通讯群组内。

2）接送托育照护人员与班内每一位托育照护人员应确实交接家长沟通事项，例如，早上家长请托育照护人员协助留意事项、整理回家前服装仪容的托育照护人员发现婴幼儿有异常状况。沟通方式包含：全员到齐时告知、群组记事本、约定公布栏、贴便条纸。

3）婴幼儿日志若有家长注记特殊事项，处理方式同上。

4）病假等特殊沟通事项，记录于群组记事本中。

**5. 托育照护人员遇到特殊状况的处理态度**

（1）评估托育照护机构遇到危机时处理的状态是消极还是积极：会主动寻求协助并积极处理，还是不理会的消极处理态度。

（2）展现出来的情绪状态是否足以体现其抗压性：是负面情绪还是正向的稳定情绪，认为都是机构的问题等负面情绪，还是保持正向的态度询问他人意见。

**6. 稳定性评估**

（1）向心力：具有高度认同托育机构的状态，遇到新的工作任务愿意积极学习，像是主管调动托育照护人员，希望其带其他年龄班级时，面对这种工作变化的挑战是否持积极的态度。向心力高的托育照护人员尽管心里有些紧张，但仍能愿意接受挑战并展现出良好的学习态度。

（2）对于管理规章愿意遵守的程度、遇到困难处理的态度及方式都是正向的。

**7. 观察班级的状态**

对于婴幼儿情绪、安全等状态，要能在较短的时间内进行观察，可以透过走动式管理，尽可能地到各班级了解、观察状态；确认监视器的画面，了解托育照护人员处理事情的状况；婴幼儿及家长的状态；书写婴幼儿日志的内容，以上都可以作为观察的依据。

### 8. 掌握各班状况

各班情况包含作业流程，主管人员只有非常熟悉各班级的作业流程，才能知道托育照护人员是否符合机构的要求；亲师沟通；卫生护理；婴幼儿状态；主管人员亦可在各班选择一位主要的托育照护人员建立更多的信任关系，以掌握各班状况。此托育照护人员必须符合上述条件且具备高度向心力，有事情发生时会第一时间汇报主管人员，并且知道如何处理事情、了解管理规章。工作能力也较好的人员，亦是日后有升迁机会时优先考虑的人选和主要培养的对象。

## 四、管理方式

当主管人员在实际遇到状况需要处理时或是意识到状况需要去调整的时候，该如何着手处理，使托育照护人员能一步步慢慢步入轨道，让托育照护人员在不管是心态或是处理事情的方式都能更加成熟和稳定。

### 1. 与托育照护人员单独面谈的时机

（1）特殊状况面谈：让托育照护人员有机会说出真实的状况、想法，此时，主管人员可以多方单独了解每位托育照护人员的情况，亦可展现出主管人员对托育照护人员的重视，让其了解托育照护人员的意见是能够被听见、被信任的。

（2）每月例行面谈：当有小事情的时候可以在每月例行面谈时与托育照护人员讨论，也可以通过每月考核时与托育照护人员面谈，固定的面谈能让托育照护人员有自然的感受，不会因感到突然而担心。

（3）有生涯规划时面谈：有升迁机会时，主管人员可单独询问合适的人选，先了解其目前工作状况，给予适当的鼓励和称赞，并且了解是否有意愿挑战新的工作内容或升迁。同时说明升迁的任务、要求和期许，了解托育照护人员对于职业生涯规划的意向。

### 2. 找出不稳定因素

不管是危机状况已发生还是主管人员预先意识到会有状况发生时，事先找出不稳定的因子即可避免危机状况，而不稳定因子包含下列内容：

（1）员工不稳定，不愿意遵守管理规章，经常请假、迟到，以负面方式处理事情。

（2）亲师沟通：当有家长反映不满意时，也许是个别家长的问题，也可能是在亲师沟通中或沟通技巧出现问题，而使托育照护人员无法顺利与家长沟通。当发生亲师沟通问题时，未及时通知同事或主管时，可能成为未来的危机事件因素。

（3）班级状态：当婴幼儿情绪不稳，经常受伤、生病时，其发生原因会导致班级状态不稳。

（4）工作安排：当无法有效安排好工作或是职务时，会使整个班级手忙脚乱，无法顺利合作完成每一个作业流程。而让婴幼儿受伤或是无法顾及婴幼儿情绪时，会导致班级状态不稳。

（5）学习状况：人员不愿意学习新知识，托育照护人员找理由推脱拒绝学习的状况。

### 3. 多方了解状况

包含了解各班人员状况、各班级的作业流程，以及环境规划是否完善；对于每个婴幼儿的个别状况是否可以处理或是家长提出的特殊要求是否能够解决。透过观察找到问题源头并进行处理。

### 4. 班级开会讨论

当主管人员了解不稳定因子及个别了解各种状况后，需要召开讨论会议，会议由主管人员引领方向，增进托育照护人员彼此之间的沟通与共识，在会议之前主管人员须先清楚以下几点事项：

（1）开会的目标：因托育照护人员共同开会的时间非常珍贵，因此在会议前须清楚开会目的，避免会议因离题而超时，导致没有解决到真正的问题，而失去开会的意义。

（2）每个人的任务：主管人员在开会前须事先确认与会人员，并赋予与会人员负责事项，使大家能各司其职，清楚知道会议的目的，有效讨论和解决问题。同时提升托育照护人员参与会议程度，凝聚人员的向心力，共同实现目标。

（3）讨论方向：主管人员须引领会议方向，避免离题。

**5. 提升托育照护人员工作能力、引导观念**

掌握每位托育照护人员的工作状态及能力；可以提供合适的协助与学习规划。

## 五、班级运作管理案例参考

### 1. 案例情况1

新进托育照护机构上班第二天仍站在班级内面无表情地看着婴幼儿，但其他托育照护人员交办的工作任务会执行并完成。

解决建议：

（1）确认托育照护人员的工作能力，在处理交办的工作任务时是否以有效且聪明的方式完成。

（2）当确认完托育照护人员的工作能力没问题时，与托育照护人员聊聊，关心他们对于工作内容的想法。

（3）若是因为尚未适应新环境或是还没产生较高的向心力，可以利用开会的方式，由主管人员负责介绍，让托育照护人员互相了解彼此的角色，使同班的托育照护人员更多地了解彼此。可以介绍新进托育照护人员的背景及擅长的领域；也可以向新进人员介绍其他托育照护人员的背景、值得学习的地方，或是托育照护人员的个性等轻松的话题，也可以让新进人员更加了解工作环境及增加向心力。

### 2. 案例情况2

同班级内的两位托育照护人员带班能力相差过大，能力强的托育照护人员显得很辛苦，这就产生了两个后果，一是能力强的托育照护人员做的事情很多，感到非常辛苦，二是能力弱的托育照护人员的能力无法提升。

解决建议：单独面谈沟通。

（1）面对能力强的托育照护人员：提醒她每个人的时间、能量是有限的。尽量与另外一位托育照护人员一起分担，否则会造成过大的压力。可通过比较容易上手的事情慢慢教导、带领对方。当能力相当时，便可以共同解决问题。

（2）面对能力弱的托育照护人员：询问对于工作的期许与期望学到的事情，可通过较容易上手的事情或是较期待做的事情开始学习，多询问或是提出解决方案，使其能力慢慢提升且对分配到的工作完全负责。

### 3. 案例情况3

班内陆续进了一批新生，但他们还是一直在哭，托育照护人员反映负荷过重，应付不过来，询问是否可以提供人力支持。

解决建议：开会讨论，应先检视班级中的工作安排及作业流程，是否因不正确的操作导致人力不够。

（1）了解由托育照护人员遇到的状况及困难。

（2）询问是否有认为可以改善或是解决问题的方法。

（3）主管人员负责分析遇到问题的原因，以及对于托育照护人员提出的解决方案，进行讨论、调整，最后达成共识。

当托育照护人员具备且了解解决问题的模式：找出问题、进行思考、提出解决方案。了解面对同样问题时该如何解决时，并知道主管人员可以适时地提供协助，使班级状况更加稳定。

## 第六节 托育照护机构营销管理

### 一、托育照护机构品牌发展策略

创办托育照护机构的过程，应当考虑托育照护机构特色是否能结合当地需求，整合人力、物力、财力等资源提高竞争门槛。接下来进一步思考，创办托育照护机构是采用自创品牌还是加盟品牌，二者各自有不同的优势和劣势。

1. **自创品牌**

（1）优势：创办自己的特色品牌，原生性具备较大的发展空间与拓展性。

（2）劣势：不具备品牌历史，知名度较低，在初期需投入较多的资源打开市场。

（3）外部机会：面对外部机会能展现品牌的弹性，能自主掌握、判断机会，并能自主导入市场上独特的教学法，不会受到阻碍与限制，能自主决定托育园特色。

（4）外部威胁：自创品牌面对大环境变化，能获得的支持相对较少，且面对众多品牌竞争时，保护力较弱，通常在初期招聘团队时无法招聘到优秀人才。

2. **加盟品牌**

（1）优势：相对有知名度，容易站稳脚跟，且能获得加盟总部的支持，具有良好的营运体制。

（2）劣势：容易受到同品牌其他加盟商或总部的负面影响，产生负面效应，体系上呈现共荣共辱的状态。

（3）外部机会：加盟品牌能优先享受外部机会及效益，尤其外部投资及扩张市场。与产官学研的合作，加盟品牌皆容易取得机会。

（4）外部威胁：政策转变时会首当其冲成为检讨的对象，知名的连锁品牌若产生负面消息，大众将以较严格的角度审视，同时因市场较大，将成为市场争相模仿或挖角的对象。

## 二、建立企业识别系统

建立企业识别系统（Corporate Identity System，CIS）的目的是让家长或者是消费者去了解这个企业所代表的意义或形象概念，当大家听到品牌名称能够联想到的或是感受到的形象是什么，要建立一个品牌的CIS，托育照护机构需要运用各种不同的营销组合让家长或是消费者感受到品牌的意义。托育园要树立品牌形象，需要重视以下几方面。

### 1. "店"本身的重要性

"店"包含注册的商标、Logo、制服、对市场的宣传等。以服务业来说，可参考餐饮服务，如饮料店的杯子包装、店面装潢与色系、员工制服。

### 2. "人"表现出来的形象的重要性

当家长进到托育照护机构的时候，面对的不论是前台人员还是主管人员甚至是托育照护机构本身，所展现出来的状态或是沟通状态会让家长产生评断——是否能够信任。托育园希望家长能信任，并且愿意把婴幼儿安心地托付给托育机构，所以在托育照护人员形象的建立上建议采取亲切、温柔、专业的形象。

### 3. "产品"（如文宣物品）的重要性

如托育照护机构走的是精致化的托育品牌定位，当托育照护机构在建立CIS时，可以让家长感受到，不论是文宣品或纸本DM，还是纸的材质以及设计，甚至色彩的运用都是精美的。

### 4. "意义统一"的重要性

所谓的具有意义并不是"美"就好，"美"应该要有形象、有意义，例如Logo图案要有意义，并赋予在企业识别系统上。托育园适合的意义：温情、开心、快乐、成长。意义对应联想，常选择绿、黄、红色，植物、发芽、大树、动物、教玩具、溜滑梯等。统一并不是指全部内容都一样。

婴幼儿视觉发展阶段中，首先对饱和的基本色，例如：黄色或红色较为偏爱。如果托育园本身空间的背景是浅色或白色，则以黄色或红色特别标注警戒区，如厨房门口。在规划托育园设计时，要注重色彩的运用，在不破坏CIS设计的情况下，让环境有视觉层次，让托育照护人员与婴幼儿都能注意到这个空间是需要注意的区域或危险区域。

当企业识别系统完成后，企业空间里50%~70%的颜色都表示企业色系，剩下的颜色可以进行意义布置。

### 三、善用多样化营销组合

托育照护机构将婴幼儿照护好是重要且必须完成的职责，然而，婴幼儿并不具备表达他在托育机构里感受的能力，故价值的传递就不容易完全传达给家长。

所以，必须有相关配套措施的规划。例如，放学时间一定要班级主班托育照护人员亲自将幼儿带给家长，由托育照护人员帮幼儿说过得多好、多快乐，并专业说明当日在托育园的活动。

表达品牌形象有多样化的营销组合呈现，例如，月刊、粉丝专业文章、官网建立、举办活动邀请家长参加、用心写联络簿。只有每一个环节均组合起来才能形成强健的品牌营销体系，缺一不可。

当托育照护机构设定好这些可以利用的工具后再开始使用托育照护机构的营销资源才会最有效果，在品牌定位或是CIS还没有设定好的情况下就开始使用营销资源，除了会让家长的感受不一之外，也会导致营销资源的浪费，所以当托育照护机构开始完成品牌定位及CIS设计后再建立品牌知名度。建立品牌知名度最重要的目的是让目标区域的客户群都能够知道、听过、看过欲新设立的托育照护机构，让人们对于这家新设立的机构有一个初步的认识及形象感受，之后才有机会更深入地了解。

### 四、建立品牌金字塔步骤

**1. 建立品牌知名度**

优先以邻近住宅区或核心工商大楼作为品牌宣传的目标地，不需要扩及太远的地方。因为托育照护机构有一个重要的特性就是收托的婴幼儿通常只会在邻近地区，不太会有家长愿意每天都花一、两个小时的车程将婴幼儿送至遥远的托育照护机构，所以在营销资源的使用上可以有一个比较明确的范围。

将清楚明了的托育园名称、图像、简易服务信息内容与特色，视情况制作成合适的文宣物品进行传递。或以在线广告的方式，将官网与社群网站信息推播给附近地理区域的年轻家庭，让目标客群可以轻易地连结到已建置完整的在线内容。最后，若有合适的条件，可以选择在婴幼儿较常出入的地点举办现场活动，吸引家长驻足了解，提升在当地家长之间的知名度。此阶段的营销重点，是让目标区域的客户群都能知道、听过、看过新设立的托育园品牌，并且有机会进行更深入的了解。

### 2. 建立品牌内涵

当目标客群已经知道此家新设托育园品牌的初步信息，下一步就是将现场准备好，采取预约制。塑造托育园品牌内涵的形象性内容与功能性内容让目标客群完全理解。

（1）形象性内容：介绍此托育园品牌的起源、历史回顾、创办理念、获奖纪录、发展过程、重要事迹、社群回馈等，让家长了解此托育园品牌精神与树立形象框架的内容。

（2）功能性内容：介绍与托育园所提供的托育服务特色要点、托育服务内容细节、环境设备、认证标章、餐饮膳食、师资阵容、生师比例、教学规划、收费标准、附加服务等相关事项，让家长可以明确在未来进行性价比较时有具体的衡量标准与功能性指针。

### 3. 建立品牌反馈

进入此阶段时，目标客群会针对他们所得到的品牌相关信息进行感受与判断，而这些感受与判断会结合目标客群的过去经验与比较基础有关，需要托育园的营销人员进行引导。

首先，必须把介绍内容用经过设计精美的手册或简报来表现，并且安排在舒适不嘈杂的环境中做介绍，切勿在婴幼儿吵闹的环境中进行讲解。

其次，在引导托育园的形象性内容时，必须要对于品牌与精神展现出热情、认同与骄傲，忌用背稿的方式平铺直叙，并且确实地将听众的感受与注意力集中起来。在进行判断引导时，建议先带领家长参观环境，了解实体设置规划并重点加以解说，让听众此时能够亲身体会所感受到的品牌精神与团队的用心，并不断地与其他环境进行比较、探讨，参观环境之后再回到解说区详细了解需要文字说明的托育服务内容，并解答家长所提出的相关问题。

最后，在引导家长对于品牌产生正面的感受与优势的判断后，再进行服务费用与权利义务说明，并且留下可以后续追踪的方式。

**4. 建立品牌共鸣**

原则上，只有在第三步胜出的托育园品牌，才能够从家长手中取得订金或报名费用，接下来要做的事就是不断地跟家长提升互动关系与获得支持，让对方成为品牌的忠诚客户。

当家长对于托育园的品牌达到高度共鸣时，会表现出高度的忠诚行为（顾客忠诚度），包括放弃其他机会等待入托名额，愿意付出较高成本送托，将托育园品牌视为是产业第一品牌，当发生危机时有较高的容忍度与信赖感，对于托育园所传达的信息与托育照护人员沟通较为配合，愿意自主地做一些对于托育园有益的事情。

要达到高度品牌共鸣，必须让家长热爱这家托育园，营销团队与现场人员都要不断地与家长之间保持良好的互动与连结，最重要的一点是，必须竭尽所能地让家长感受到这是一个真正能对婴幼儿好、真正用心做好托育服务的托育园品牌，不能过度商业化而稀释托育园品牌的本质。顾客忠诚度要包含忠诚行为与忠诚意图。

## 五、营销方式和渠道

以上品牌营销是被动展示的方式，托育照护机构还需要开展主动营销推广，获取到更多客户资源。

**1. 线下推广方式**

常规的线下推广方式主要有派单、扫楼等活动。

发宣传单可以说是最古老最原始的一种推广方式了，在学校、商场、母婴用品店、婴幼儿游乐场、婴幼儿医院、休闲娱乐场所、小区中心活动区域等目标人流量比较大的地方发宣传单，赠送一些礼品和开展活动促销，也是当下托育照护机构常用的获客方式。

在托育园辐射半径 3 km 的小区进行扫楼，每家每户门口留宣传单，虽然被人嫌弃，但若使用得当还是比较精准的。

传统地面推广模式效果有下降的趋势，且获客成本越来越高。

2. 线上推广方式

目前，线上推广模式被大量使用，有两种思路去开展线上营销推广：

（1）机构在线上进行宣传

美团、微信视频号、抖音这些公众平台，可以定位本地功能，触达托育照护机构附近更多的潜在客户。

（2）社群合作

尤其是和一些客户重合的社群合作，例如，育儿类、母婴类、小区团购类社群，都非常适合托育照护机构开展的。通过社群运营，吸引潜在客户添加微信号或公众号引流，可采取免费体验课、育儿讲座、测评的方式将家长拉群，设定裂变点，快速圈定目标客户群体后再做转化工作。

3. 客户转介绍和裂变

转介绍是招生中实际有效的方法，通过转介绍制度，让家长推荐朋友共同报名、组团报名。采用这种方式的前提是教学效果好，服务无差评，托育质量佳的情况，老生带新生，口碑传播更广。

一般而言，课程效果越好转介绍的效果也越好，生源也越多，机构运转就越快，这是一个良性的循环，因此要注意服务的质量和课程的质量。

4. 异业合作——联合推广

可通过借助异业商家（客户重合度高），例如，母婴产品类商家、月子中心、婴儿游泳馆等联合进行推广，达到成本降低、客户资源共享、互惠互赢的合作模式，产生不错的推广效益。

## 六、销售招生及售后

1. 邀约

（1）招生的初次接洽

通过官网、微信、微博、电话等方式进行宣传可以归类为初次接洽。初次接洽的意义在于让家长留下良好的、专业的第一印象与"不复杂"的托育信息，通常初次接洽时，并没有办法让家长马上就决定是否送托，所以，初次接洽最重要的事情是将家长引导至托育园进行面访，因为面访是影响家长决定是否送托的关键点。所以，初次接洽时可以收集一些家长的相关信息，但不要收集得太详细，例如，居住地址或是其他过于隐秘的信息。托育照护机构收集信息的目的是帮助家长到托育园面访时，负责接待的主管人员能够很快地和家长拉近关系进行沟通，所以需要了解的信息有婴幼儿的小名、目前月龄、家长送托原因等，以便后续家长来园进行面访的时候负责招生的人员能有所了解。

1）接洽重点：展现专业，素养优良。

2）接洽注意事项：首先问好："×××托育园，您好"，语气充满活力、富有精神；将客户的重要信息记录下来；有一个非常合理而又吸引人的邀约理由。

（2）招生说明会

经过各类营销推广，已获取到客户信息，但仅仅通过电话、微信、短信等方式，很难让客户决定是否报读，所以，需要准备好具体的营销体验活动，从而最大限度吸引客户来到机构，借此，客户可以更全面地了解机构，此时就可以进行下一步的销售工作了。

在所有招生活动中，最重要的就是招生说明会，它可以团体性地接待客户。

1）招生说明会事前准备

掌握信息：来参观的家长会带多大月龄的婴幼儿、需求是什么、如何称呼对方、婴幼儿个性发展现状等，可以先做初步的掌握。

人员：人员各司其职，招生主管人员处理的事项是哪些、候位报名或是收取费用由哪位人员负责处理，处理流程如何，人员相互合作，分工明确。每一个出现在现场的人员都应态度亲切，礼貌待客。

环境：家长在参观环境时不会选在收托时段，而常常是利用假日或是晚上，无论当时有没有在营业都要维持环境的整洁，教室的灯光、空调都要打开，可以播放轻柔的睡眠音乐，营造宽敞明亮又舒适透气的环境。

招生用品：需要让家长带回去的文宣物品都应事前准备好。

2）招生说明会执行要点

先介绍内容。先将信息提供后再看环境，若是家长先参观环境，后介绍托育园理念及信息内容，家长在看环境时就会关重设备本身的好坏，例如，设备是否美观、教具数量多少，而且家长在参观的过程中会询问一些问题，招生人员在一边带看环境一边回答问题的过程中就少了一些专业性而失去了参观的主导性。托育照护人员期待的是在参观的过程中，招生人员的主导性可以占七成，家长的主导性占三成，所以应当由招生人员来主导整个招生说明会的流程，掌握介绍的重点及氛围，如果是采用先看环境的方式，容易让主导权跑到家长这边。

如果是先介绍托育园的理念及托育园的信息内容，家长在听介绍时会了解品牌的价值进而产生情感的投射，在后续参观环境时也较容易产生共鸣，可以比较客观地看待整体环境而不是着重于设备的好坏、环境漂亮与否。参观完环境后再坐下来与家长讨论婴幼儿的个别问题或是回答提问。

建议先让家长坐下来聆听托育园的照顾内容。因为大部分家长对于托育照护机构的了解较少，有些家长并不知道托育照护机构的主要功能或用途是什么，所以先让家长了解0～3岁照护的重要性，让家长认为这件事情是有价值的、重要的、需要被关心的，再来介绍托育园的服务内容、服务特色、品牌特色、师资背景、教育理念，家长就能够专心地聆听。

不同月龄婴幼儿的家长所在意的事情也不同，在初次接洽的时候去了解婴幼儿的月龄，也较能够掌握家长的需求是什么，然后针对家长关心的重点加以强调，见表7-1。

（3）其他销售活动

1）参观：邀请客户带上婴幼儿来机构参观了解并介绍入读的具体情况。

表7-1 各年龄段强调重点

| 月龄 | 重点内容 |
| --- | --- |
| 0~8个月 | 辅食、稳定作息、解决家长托育问题、卫生安全制度、哭闹、求抱的处理、教学活动 |
| 9~12个月 | 行为习惯导正教育、辅食、哭的处理、作息规律、适应期处理、能力发展（教学活动）、活动空间 |
| 25~36个月 | 人际社会互动、作息秩序、高师生比、个别化适性教育、托育照护质量、生活自理（自己吃饭、自己上厕所）、情绪、能力培养 |

2）试读：对非常有意向报读，但有疑虑的客户，可以提供一定时间的试读。

3）育儿讲座/家庭教育讲座/育儿书籍读书会：定期举办这类活动，彰显托育照护机构的专业性，也可以通过和家长探讨育儿问题，了解婴幼儿的具体情况，更有利于切入销售话题。

4）婴幼儿测评：家长普遍对自己孩子的生长发育、身心健康比较关注，愿意来参加此类活动。

5）亲子活动：在节假日时举办各类活动，如端午节包粽子，或者开展各类主题活动，如爬爬比赛。开展以上销售活动的主旨，就是给销售人员邀约客户提供各种理由，并根据客户情况邀约不同活动。很多客户的成交并非一次见面就可以搞定，若有各种邀约的素材，就可以多次邀请客户到访，从而大大增加成交的概率。

## 知识拓展

1. 邀约技巧

经过一定联系，与客户熟悉之后，就可以根据了解到的需求，有针对性地邀约客户。

邀约一定要有东西——由头给到客户，例如，亲子活动、育儿知识讲座、先天气质测评、发育测评、婴幼儿个案辅导等。而且，对于邀约的由头要加以渲染，要具有稀缺性、权威性、唯一性、时效性。回避价格询问至少两次，如再继续问，可以报最低的价格，告知有套餐选择。在时间确定上，多使用封闭性问题，掌握主动权，例如，"你是周一至周五方便，还是周末方便呢？"时间选择多时，需找寻最有利的时间段直接安排确认。到访前一天，和客户确认。如果客户总是约不到，或者爽约，一定要了解到背后真正的阻抗点。

2. 面谈技巧

现场参观是所有家长最重视的一环，务必将托育园特色在参观过程中淋漓尽致地表现出来，负责带参观的人员必须要是专业人员，并且在环境、流程、话术上面都要精心设计。到访后的面谈是送托与否的重要决策点。

（1）面谈到访后，应有比较明确的信息提供给家长，家长会在此阶段建立起对托育园的好感及信任感。

（2）表现专业与营造好感。

（3）在面访过程中与送托家长建立信任关系可以展现托育照护人员的专业度并营造好感，更长远的影响是，未来当婴幼儿正式送托后，托育园很少有机会可以长时间且一对一地和家长分享托育园的托育照护理念及想法，因此，在招生参观或是面访时其实已经建立了未来家长对托育园信任的基础，此效益可以延续影响至婴幼儿送托后的两、三年的时间。

（4）初期建议一对一进行参观面谈，较熟练后可一对3~4组家长。

一对一的优点是：给予家长体贴、尊重的感受，而且比较容易和做深入交流，当家长有问题时不会影响到其他家长。缺点是：耗时长、人力成本高，家长之间没有产生互相影响的效应，如果有家长很赞许地响应或是回馈，没有产生互相影响的效应。

一对多的优点是：省时、有效率，如果有家长提出了其他家长同样关心的问题，而招生人员又能够给予专业回复的情况下，其他家长同样能够感受到招生人员的专业。还有则是报名时有激励的效果，假设三组家长中有一组家长决定要报名时，同组的其他家长也会感受到报名的急迫性，对于招生有比较好的效果。缺点是：当参观的家长中若有人提出比较负面的问题时，会影响到其他的家长。建议在初期，如果招生人员对于家长的提问不是那么有把握可以回答得很完美、很完善的话，可以先采用一对一的方式进行沟通；当到了后期对于招生越来越熟练时可以进行一次一对多的招生说明会。

3. 促单技巧

（1）了解客户需求

了解婴幼儿的基本情况：婴幼儿多少个月、平时谁照顾婴幼儿。在后续电话、微信或者面谈时，需要了解更多的信息，例如，婴幼儿的发育情况、婴幼儿的行为表现、父母与婴幼儿互动反映出的问题，在婴幼儿教育方面，家长的烦恼或者困惑是什么，与客户交谈敏锐觉察到的问题等。

话术有：带婴幼儿辛不辛苦呀？婴幼儿教育中，比较关注的方面是什么？特别希望提升婴幼儿哪一方面的能力呢？有没有考虑过让婴幼儿去独立适应集体生活呢？对婴幼儿未来发展的期待是什么？等当客户就婴幼儿的问题主动询问时，不要急于回答，要恰当地反问，以确认需求。

挖掘痛点：即客户想要解决的问题，客户可能会回避，要主动巧妙地追问，挖出客户在婴幼儿问题上的痛点。在挖掘需求时，注意区分是家长的需求还是婴幼儿的需求。

（2）针对需求推送卖点

针对前面所挖掘出的客户需求，托育照护人员可以推送满足客户需求的卖点。

例如，客户需求是想回单位上班，但又担心婴幼儿没有照顾好。

推送卖点：托育照护人员很专业，在照顾婴幼儿方面做得很到位，同时，还会指导妈妈科学育儿的实操方法，帮助妈妈在下班后更轻松高效地照顾婴幼儿。

在销售时，多关注婴幼儿状态，让婴幼儿玩得开心、喜欢。接待期间至少促单3次以上。通过优惠技巧，让客户尽快确定，例如优惠套餐有时效性，先下订金，订金可以退还，扫除客户的阻抗。

遇到阻抗：自己不能决定，要和家人商量（弄清楚家庭真正的决策者），还要看看其他托育园等，此时要立刻将托育园的优势展示出来。同时弄清楚客户迟疑、犹豫的真正原因，并针对原因，当场做出积极反馈，不要等待下一次，因为这可能是最后一次面对客户的机会。

4. 家长常见问答参考

（1）你们每个班有多少个婴幼儿？有多少个托育照护人员？

10~15人小班，每班配2~3个托育照护人员。（师生配比参照国家文件规定：6~12个月：1∶3；1~2岁：1∶5；2~3岁：1∶7）

（2）婴幼儿在托育园吃些什么？营养怎样啊？

托育园会为婴幼儿准备营养丰富的辅食，针对8个月以下的婴幼儿，我们会为婴幼儿专门准备个人的辅食进度，3天尝试一种新食材。8个月以后基本食材均已尝试过后，会跟上公告菜单内容，食材会依据婴幼儿状况个别调整。菜单的设计都会均衡地配置碳水化合物类、蛋白质、脂质、维生素、矿物质五大类的营养成分及五大类的食材（五谷根茎类，肉、鱼、豆、蛋、奶类，蔬菜类，水果类，油脂类）。但会避免可能造成过敏的食材种类。另外，每周日将公告下一周的菜单内容。

（3）来到托育园，我的孩子不睡觉怎么办？

婴幼儿在疲倦或神经放松之后会自然入睡，婴幼儿刚刚到托育园，还有分离焦虑，来到新的环境，还不能完全放松下来，需要一定的时间适应和过渡，等婴幼儿适应之后，就会慢慢恢复正常的作息，开始规律午睡了。

当婴幼儿还不能正常睡觉时，我们的托育照护人员都懂得专业的引导。首先，不强迫婴幼儿午睡，不吓唬婴幼儿，会陪伴着他们，但也会引导婴幼儿在其他人午睡时不要打扰别人。慢慢婴幼儿就会适应集体生活。托育照护人员会透过对婴幼儿的充分了解、专业照顾、引导技巧让婴幼儿循序渐进建立规律作息。

刚开始婴幼儿和托育园的作息不一致是很正常的现象，托育照护人员会依婴幼儿原本作息习惯适度调整，并运用环境情景设定让婴幼儿慢慢习惯。例如，午睡时间会将灯光调暗、放轻柔的音乐、不安排其他活动，让婴幼儿感受到睡眠气氛,在婴幼儿还不想睡时可以坐在托育照护人员旁边陪伴托育照护人员书写婴幼儿日志,在有睡眠情绪时会先带至个人睡眠区培养睡眠情绪。于入托前也会提供托育园作息时间给爸爸妈妈,让家长为婴幼儿于入托前先稍微调整作息,协助婴幼儿更好地适应入托作息。

以托育园的经验,第一天入托时不适合有家长在旁,否则会导致婴幼儿过度关注在旁边的家长,使适应期间拉长。0~3岁的婴幼儿和幼儿园的幼儿在适应环境上有很大的差异。幼儿园的幼儿能透过语言沟通理解家长的安抚,0~3岁的婴幼儿虽然无法理解语言上的安抚,但相较于幼儿易分散注意力,容易被其他婴幼儿、好玩的事物或吃东西吸引,因此在入托时托育照护人员会尽快引导婴幼儿分散注意力,使其较快地融入其他婴幼儿中。

很多睡眠不规律的婴幼儿,例如,晚睡、晚起、睡眠不足等,来到托育园之后,在我们的专业指导下,只要家长配合,几周就可以调整到正常的睡眠规律。

(4) 我的孩子还不会自己大小便,你们托育园是怎么帮助婴幼儿大小便的?

婴幼儿自己控制大小便的能力是根据婴幼儿控制大小便肌肉的成熟度决定的。一般来说,1.5岁左右能够控制大便,2.5岁左右能够控制小便,但具体的婴幼儿可能有差异。在婴幼儿还不能够控制大小便之前,我们建议使用纸尿裤,一方面是卫生,另一方面是因为不能控制,尿湿之后受到指责,也会给婴幼儿带来的压力,甚至产生对大小便的羞耻感,影响性格健康发展。

当婴幼儿具备大小便的控制能力后,我们托育照护人员不仅在托育园会引导婴幼儿进行如厕学习,也会指导家长在家里配合训练,让婴幼儿可以脱掉纸尿裤。

婴幼儿可以自己控制大小便,这是婴幼儿自我能力成长和自我发展的重要标志事件。虽然我们都希望婴幼儿可以早些脱掉纸尿裤,但要根据婴幼儿的发展慢慢来,不要着急,在托育照护人员的专业引导下,每个婴幼儿都可以做到的。

(5) 孩子还比较小，送到托育园总是有些担心，家里人也不放心。

在西方发达国家，婴幼儿入托年龄在6个月就开始了，而且40%的婴幼儿都入托。所以，如果婴幼儿早些入托，能够得到托育园专业的照护和教育，甚至比交给老人或者育婴员更好。

我们的园区有监控系统，家长可以随时观看到婴幼儿的状态。家长能够信任托育园，最直观的方法就是观察婴幼儿的状态，看看婴幼儿喜不喜欢托育照护人员？入托之后有没有进步？愿不愿意到托育园？婴幼儿只要适应一段时间，都会喜欢托育照护人员、喜欢小伙伴，愿意来托育园的。

(6) 我的孩子比较小，担心被欺负。

我们会根据婴幼儿年龄分班或者分组，由专门的托育照护人员负责婴幼儿，而且小年龄的婴幼儿师生配比更高。当混龄活动时，托育照护人员会尤其关注和保护小年龄的婴幼儿。但婴幼儿天生就是喜欢和同伴儿玩，而且同伴关系对婴幼儿的社会交往能力发展非常重要，而同伴关系需要婴幼儿在密切的交往中才能发展起来。在交往中，婴幼儿不可避免会产生矛盾和冲突，托育照护人员都会及时制止伤害行为和肢体冲突，然后再专业地引导婴幼儿面对冲突，在一次又一次解决矛盾和冲突中，婴幼儿的交往能力和解决问题的能力都会得到提升。

(7) 孩子小，担心在托育园被传染生病，你们的卫生消毒情况怎样？

我们严格按照卫健委关于托育园卫生消毒工作的要求，每天都会对园区进行清洁和消毒，会擦抹消毒水和用紫外灯消毒，餐具每天都会用消毒柜消毒。对于发烧的婴幼儿，要求康复2天后才能回园。对有传染性疾病的婴幼儿，要求康复后，完成隔离期才能回园。

(8) 你们的托育园和其他托育园相比，有什么特色或者优势吗？可以试读一下看看婴幼儿情况再决定吗？

托育园于入托前访谈了解婴幼儿的习惯、性格、喜好，并以高师生比给予婴幼儿关心照顾，同时也会于入托前给予爸爸妈妈在婴幼儿适应期间的陪伴建议，相信透过最贴心的了解、最多的关心陪伴，在爸爸妈妈与托育照护人员一同陪伴下能让婴幼儿最快地适应环境、开心地和其他婴幼儿一起玩耍。以托育园的努力与经验能让每位婴幼儿都能很好地适应环境，爸爸妈妈尽可放心。

因此，目前无特别提供试读方案，但若入托后 7 日内有特殊状况结束托育，将依比例退费。

(9) 把孩子送到托育园，会不会影响亲子关系呢？

婴幼儿虽然来到托育园，但主要的生活场景还是在家庭里面，父母或者照顾者对婴幼儿还是最重要的。婴幼儿在托育园受到专业的照护，婴幼儿的安全感和成长都会比较健康，父母和婴幼儿的亲子关系反而更融洽。而且，我们的托育园非常重视帮助家长提升科学育儿实操能力，会和家长沟通，并给予家庭教育的指导。家长在潜移默化中，更加理解婴幼儿，加上托育照护人员的指导，家长会更懂得和婴幼儿互动，更多地陪伴婴幼儿，反而有利于加强父母和婴幼儿的亲子关系。

(10) 我的孩子需要多久才可以适应托育园？

适应期会出现在六个月以上的婴幼儿，这个阶段婴幼儿开始出现陌生人焦虑或是分离焦虑，可能连家长在家里面上厕所或者只是离开一下都会哭，所以家长会比较担心假如送到机构，婴幼儿如果哭闹的话该怎么办，适应期该如何处理。

在托育园，托育照护人员会先了解婴幼儿的作息情况，提供给婴幼儿一些转移注意力的方法，也可以给家长提供一些关于适应期时能够处理的资源，例如，晚上时多陪伴婴幼儿、告诉婴幼儿上学是要跟其他同伴一起玩，让家长感受到托育园在处理婴幼儿分离焦虑状况时，与家长共同以婴幼儿的角度贴心为婴幼儿设想。

个别行为问题：每个婴幼儿在气质、性格及家庭环境上都有不同的差异，因此可能出现不同的行为问题。可能会有吃饭或是睡眠方面各种问题。

个人气质和生活体验的不同，会导致适应期上的差异。例如，不怕生、常接触其他环境或孩子的婴幼儿，适应期可能半天或是一入托就很适应了。较敏感的婴幼儿，适应期可能是三天至一周，透过入托前的一对一访谈，托育照护人员给予婴幼儿最贴心的了解、最多的关心陪伴，婴幼儿将快速地、一天比一天适应得更好。

也请爸爸妈妈在婴幼儿适应期间不要安排行程，将晚上的时间都留给婴幼儿，婴幼儿可能因白天多元的刺激，晚上睡不好或是撒娇，请多抱抱婴幼儿，并给予婴幼儿安定的氛围，例如，告诉婴幼儿爸爸妈妈每天都和你在一起，接送及聊到托育园时可以尽量以开心的情绪引导婴幼儿。虽然婴幼儿可能听不懂，但安定开心的情绪婴幼儿是能够充分感受到的。相信在爸爸妈妈与托育照护人员一同陪伴下能让婴幼儿最快地适应环境、开心地和其他婴幼儿一起玩。

（11）一位托育照护人员照顾3~4个孩子是否太多了？

一般家人或者家庭育婴员常需要处理膳食、杂务等其他工作，但托育园的托育照护人员背后有一整个团队在支持，托育照护人员一整天都能全心全意全时段地随身陪伴在婴幼儿身边，婴幼儿不会有一刻落单，在情绪和安全上都较有保障。并且经过培训的专业托育照护人员能为婴幼儿提供适合的引导、丰富的教学活动，给婴幼儿最好的照顾。

（12）婴幼儿哭闹怎么办、爱让人抱怎么办？

家长都很爱孩子，所以当需要把婴幼儿送到机构照顾时，家长想要知道当婴幼儿到了托育园如果不适应，或是情绪不佳时托育园会如何处理？托育照护人员是不是可以有爱心、耐心地陪伴婴幼儿。

托育园都很关心每位婴幼儿的情绪，如果婴幼儿有哭闹的状况，托育园会先了解原因、想要表达的事项是什么，提供给婴幼儿他所需要的回应，或是需要的照护内容。如果婴幼儿需要让人抱抱，托育照护人员会满足婴幼儿，给予婴幼儿安抚。

## 2. 售后服务

签订"托育照护服务协议"是非常重要的环节，尤其是关于请假、退费等事项要给客户介绍清楚，以防后续发生此类纠纷。

报名之后，销售人员通知家长持"入园准备清单"入园，并将客户转给班级托育照护人员负责，在交接过程中，销售人员还需要和班级托育照护人员一起服务客户一段时间，直至班级托育照护人员已经和家长建立充分的沟通联系。

（1）客户满意度调查

托育照护机构的核心竞争力在于服务品质，客户满意度是衡量服务品质的重要参考。托育照护人员需要定期进行客户满意度调查，并且是从售后服务或者教务服务的角度出发，独立于班级托育照护人员之外。这样才能收集到客户比较客观的意见，而不用担心引起班级托育照护人员的不满，以致自己的婴幼儿利益受损。

（2）续课、拓课

在客户续费期限至少一个月之前，销售人员就需要了解客户的续费意向，以防客户到期不再续费而流失。如果托育照护机构开设其他的兴趣类课程，也需要向客户继续推荐，以增加销售额。

（3）转介绍

托育照护机构最好的销售渠道就是转介绍，老学员介绍新学员。所以，托育照护机构应该非常重视托育照护品质的打造，在老客户心中有了好的口碑，同时，可以配合一些专门给老客户的转介绍优惠，老客户就会愿意介绍新客户。

# 第七节　家园沟通与机构危机管理

## 一、家园沟通的原则

托育照护人员要掌握家园沟通的原则及理念，不管遇到的问题大小，都可以正确且有效地与家长沟通。

### 1. 诚实互信关系

诚实与家长沟通是基本要求，亲师之间要互相尊重、善意沟通，创造互信的关系。

**2. 共同照顾者**

亲师双方作为婴幼儿的共同照顾者，没有主从关系，应用善意的沟通方式达到良好的效果。

**3. 以婴幼儿相关事项为核心**

与家长沟通时应与婴幼儿的事情为主，不讨论八卦和与照顾婴幼儿无关的事情，避免影响其他家长接送婴幼儿，以及因与家长讨论个人私生活的事情，影响专业形象。

**4. 出发点皆以"为婴幼儿好"为主**

机构中事情的安排、作业流程的设计等，都因以对婴幼儿的发展、心理状态等有好的影响为主。在与家长沟通时也须让家长明确知道托育园在安排及规划时，其背后的原因皆是以婴幼儿为出发点考虑，让家长更加容易被说服，从而理解机构的作业方式或处理流程。

**5. 展现专业形象**

在与家长沟通的过程中也要显示出专业度，因此托育照护机构需充实各方面的信息，不回答不清楚的信息，应经查证后再补充提供给家长。

**6. 一致性的照顾质量**

托育照护机构是一个专业的团队，因此，在作业流程、引导婴幼儿的方式、喂哺时间和方式等，团队都应该具备一致性的照顾质量。不应强调托育照护人员个人的意见、观点。

当家长提出与机构不一样的照顾方式时，应先聆听家长提出的原因和考虑，表达理解，再与家长进行协调与沟通。当认同家长观点时，应先与团队进行沟通，经团队的作业流程进行比对讨论，再答复家长。

**7. 传递信息给家长时须谨慎**

托育照护人员传递的讯息代表托育园的立场，需谨慎发表，避免对托育园的专业性产生影响。托育照护人员不应该在有情绪的情况下与家长沟通，以免造成不良的沟通结果。

### 8. 内部沟通交接非常重要

当亲师沟通良好且互相信任时，在发生特殊问题的时候，家长也较能理解和接受。因此团队内部交接婴幼儿的状态、互相传递信息时的正确性很重要。因当托育照护人员在传递给家长信息发生不一致时，会让家长觉得机构在隐瞒事情而产生其他负面联想。因此，当托育照护人员面对家长询问的问题不确定答案时，应先与团队内部确认再进行回答。例如，早班托育照护人员在交接时应将家长的信息、婴幼儿的状况等正确传递给晚班的托育照护人员，让晚班托育照护人员在放学与家长沟通时能正确回复家长关心的事情。

### 9. 家长知晓

将托育照护人员的努力、用心、善意，实际对婴幼儿的照护作为、卫生管理执行等皆完整陈述，以便让家长了解。

## 二、家园沟通的流程

### 1. 公布行事历

（1）托育园行事历

每半年编制一次行事历，制定机构下半年内各类事项执行规划及活动日期等内容，须将各项事务及活动分为行政管理、托育活动、健康安全三个项目。行事历应张贴于公布栏及提供家长带回参阅。

（2）活动公告栏

将机构的重要事项或者活动公布在公告栏，家长接送婴幼儿时就可以看到，有利于家长对托育照护机构的经营有更多了解。

### 2. 家长意见处理响应

家长意见通常会记录于婴幼儿日志、微信或是其他亲师沟通渠道上，行政部需与营运部协调，当有家长提出意见等相关内容及记录，要协助用拍照、影印等方式留存，行政部则会每三个月至营运部数据柜收取数据或相簿下载打印，将相关数据收存归档。

### 3. 家长满意度调查表

机构须重视与家长间的沟通互动，以及家长对托育园的想法及意见，除了提供如接送时间、微信、电话、社群等沟通渠道，也可编制家长满意度调查表，针对托育园的托育质量每半年做一次满意度询问，让家长有更多元的意见提供渠道。

### 4. 监视器调阅申请

当班级内发生安全意外事故，如幼儿受伤，或有其他需调阅监视器的情况，经托育照护人员与家长沟通后无法达成共识，家长要求调阅监视器画面时，为维护双方权益，应留下监视器调阅相关内容及后续处理记录。

## 三、不同场景的沟通技巧

托育照护人员要掌握婴幼儿新入园、升班，以及婴幼儿发生异常等不同沟通情境下，与家长的沟通技巧。

### 1. 新生入托的沟通情境

因不同因素的送托需求，分为硬性需求与软性需求，依据不同的需求性质，在入托时沟通方式亦有差异。

（1）硬性的送托需求

1）送托原因：因家庭因素、工作因素造成无法照顾婴幼儿而必须送托，时间上可能较无弹性且急迫，家长对于婴幼儿送托时面临的适应问题也较有心理准备。如家长需上班。

2）沟通方式：理解家长心情，因为自己不能亲自照顾婴幼儿，有些家长心理会感到愧疚不舍，但仍有些家长会乐于工作而不用和婴幼儿相对一整天。

沟通要旨：让家长感受到托育照护人员对婴幼儿的关爱和爸爸妈妈一样，婴幼儿会受到更专业全面的照顾。

（2）软性的送托需求

1）送托原因：家长有足够的条件亲自照顾婴幼儿，送托主要是期待婴幼儿有更好的人际发展及适应性，这种形态的送托需求，家长会较看重婴幼儿的学习与进步。如希望婴幼儿能有较多的人际互动。

2）沟通方式：可针对家长不同的期待作为沟通重点，如婴幼儿人际的适应性、生活自理能力等。

具有软性送托需求的家长亦重视婴幼儿能否适应环境，甚至会因为有陪伴资源，而希望能缩短每日入托时间，但仍需提醒家长"放手"，托育照护人员会好好协助婴幼儿适应环境，婴幼儿也有能力度过适应期。

**2. 升班的沟通情境**

（1）应先预告时间、内容，让家长做好心理准备，及升班用品准备。

（2）升班前沟通，让家长知道升班的原因、判断的依据及升班的好处。

（3）升班照护交接流程。

（4）托育照护人员填写升班照护事项交接表。

（5）托育照护人员确认内容无误签名。

（6）将表放入婴幼儿个人档案夹。

（7）将本档案夹一并交给升班托育照护人员。

（8）阅读婴幼儿资料及健康状况，升班托育照护人员确认内容无误后签名。

**3. 受伤状况沟通情境**

（1）非由托育园、托育照护机构造成的受伤状况沟通情境

托育照护机构根据托育园正常作业流程照顾婴幼儿时，基本上不会出现因为没换尿布导致尿布疹的问题，较有可能是过敏或感染引起的。因此，在下午时发现有尿布疹症状，只需要与家长正常说明状况，并告知如何护理即可，不需急着和家长道歉。

（2）未厘清责任的婴幼儿受伤状况的沟通情境

若发现婴幼儿皮肤有状况或受伤，不要着急否认、推托或道歉，先了解婴幼儿的状况，判断是否在托育园造成或可能发生的时间点，并与家长说明状况，告知机构会再确认和留意托育园环境，并请家长也留意家中环境。

1）若了解状况均无异常。沟通重点不在于厘清责任，而是如何避免与处

理。因此，沟通时，可告知家长已检查托育园内部无异常状况，亦请家长协助检查环境或指甲，一同留意避免重复受伤。表示对婴幼儿的同理及关心，并于后续会协助婴幼儿进行患部处理。

2）若了解状况为内部疏忽导致。沟通重点在于说明已做过了解，推测情况发生成因，说明疏失状况，并告知家长内部做的调整改善方式，可避免再度发生，表示对婴幼儿的同理及关心，并于后续会协助婴幼儿进行患部处理。

主要沟通项目包括生理状态、心理状态、发展状况、日常生活、卫生专业。

当婴幼儿状况稳定时，托育照护人员可以选择与家长沟通的重点，但当生理状态——体温、精神、食欲等异常或是危机事情发生时，则必须与家长沟通。

4. 家园沟通方式

（1）面谈：入托访谈、接送、家长会、讲座。

（2）线上沟通：微信、短信、电话、邮箱。

（3）纸质材料：婴幼儿日志、托药单、通知单、月刊、入托须知。

## 四、家园沟通危机管理

### 1. 危机状况评估

当意外、受伤、疾病传染、照护问题发生时，为家长与托育园关系较紧张的时刻，主管人员须将发生的状况依危机程度评估表（见表7-2）进行严重程度的区分，分辨各项状况是否符合严重危机状况一项以上的情境，并针对评估结果拟定沟通策略及内容。

### 2. 危机沟通重要原则

要尽力处理，尽可能地做到完美而不逃避。家长在意托育园对于问题的处理方式和态度，当托育园妥善处理且确保不会再发生同样的事情后，家长才会更愿意继续将婴幼儿送到托育园。

（1）非托育园或托育照护人员造成的状况则无须道歉，表达托育园与家长共同努力的立场。

表 7-2 危机程度评估表

| 情景 | 轻度危机程度 | 严重危机程度 |
| --- | --- | --- |
| 婴幼儿受伤程度是否能于 3 日内复原 | 否 | 是 |
| 婴幼儿受伤部位是否位于头部、眼睛附近 | 否 | 是 |
| 危机状况是否为托育园照顾者故意造成，而非疏失 | 否 | 是 |
| 危机状况是否违背合约双方权利义务相关约定 | 否 | 是 |
| 家长是否明显表现出激动等负向情绪 | 否 | 是 |
| 家长是否表达不信任托育园或托育照护人员的言论 | 否 | 是 |
| 因托育园照护疏失造成同一状况是否于 2 周内发生一次以上 | 否 | 是 |

（2）完整说明状况发生的前中后情况。

（3）减少究责导向的沟通，引导家长共同处理状况。

（4）多陈述托育园及托育照护人员做的事、用心及善意。

（5）非由托育园或托育照护人员造成的状况，则预防改善措施应双方共同努力，先陈述托育园的措施，再要求家长的配合。

（6）同理家长心情感受，给予关心及协助。

（7）若为托育园、托育照护人员疏失造成的状况，须表达诚挚歉意、负责态度及完善的预防措施。

（8）沟通过程须留意留存佐证数据、记录、影音照片文件。

（9）与家长沟通的主管人员即代表托育园，不可带有负向情绪或不当用词。

> **知识链接**
>
> ### 危机沟通示例
>
> 1. 遇到手足口疾病
>
> 有第一例发生时应即告知家长。沟通内容应包含：第一例确诊日期、症状、隔离措施、托育园清洁措施、家长应注意事项（婴幼儿的状况及个人卫生），让家长了解机构与家长为婴幼儿的共同照顾者，需要一起努力。不能对家长隐瞒状况，避免造成家长过于恐慌或担心。

2. 婴幼儿有意外、身体出现状况

需特别留意事情经过的描述技巧，需注明事发时托育照护人员在旁边，以及说明当下的处理措施及改善措施。切忌以婴幼儿自己弄伤的说法告知家长，以免让家长误会托育园在推脱责任。

沟通内容应包含：说明客观事实（事发经过）、托育照护人员的陪伴及处理措施、婴幼儿当下反应、后续追踪、改善措施。

### 3. 危机沟通状况处理步骤

（1）内部厘清成因及判断责任归属，严重危机状况务必调阅监视器画面调查。

（2）确认并拟定事前、事中、事后处理流程。

### 4. 意外事故沟通处理流程

根据事故的严重性决定与家长沟通的方式。当意外事故发生时，须先向主管人员报告，由主管人员进行评估。当托育照护人员在判断事故严重性出现错误时，在沟通过程中易忽略重要内容，可能会造成不可收拾的后果，因此须先与主管人员报告状况，再进行后续的处理作业。

（1）严重状况的处理流程

1）了解情况：由当班托育照护人员叙述事故发生时实际状况和细节。

2）微信说明：由主管人员与家长说明事发经过、提供照片、紧急处置措施及检讨改善方案，并保证不再发生。透过主管人员传递信息可让家长感受到机构对此事的重视程度。

3）电话联系说明：送出微信信息时，为避免家长未能及时看到信息，应同步与家长联络说明，并且对于家长的疑问立即进行解释说明，避免家长产生过长的担心与疑虑的时间。

4）接送时间：准备慰问金或礼盒表达诚意，由主管人员协同托育照护人员再次说明。

5）达成和解。

（2）不严重状况的处理流程

1）了解情况：由当班托育照护人员叙述事故发生时实际状况和细节。

2）微信说明：内容经主管审核后发出，提供护理后照片、叙述事情经过、护理处理、检讨改善方案。

3）接送时间：由托育照护人员再次与家长说明事故发生情形。

（3）监视器调阅流程

1）家长申请：请家长填写调阅申请书。

2）与会人员确定：机构由两位主管阶层人员到场与会。

3）准备：监视器观看时段、说明方式。应避免家长在调阅监视器时进行录音或翻拍，并注意沟通言词。

4）是否和解。未和解→咨询律师；和解→应于调阅申请书上记录和解的结论、内容并请家长签名确认，避免日后产生纠纷。

5）是否继续托育。退托→讨论退费方式，从优处理，不需照原合约制定的内容退费；继续托育→加强后续的亲师沟通。

## 五、家庭育儿指导

家园共育是提升托育品质，确保婴幼儿健康发展的重要且有效方式。而要达到良好的家园共育效果，就需要和家长保持良好的家校沟通，将婴幼儿在托育照护机构的情况及时反馈给家长，让家长在家庭教育中，使用科学的养育方式和方法，家校协同，以促进婴幼儿的健康成长。

随着《家庭教育促进法》的实施，从国家到每个家庭，都将越来越注重家庭教育。托育照护机构作为婴幼儿照护的专业服务机构，在婴幼儿的照护、养育、教育方面，可给予家长一定的专业指导和建议。通过线上和线下等多种方式开展家庭教育工作。

1. 开设家长学堂。

2. 开设家庭教育讲座。

3. 开设家庭教育读书会。

4. 个性化养育指导：每周或每月，定期给家长反馈婴幼儿的情况，并给予个性化且具体的家庭养育指导等。

## 六、托育照护机构危机管理

危机是极少发生的重大事件，因此，通常比较难以模拟演练。面对危机最好的方法就是预防。

### 1. 营运危机

最常见到的运营危机是遇到人员流动、事故伤害、托育质量不佳等三方面情况。

(1) 人员流动

最常遇到的情况是缺乏主管人员与托育照护人员集体离职等，造成托育园无法符合法令规范上的要求，以及家长反映婴幼儿的主要照顾者常常更换，或是生师比例不足而影响班级正常运作等。

(2) 事故伤害

由于托育园所收托的婴幼儿年纪较小，家长对于事故伤害的反应较为在意，事实上事故伤害对于身体强度尚弱的婴幼儿而言，确实也比较容易造成永久性伤害或危及生命。

(3) 托育品质不佳

常常发生在亲师沟通环节与婴幼儿身体状况方面，造成家长对于托育团队与机构的不信任，负面口碑往往会造成托育园在社群间的劣势，并且影响托育园的品牌形象与工作团队士气。

### 2. 市场危机

最常遇到竞争密集、负面消息、诉讼纠纷等三方面。

(1) 竞争密集

通常会发生在人口密集的新兴小区，由于能够开设托育园的据点较容易寻找，而且新兴小区是年轻双薪家庭的首选，生源较为充沛，常常会有数家托育园密集开在同一地区的情况发生，造成同业的直接竞争，甚至演变成恶性

## 第七章　托育照护机构运营管理

竞争。

(2) 负面消息

皆由熟悉托育园内部的家长或员工所造成，由于散播负面消息的人员熟知内情，也能够提出片面证据，对于市场与媒体而言具有相当的可信度，因此往往会获得很高的关注度，对机构的声誉会产生重大的负面影响。

(3) 诉讼纠纷

对象是机构的内外部关系人，常发生的对象是家长与员工，其次是房东。较为严重的诉讼案件是有关婴幼儿生理心理伤害或危及生命安全等事件，由于此类案件通常是刑事与民事案件同时提起，在未和解前会经历长久的缠讼期，对于机构的市场影响甚大。

**3. 财务危机**

最常发生时间点包括开业前营运准备金不足、家长集体要求退款、合资人要求退股等。

(1) 开业前营运准备金不足

这是第一次创办托育园常会发生的危机，由于对开业与创建的时程掌握度不佳，亦无法确实评估所需花费，因此常常在房屋租金与人事薪资上面低估所需资金，造成开业前常常产生巨大的财务压力，迫使团队违规提早收托等事情发生。

(2) 家长集体要求退款

发生在托育园团队营运上出现重大问题或市场危机无法获得解决时，在家长集体不满或信心崩盘下会提出提前解除托育照护契约并返还预付款项的要求。由于托育费用多属于预付款项性质，突如其来的大笔款项必须返还，甚至包括赔偿金、遣散费等，往往会带给机构庞大的现金流压力。

(3) 合资人要求退股

多属于合伙关系之间的投资纠纷，有时候也与托育园长期经营不善有关。托育园的投资回收必须在满足损益平衡点的前提下慢慢累积，手中有的现金多为预收款或家长暂付款，若合资人突然要抽走投资资金，往往会造成机构运作上的现金流困难，只有在托育园满托回收投资资本后，在财务健康的前提下，此问题才会获得疏解。

**4. 政策危机**

可能面临的政策危机包括公共托育政策、托育照护机构设立管理、补助政策等三方面。

（1）公共托育政策

1）广设公办民营的托育照护机构，会压缩私立托育园的生存与利润空间。

2）将私立托育园进行普惠化，要求私立托育园以低价进行托育服务，同样也会压缩托育园的利润空间，造成财务风险上升与延长回收期。

（2）托育照护机构设立管理

托育照护机构设立管理的办法修订与变更，对于正在成立中的托育园而言无疑是一个不可掌控的政策风险，通常对于机构的设立与管理办法修订方面都是趋向越来越严格，因此往往会造成额外的投资需求或更动费用。对于营运中的托育园而言，也会造成机构的设置或营业规范不符合现行法规的状态，虽然可能不至于被处罚或急需改善，但也造成托育照护机构的市场竞争力下降。

（3）补助政策

影响到政府编列给家长端的补助额与编列给托育照护机构的补助款，对于托育照护机构的负面影响往往是相当巨大且不可抵抗的，编列给家长端的补助额多寡与申请条件会直接影响到家长选择托育服务类别的意愿，而提供给托育照护机构申请的补助款，则是降低营运成本压力的有效资金来源。若政府单位对于补助款的缩限趋严，对于托育产业的整体发展而言都会是更严峻的考验。

**5. 疫情危机**

最常遇到的状况包括大环境的疫情恐慌与机构内部的传染疾病两种。

（1）大环境的疫情恐慌

多为高传染力的疫情陈述渲染，造成家长对于送托安全的疑虑，因此影响托育照护机构的运作，虽然机构内部可能没有发生疫情，但依然会大幅度地影响家长送托意愿，使托育照护行业整体都受到很严重的打击。

（2）机构内部的传染疾病

有一些常见的婴幼儿传染疾病会常态性地存在托育照护机构营运环境中，若营运团队无法妥善地控制疫情发生，造成频繁的机构内部的传染疾病发生，往往是低托育照护质量的象征，也影响双薪家庭送托的意愿，造成一些家庭退托的可能性，影响机构招生或造成婴幼儿疾病风险升高，成为机构内部的不稳定因素。

**6. 危机预防**

（1）建立良好的管理制度

托育机构管理制度的建置，是保护托育园正常运作的基础，当管理者为托育园建立起良好的营运管理制度，并且落实在每个作业流程中让员工确实执行，就能有效预防大部分可控的作业风险发生，并且在发生问题时团队也能依照教育训练与模拟演练内容妥善处理。

（2）建立完善的教育训练制度

完善的管理制度要能落实执行并且严格遵从，需要良好的教育训练制度支持，让团队将原则与精神内化为个人处理事务的基本价值观念。如此，团队方能在面对问题时能够有一致的价值观与足够的能力处理危机事件，避免不适当的处理造成慌乱引起更严重的问题。

（3）设计标准作业流程

托育机构的管理制度与作业流程，不应以当地法令规范为依据来设定最低目标，要以国际标准或市场高标来制定相关作业流程。提升托育机构团队竞争力的同时，也有效降低作业过程中所产生的风险，避免意外与憾事发生。当法令环境、市场因素对产业产生不利的风险因素时，对于本身就以高标准来进行经营的机构而言，所受到的冲击与负面影响就会相对较小，也不需要时时因为环境变动而调整作业。

（4）与家长端建立良好的信任关系

当发生儿童相关状况时，家长与托育机构之间的信任关系是沟通协调能否顺利成功的关键因素。当双方在平日互动过程中，就已建立良好的信任关系，即使发生意外或问题，家长也容易相信并非恶意导致或能原谅人为疏失。反之，若平时双方并无信任基础，或是常常互相猜疑，当危机事件发生时就非常容易成为双方关系破裂的导火线。

（5）妥善规划资金安排与寻求专业建议

由于托育机构的预收款项数额庞大，容易错估手上可运用的自由资金，并且托育机构多半有教育相关背景，缺乏商学或财务会计等相关知识。因此，建议在首次创办托育机构之前，务必请熟悉托育机构设立成本预算的专业人士协助规划，并且在营运过程中多寻求财务会计相关专业建议，掌握好资金分配规划，妥善运用，避免在创办过程中错估预算、过度乐观，造成风险抵抗能力不足，也增加在日后营运上因为现金使用控制不当而产生的财务风险。

（6）掌握政策动向并提前规划调整

托育产业属于政府主导推动的社会福利性质，政策的影响对于托育产业的经营至关重要。因此，应该积极参与或关心能够获得产业政策风向及信息的群体，甚至发挥能够影响政策或发表意见的影响力，避免在政策发布时措手不及，没有提前规划，丧失及时应对政策风险的机会。

（7）降低对于政策补助的依赖性

若托育园本身有非常好的条件与市场支持，应适度降低对于政府补助的依赖性。对于政府补助的依赖性越低，托育园对抗政策风险的能力越强，也越不容易受到市场波动所造成的负面影响。此外，高度自主的托育园，更能灵活地操作市场方法，运作上面更能应对变化做出适当调整，抵抗风险的能力更佳。

（8）拥有健全的疾病管控与紧急救护能力

托育机构最为人所担心的不外乎儿童伤病的问题，拥有良好的疾病管控与紧急救护相关制度、教育训练、专业证照、处理经验的团队，都能为托育环境提供更好的保护。虽然儿童在入托之前都有完整的健康记录与疫苗接种等防护，但婴幼儿在生长阶段仍有许多未知因素可能导致发生一些紧急状况，团队必须要有良好的素质，在事发当下能够做出最正确的处理，降低事后被追究责任的风险与可能性。

（9）提升婴幼儿的健康免疫系统

预防胜于治疗,人类都具备抵抗病菌侵入与自我康复的能力,平时培养强健的免疫系统与抵抗力,能够最有效地预防儿童在正常环境中被病菌影响而生病的可能性。即使偶尔生病也能够快速康复,普遍健康的儿童群体也能避免因为体质虚弱而造成容易被传染、久病不愈、群体病童比率高等负面状况,将疾病、疫情等风险的发生概率降到最低。